Die Funktionen des Frontalhirns
und der Verlauf psychischer Störungen

Aribert Rothenberger
Martin H. Schmidt

unter Mitarbeit von
Wolfgang Woerner
Nicolas Sander
Gunther H. Moll

Die Funktionen des Frontalhirns und der Verlauf psychischer Störungen

PETER LANG
Frankfurt am Main · Berlin · Bern · Bruxelles · New York · Oxford · Wien

Die Deutsche Bibliothek - CIP-Einheitsaufnahme

Rothenberger, Aribert:

Die Funktionen des Frontalhirns und der Verlauf psychischer Störungen / Aribert Rothenberger/Martin H. Schmidt. - Frankfurt am Main ; Berlin ; Bern ; Bruxelles ; New York ; Oxford ; Wien : Lang, 2000
ISBN 3-631-36361-3

ISBN 3-631-36361-3

Inhaltsverzeichnis

Vorwort 7

1 EINFÜHRUNG 9

1.1 Zentralnervöse Kontrollmechanismen und kinderpsychiatrische Störungen 11

1.2 Frontalhirn / Präfrontaler Kortex 13

1.2.1 Läsionsuntersuchungen 15

1.2.2 Auswirkungen von Frontalhirnläsionen bei Kindern und Jugendlichen 17

1.2.3 Hinweise aus weiteren lokalisatorischen Hirnuntersuchungen 19

1.3 Konzepte und Modelle von Frontalhirn-Funktionen 21

1.4 Neuropsychologische Indikatoren für Frontalhirn-Funktionen 30

1.5 Psychophysiologische Indikatoren für Frontalhirn-Funktionen 35

1.6 Anmerkungen zum Entwicklungsaspekt 40

1.7 Kinderpsychiatrische Symptomatik und Frontalhirn-Funktionen 44

1.7.1 Allgemeine und störungsspezifische kinderpsychiatrische Auffälligkeiten 44

1.7.2 Hyperkinetisches Syndrom (HKS) 45

1.7.3 Tic-Störung (TIC) 46

1.7.4 Anorexia nervosa (ANO) 47

1.8 Prädiktoren für den Verlauf von kinderpsychiatrischen Störungen 49

1.9 Modellbildung und Hypothesen 51

1.9.1 Leistungsbegrenzende und kompensatorische Faktoren 51

1.9.2 Frontokortikal reguliertes Kompensationsmodell gestörten Verhaltens 52

1.9.3 Hypothesen 55

2 METHODEN 57

2.1 Untersuchungsdesign und Ablauf der Datenerhebung 61

2.1.1 Übersicht über die erhobenen Daten 62

2.1.2 Untersuchungsablauf 63

2.2 Soziodemographische Merkmale, Risikofaktoren und Psychopathologie-Indikatoren 64

2.2.1 Soziodemographische Merkmale 64

2.2.2 Risikofaktoren 64
2.2.3 Erhobene Psychopathologie-Indikatoren 64

2.3 Stichprobenbeschreibung 66
2.3.1 Ein- und Ausschlußkriterien 66
2.3.2 Beschreibung der Stichproben bei Erstuntersuchung 67
2.3.3 Verläufe der Psychopathologie in den Patientengruppen 70

2.4 Neuropsychologische Indikatoren 74
2.4.1 Instrumente und Variablen 74
2.4.2 Allgemeine Alterseffekte 78
2.4.3 Regressionsanalytische Alterskorrektur 79
2.4.4 Faktorenanalytische Datenreduktion 83

2.5 Psychophysiologische Indikatoren 88
2.5.1 CNV/PINV-Paradigma 88
2.5.2 SELA-Paradigma 91
2.5.3 Allgemeine Alterseffekte 93

2.6 Statistische Auswertungsmethoden 95

3 ERGEBNISSE **97**

3.1 Alterseffekte 101
3.1.1 Alterseffekte und Alterskorrektur bei neuropsychologischen Variablen 101
3.1.2 Alterseffekte und Alterskorrektur von psychophysiologischen Parametern 102

3.2 Querschnittsvergleiche 105
3.2.1 Neuropsychologische Leistungen 105
3.2.1.1 Globale Vergleiche (Normgruppe vs. alle psychiatrischen Patientengruppen) 105
3.2.1.2 Diagnosenspezifische Vergleiche (Normgruppe vs. einzelne psychiatrische Patientengruppen) 107
3.2.1.3 Vergleiche zwischen Normgruppe und Patienten mit Schädigungen des Frontalhirns 109
3.2.2 Psychophysiologische Parameter 111
3.2.2.1 Globale Vergleiche 111
3.2.2.2 Diagnosenspezifische Vergleiche 112

3.3 Längsschnittbefunde 115
3.3.1 Verlauf neuropsychologischer Leistungsindikatoren 115
3.3.2 Verlauf psychophysiologischer Parameter 120

3.4 Vorhersage des Verlaufs der psychopathologischen Symptomatik 124
3.4.1 Vorhersagewert neuropsychologischer Prädiktoren 124
3.4.1.1 Globale Vorhersage des Verlaufs der psychopathologischen Symptomatik 125

3.4.1.2 Diagnosenspezifische Vorhersage des Verlaufs der psychopathologischen Symptomatik 126
3.4.1.3 Relativer Beitrag frontalhirnsensitiver exekutiver Funktionen zur Verlaufsvorhersage 128

3.4.2 Vorhersagewert psychophysiologischer Parameter 132
3.4.2.1 Globale Vorhersage des Verlaufs der psychopathologischen Symptomatik 132
3.4.2.2 Diagnosenspezifische Vorhersage des Verlaufs der psychopathologischen Symptomatik 133
3.4.2.3 Relativer Beitrag frontalhirnsensitiver EKP-Parameter zur Verlaufsvorhersage 136

4 DISKUSSION 139

4.1 Allgemeines 141

4.2 Neuropsychologie 143
4.2.1 Alterskorrektur 143
4.2.2 Datenreduktion 143
4.2.3 Querschnittsvergleiche 144
4.2.4 Längsschnittliche Betrachtung 147
4.2.5 Vorhersagewert einzelner kognitiver Merkmale 150
4.2.6 Vorhersagewert exekutiver Funktionen vs. psychosozialer Ressourcen 158

4.3 Psychophysiologie 160
4.3.1 Alterskorrektur 160
4.3.2 Querschnittsvergleiche 161
4.3.3 Längsschnittliche Betrachtung 170
4.3.4 Vorhersagewert einzelner Parameter 173
4.3.5 Vorhersagewert frontalhirnspezifischer Parameter vs. psychosozialer Ressourcen 176

4.4 Schlußfolgerung und Ausblick 177

5 ANHANG 185

5.1 Ergebnisse zusätzlich behandelter Fragestellungen 187
5.1.1 Psychopathologie 187
5.1.2 Neurobiologie 190
5.1.3 Abschließende Bemerkung zum Anhang 198

6 LITERATUR 199

Vorwort

Als im Jahr 1986 der spätere *Sonderforschungsbereich 258 "Indikatoren und Risikomodelle für Entstehung und Verlauf psychischer Störungen"* an der Universität Heidelberg entwickelt wurde, standen bereits eigene Querschnitts-Untersuchungen zur hirnelektrischen Aktivität des Frontalhirns bei Kindern mit Tic-Störungen und Hyperkinetischem Syndrom zur Verfügung (Rothenberger 1984). Es lag daher nahe, darauf aufzubauen und den querschnittlichen Aspekt zu vertiefen sowie der Frage nach der längsschnittlichen Bedeutung der Steuerfunktionen des Frontalhirns bei kinderpsychiatrischen Störungen nachzugehen. Dies sollte modellgeleitet im Rahmen einer Mehrebenenforschung geschehen.

Die darauf folgende neunjährige Förderung (1987-1995) durch die Deutsche Forschungsgemeinschaft ermöglichte uns dankenswerterweise die Durchführung einer sehr anregenden, vielfältigen und fruchtbaren wissenschaftlichen Arbeit, deren verdichtetes Ergebnis mit diesem Buch vorgelegt wird. Es stellt gleichzeitig den offiziellen Abschlußbericht des *Projekts SFB 258/E2 "Bedeutung zentralnervöser Kontrollmechanismen für den Verlauf kinderpsychiatrischer Störungen"* dar.

Neben den beiden Autoren (Prof. Dr. A. Rothenberger und Prof. Dr. Dr. M.H. Schmidt) und den an der Erarbeitung dieses Buches beteiligten Mitarbeitern Dr. W. Woerner, Dipl.-Psych. N. Sander (geb. Röhrkohl) und Dr. G.H. Moll waren noch eine Vielzahl anderer Personen an der Gestaltung des Projektes SFB 258 / E2 beteiligt. Besonders danken möchte ich in diesem Zusammenhang B. Bibow, Dr. C. Dumais-Huber, Dr. H.-G. Eisert, J. Gutfleisch-Mayer, dem Ehepaar V. und Dr. H. Heinrich, G. Janzer, Dr. C. Jennen-Steinmetz, Prof. Dr. W. Müller, A. Nassal, Dr. J. Niemeyer, Dr. S. Schoppa, Dr. F. Stratmann, Dr. L. Vöhringer, den Stipendiaten Dr. M. Etchepareborda (Buenos Aires), B. van't Klooster (Amsterdam), Prof. Dr. J. Yordanova (Sofia) und allen Doktoranden und Diplomanden.

Sehr erfreulich ist, dass der Abschluß des Projektes sowie die Erarbeitung dieses Buches in Kooperation zwischen der Klinik für Psychiatrie und Psychotherapie des Kindes- und Jugendalters in Mannheim und der Klinik und Poliklinik für Kinder- und Jugendpsychiatrie und Psychotherapie in Göttingen gut gelingen konnte, obwohl Dr. W. Woerner, Dr. G.H. Moll, das Ehepaar V. und Dr. H. Heinrich sowie ich durch unseren sequentiellen Wechsel nach Göttingen (ab 1994) primär vor ganz anderen Aufgaben standen. So sind wir sehr froh, dass U. Boldt (Göttingen) die vielen Sekretariatsarbeiten - wie immer - souverän, geduldig und gut gelaunt erledigen konnte. Bei der Gestaltung des Einbands wurde ich durch Dr. H. Heinrich kreativ unterstützt.

Den Kindern, Jugendlichen und Eltern, die sich an dieser Untersuchung beteiligt haben, gilt mein ganz besonderer und herzlicher Dank.

Es bleibt zu wünschen, dass die berichteten Inhalte und Interpretationen zu weiteren Forschungen anregen.

Göttingen, im Februar 2000 Aribert Rothenberger

1 EINFÜHRUNG

1 EINFÜHRUNG

1.1 Zentralnervöse Kontrollmechanismen und kinderpsychiatrische Störungen

Vorbemerkung

Kinder können ihr eigenes Verhalten bekanntermaßen schon früh selbst steuern, wenn auch schlechter als Erwachsene. Von daher sind äußere Einflußnahmen durch adäquate Erziehung für eine förderliche Entwicklung der Selbstregulierungsfähigkeit der Kinder von entscheidender Bedeutung. Bei Kindern mit Verhaltensauffälligkeiten und/oder emotionalen Problemen werden solche Fremdregulationen besonders wichtig, da ihre Selbstregulationsfähigkeiten entweder absolut vermindert oder relativ überfordert sind.

Ziel dieser prospektiven Mehrebenenstudie, die 1987 begann, war es daher, Zusammenhänge zwischen Indikatoren der zentralnervösen Verhaltenssteuerung und -kontrolle, die im wesentlichen durch Aktivitäten frontokortikaler Neuronensysteme (“**Frontalhirn**”) ermöglicht werden, und Ausprägung sowie Verlauf kinder- und jugendpsychiatrischer Störungen aufzuklären. Dazu wurden Kinder und Jugendliche zwischen 9 und 17 Jahren untersucht. Zum einen handelte es sich um psychiatrisch auffällige Kinder (n = 126; 42 je Gruppe) mit Hyperkinetischem Syndrom (HKS), Tic-Störungen (TIC) bzw. Anorexia nervosa (ANO), die in Abständen von etwa 12 Monaten über drei Jahre hinweg untersucht wurden. Zu Vergleichszwecken durchliefen 156 gesunde Kinder und Jugendliche sowie 16 Patienten mit Schädigungen des Frontalhirns das Programm einmal und 76 der Gesunden (zur Schätzung von Reliabilitäten) zweimalig. Die Fragestellungen und die Auswahl der gemessenen Parameter wurden dabei von der Annahme geleitet, dass die individuelle Prognose einer kinder- oder jugendpsychiatrischen Störung wesentlich von zentralnervösen Selbstregulations- und Kompensationsprozessen abhängig ist, welche vor allem frontalhirnbezogen und in Teilen sowohl neuropsychologisch als auch psychophysiologisch meßbar sind.

Fragestellung

In dieser Studie zur Untersuchung der **Bedeutung zentralnervöser Kontrollmechanismen für den Verlauf kinderpsychiatrischer Störungen** ging es vorrangig um die Prüfung der Fragen

⇒ inwiefern gesunde und kinderpsychiatrisch auffällige Kinder ihr zentralnervöses informationsverarbeitendes System in verschiedenen experimentellen Bedingungen differentiell nutzen,

⇒ ob diesbezügliche Gruppenunterschiede mit allgemeinen und/oder diagnosespezifischen psychopathologischen Indikatoren kinderpsychiatrischer Auffälligkeit zusammenhängen, und

⇒ ob den interindividuellen Unterschieden der Frontalhirnfunktionen prognostische Bedeutung für den Verlauf allgemeiner, aber auch störungsspezifischer psychopathologischer Indikatoren zukommt.

Diese letzte Frage nach der Bedeutung von **Prädiktoren** zentralnervöser Steuerungs- und Kontrollmechanismen für den Verlauf kinderpsychiatrischer Störungen im allgemeinen, geprüft an einer Gesamtgruppe psychiatrisch auffälliger Kinder und Jugendlicher (HKS+TIC+ANO) sowie spezieller Störungsbilder im einzelnen (HKS oder TIC oder ANO) stand im Mittelpunkt dieser prospektiven Mehrebenenuntersuchung.

Da die von uns geprüften zentralnervösen informationsverarbeitenden Prozesse wesentlich auf den Aktivitäten neuronaler Systeme des Frontalhirns und damit assoziierten psychologischen Konstrukten beruhen, soll mit einem Abschnitt über diesen kortikalen Hirnlappen und im Besonderen dessen präfrontalen Anteilen begonnen werden.

1.2 Frontalhirn / Präfrontaler Kortex

Das Frontalhirn macht etwa ein Drittel des Gehirnvolumens aus, ist morphologisch hochgradig komplex organisiert (Petrides & Pandya 1999) und vollendet seine Ausreifung erst im jungen Erwachsenenalter. Es spielt daher entwicklungspsychologisch eine große Rolle (Rothenberger 1998 b), und es werden ihm - über das Thema unserer Studie hinausgehend - umfangreiche Aufgaben bzw. Funktionen zugeschrieben (kurze Übersicht siehe Kolb & Whishaw 1993, S. 250-280). Am besten bekannt sind die motorischen Funktionen einschließlich Sprechen (Fuster 1999). Als wesentlich wird auch die Rolle des Frontalhirns für Wahrnehmungs- und Gedächtnisleistungen, Schätzungen/Mutmassungen, Emotionen und Affekte, sowie Sprachleistungen angesehen (Fuster 1999, Barbas 1995, Okuda et al. 1998, Elliott et al. 1999, Buckner et al. 1999). Bezüglich der kognitiven Funktionen wurde dem Frontalhirn aufgrund seiner Größe, seiner vielfältigen Verbindungen zu zahlreichen weiteren Gehirnarealen und seiner (im Vergleich zu Primaten) phylogenetisch schnellen Ausdehnung schon sehr früh eine zentrale Bedeutung zugeschrieben. So bezeichnete Burdach (1819, zitiert nach Rylander 1939, S. 14) die Frontallappen als **"the special workshop of the thinking processes"** und Godefroy et al. (1999) sprachen jüngst vom **"central supervising system"**.

Von diesen Funktionen bzw. Aufgaben interessierten in der vorliegenden Mehrebenenstudie diejenigen, die in die kognitive Steuerung und Kontrolle von Verhalten einbezogen sind. Diese betreffen im Gegensatz zu den "höheren" allgemeinen kognitiven Funktionen, die vor allem mit Art und Umfang von Wissensinhalten, dem sog. "intellektuellen Vermögen" sowie den einer Person verfügbaren allgemeinen oder konventionellen Reaktionsweisen zu tun haben, die Fragen, ob und was eine Person tut bzw. welche speziellen Reaktionsweisen sie aus ihrem Repertoire auswählt oder neu entwirft und wie sie diese in konkreten Schritten in die Tat umsetzt.

Das Frontalhirn ist eine Art zentralnervöses Steuerorgan. Seine Funktionen werden insbesondere bei hochkomplexen kognitiven Aufgaben (z.B. selektive Aufmerksamkeit) gefordert. Die hypothetischen Vorstellungen zu diesen Vorgängen sollen an einer bestimmten Aufgabenstellung kurz erläutert werden. Zunächst gilt es, bestimmte Signale der Umgebung differenziert wahrzunehmen und Strategien auszuarbeiten, um der Situation zu begegnen. Bereits bei der selektiven Wahrnehmung von Reizen spielen affektive Einflüsse eine Rolle. Es werden nun alternative Handlungen abgewogen und mögliche Ergebnisse antizipiert. Die Aufgabe wird sodann entsprechend der möglichen emotionalen, motivationalen, kognitiven, verbalen und motorischen Kompetenzen ausgeführt. Das Ergebnis wird mit der anfänglichen Planung verglichen, wofür Gedächtnisleistungen wichtig sind. Das Wahrnehmen von Unterschieden in der Handlung und den Handlungskonsequenzen und die darauf erfolgende Korrektur führt im Idealfall zur Adaptation an den neuen Zustand (Abb. 1.1). Wir sehen, dass es sich um sehr komplexe Steuerungsprozesse handelt, bei denen Störungen auf jeder Ebene von Informationsaufnahme, -verarbeitung und -beantwortung möglich sind. Wir können vereinfacht von einer funktionellen Dreiteilung und von sechs wesentlichen Funktionen des Frontalhirns ausgehen (Tabelle 1.1; Marcus & Rothenberger 1994), die sich auch in den Begriffen für Kurzzeitspeicherung von Inhalten und präfrontalen exekutiven Funktionen von Smith & Jonides (1999) wiederfinden: "attentional focussing and inhibition, processes of task management, planning, monitoring, sequential organization of behavior". Aber auch die "temporal integrative functions" von Quintana & Fuster (1999) werden hier reflektiert. Dabei sollte man immer – je nach Aufgabe – das notwendige Zusammenspiel des Frontalhirns mit anderen Hirnregionen vor Augen haben (z.B. für visuomotorische Aufgaben mit der Parietalregion und für Gedächtnisbildung mit den medialen Temporallappen).

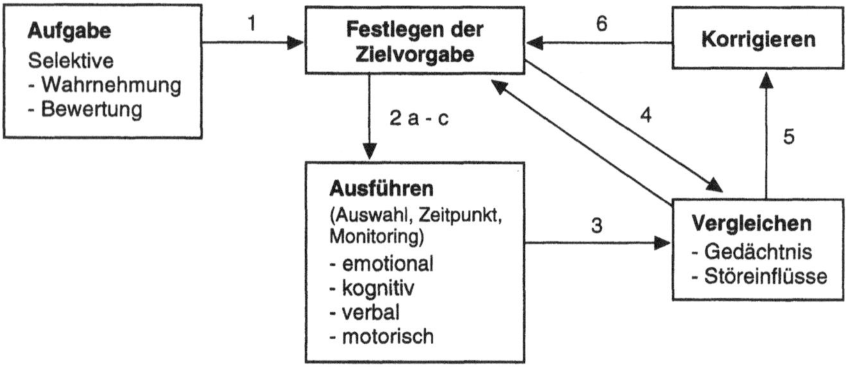

Zu dem Ausführungsschritt (2) gehören u.a. folgende Aspekte:

a) *Aufrechterhaltung* einer zielgerichteten mentalen Repräsentation über Zeit und Ort. Sie kann während des Abstimmungsprozesses evtl. neu festgelegt werden (Flexibilität)

b) Sequentielle *Planung* des Lösungsweges

c) *Hemmung* von Interferenzen

Abb. 1.1 : Koordinations- und Kontrollfunktionen des Frontalhirns beim Bewältigen einer Aufgabe

Tabelle 1.1 a : Dreiteilung der Frontallappen

Entscheidung	Lokalisation	Funktion
Was ist zu tun?	Orbital	Emotion
Wie ist es zu tun?	Dorsolateral	Kognition
Wann ist es zu tun?	Dorsomedial	Bewegung

Tabelle 1.1 b : Spezielle Funktionen der Frontallappen

1. Orientierung / selektive Aufmerksamkeit
2. Interferenzkontrolle
3. Zeitschätzung / sequentielle Planung
4. Impulskontrolle
5. Kognitive Flexibilität
6. Selbstregulierung der Hirnaktivität

1.2.1 Läsionsuntersuchungen

Dass ein bestimmtes Areal des Frontalhirns, nämlich der präfrontale Kortex, für die genannten Steuerungsfunktionen eine wesentliche Rolle einnimmt, wurde schon in den ersten Jahrzehnten dieses Jahrhunderts durch die Untersuchungen der **Auswirkungen von Läsionen** bestimmter Hirnareale auf Verhalten und Erleben festgestellt.

Dabei konnten bereits in den frühen Arbeiten die relevanten Symptomkomplexe herausgearbeitet werden (Harlow 1868, Jastrowitz 1888, Welt 1888, Oppenheim 1890, Bianchi 1922, Feuchtwanger 1923, Kleist 1934, Brickner 1934, Goldstein 1941, Neumärker & Bzufka 1992, Koch 1994).

Es zeigten sich bei den Patienten mit Läsionen im *präfrontalen Kortex*

- Beeinträchtigungen der Vigilanz und der Fähigkeit, Reaktionen auf irrelevante Umgebungsreize zu inhibieren;

- Beeinträchtigung in den Motivationen, wobei hier vor allem Antriebsschwächen zu verzeichnen waren;
- Beeinträchtigungen in den Emotionen, die sich vor allem in launischer Grundstimmung und Witzelsucht äußerten.

Die kognitive Leistungsfähigkeit der untersuchten Patienten war nur dann beeinträchtigt, wenn stabile, förderliche Emotionen, Motivationen und Daueraufmerksamkeit zur Erbringung der Leistung notwendig waren. Dies führte schon früh zur Beobachtung von Beeinträchtigung im Hinblick auf Planungsfähigkeiten, bei gleichzeitig durchschnittlicher Leistung in bestimmten Gedächtnis- und Intelligenzaufgaben, welche lediglich die Anwendung bereits erlernter Lösungschritte erforderten.

In den folgenden Untersuchungen bei Patienten mit Läsionen des präfrontalen Kortex (z.B. Hebb & Penfield 1940, Häfner 1955, 1957, Jouandet & Gazzaniga 1979, Stuss & Benson 1987, Perecman 1987, Fuster 1989, Alexander et al. 1989, Damasio 1995, 1996, Godefroy et al. 1999) wurden diese Beeinträchtigungen genauer elaboriert und dabei einerseits in Beziehung zu spezifischen frontokortikalen Strukturen, aber auch zu psychologisch bewährten Theorien gesetzt.

Ventro-mediale Schädigungen des Frontalhirns sind gut im Sinne der "somatic marker theory" (Damasio 1996, Bechara et al. 1998, Bechara 1999) zu interpretieren, in der die emotionale Beteiligung an kognitiven Prozessen sowie die motivationale Valenz von Handlungsalternativen als bedeutsame Faktoren betont werden. Hier wird der Mangel an Planungsfähigkeit und Entscheidungsfindung auf die Unfähigkeit zurückgeführt, Handlungsalternativen mit emotional-motivationalen Wertigkeiten zu belegen. Die Beziehung zu Patienten mit Suchtproblemen, pathologischem Spielen, Störungen des Sozialverhaltens und hyperkinetischer Störung wird darin gesehen, dass diese häufig ihre Probleme verleugnen oder nicht wahrnehmen und eher falsche, d.h. kurzfristig scheinbar vorteilhafte, aber langfristig negative, Entscheidungen treffen.

Die von uns angestrebte kognitive Orientierung dieser Arbeit veranlaßte uns, eher Hinweise aus Läsionsstudien zu verwerten, die vor allem mit dem Konstrukt der 'exekutiven Funktionen' (siehe 1.4) in Verbindung gebracht werden können. Hier werden entsprechende Defizite eher durch Aufmerksamkeitsprobleme und einem Mangel an kognitiver Flexibilität erklärt. Hinweise darauf ergeben sich aus Läsionsstudien bei der Betrachtung von *dorso-lateralen Schädigungen* des Frontalhirns, in denen vielfach Defizite der Aufmerksamkeitsleistungen, der Rechenleistungen und der Fähigkeiten, sich von einem Reiz auf einen anderen umzustellen, aufgezeigt wurden (Damasio 1995). Bei letzterem wird den Aktivitäten dieser dorso-lateralen frontokortikalen Neuronensysteme eine wichtige Rolle zugeschrieben, sensorische Reize sowohl bezüglich der Organisation als auch der Regulation des Informationsflusses zu bewerten.

1.2.2 Auswirkungen von Frontalhirnläsionen bei Kindern und Jugendlichen

Im Gegensatz zum Erwachsenenalter liegen nur wenige Untersuchungen (meist Einzelfallberichte) von Kindern oder Jugendlichen mit präfrontaler Hirnschädigung vor (Übersichten siehe Benton 1991; Grattan & Eslinger 1991, 1992; Marlowe 1992; Pennington & Bennetto 1993; Williams & Mateer 1992). In der Literatur finden sich hierzu ausführlichere Beschreibungen besonders zu drei Patienten (Damasio 1995), deren Ergebnisse kurz aufgeführt werden sollen:

- Ein Patient litt, wie mittels einer neurochirurgischen Untersuchung im Alter von 19 Jahren festgestellt wurde, an einer angeborenen zystischen Degeneration im Bereich des linken und einer ausgeprägten Atrophie im Bereich des rechten präfrontalen Kortex. Dennoch wies er ein normales intellektuelles Leistungsvermögen auf und wurde sogar als "exzellenter Leser und flüssiger Sprecher" bezeichnet (Benton 1991). Auf der anderen Seite bot er aber ausgeprägte Auffälligkeiten. Er konnte sehr impulsiv sein und verhielt sich in seinem sozialen Umfeld nicht den Erwartungen entsprechend, was besonders auf sexuellem Gebiet Anstoß erregen konnte. Er zeigte wenig Angst auch in potentiell gefährlichen Situationen und war überhaupt, auch durch Bestrafungen, wenig zu beeindrucken bzw. zu beeinflussen. Eine Vorwegnahme zukünftiger Ereignisse gelang ihm kaum (Ackerly & Benton 1948).

- Bei einem weiteren Patienten wurde im Alter von sieben Jahren eine Ausräumung einer subarachnoidalen Blutung im Bereich des linken präfrontalen Kortex vorgenommen. Bei neuropsychologischen Untersuchungen im Erwachsenenalter konnten ausgeprägte Auffälligkeiten beschrieben werden (Defizite in Planungsvermögen, Selbst-Monitoring und -Korrektur, kognitiver Flexibilität oder Organisation komplexer Informationen). Eine wichtige Erkenntnis war der dabei aufgezeigte unterschiedliche **Zeitverlauf** in der Ausbildung dieser Defizite. In den ersten Jahren nach dem operativen Eingriff bestanden nämlich nur wenige Auffälligkeiten. Im Alter der Adoleszenz aber begannen, progressiv fortschreitend, Verschlechterungen des Sozialverhaltens und der Stimmungslagen. Von Grattan & Eslinger (1991, 1992) wurde diese **Entwicklungsabhängigkeit** in der Ausbildung der Symptomatik dahingehend interpretiert, dass die durch die Schädigung begrenzten Kapazitäten der Frontalhirn-Funktionen erst aufgrund der während der Adoleszenz schnell ansteigenden sozialen Forderungen überlastet wurden.

- Ähnliche Auffälligkeiten zeigte ein Patient, der im Alter von knapp vier Jahren eine Verletzung im rechten präfrontalen Kortex erlitt (Marlowe 1992). Dieser konnte auffallend schlecht aus seinen Erfahrungen lernen und sein Verhalten ungenügend an komplexe oder neue soziale Situationen anpassen. Auch hier wurden diese Schwierigkeiten, die zu Störungen des Sozialverhaltens führten, im Adoleszentenalter augenfällig.

Bei diesen Patienten mit angeborenen oder in der Kindheit erlittenen Schädigungen des präfrontalen Kortex fielen an gemeinsamen "Persönlichkeitsmerkmalen" besonders auf, dass sie bei rigider und monotoner Lebenseinstellung und korrekten, aber stereotypen Umgangsformen keine Möglichkeit besaßen, in die Zukunft gerichtete Tätigkeiten erfolgreich zu organisieren. Auf Änderungen der Alltagsroutine konnten sie sehr gereizt reagieren. Sie zeigten fast keinerlei originelles und kreatives Verhalten sowie auffallend wenig Lust- und Unlustempfindungen. Eine Beeinflussung ihres Verhaltens durch Belohnung oder Bestrafung war wenig möglich, das Ausüben einträglicher beruflicher Stellungen über längere Zeiträume gelang ihnen nicht (Damasio 1995). Wie auch bei den erwachsenen Patienten waren keine Beeinträchtigungen im motorischen, sensorischen oder auch kommunikativen Bereich festzustellen. Ihre allgemeinen Intelligenzleistungen lagen im erwarteten Rahmen. Die vor dem Jugendalter erworbenen Schädigungen führten aber zu ausgeprägten Störungen der Sozialisation. Altersentsprechende soziale Fertigkeiten, die besonders im Adoleszenten- und frühen Erwachsenenalter von der Umgebung zunehmend eingefordert werden, konnten nicht angemessen ausgebildet werden, um den gerade in diesem Entwicklungszeitraum rapide auf vielfältigen Bereichen zunehmenden Ansprüchen gerecht zu werden (z.B. eine soziale Balance zu finden, um einerseits eigene Interessen adäquat zu verfolgen und erfolgreich durchzusetzen, sowie andererseits Erwartungen der sozialen Umgebung zu berücksichtigen und ihnen zu entsprechen).

Diese Beobachtungen einer Entwicklungsabhängigkeit im Auftreten von Auffälligkeiten spricht dafür, dass erst bei zunehmenden Anforderungen ein Belastungsgrad erreicht werden kann, bei dem entsprechende zentralnervöse informationsverarbeitende Systeme nicht mehr zur Erbringung effizienter Leistungen fähig sind. Dieser Vorgang ist unter der Bezeichnung "Entwicklungsläsion" bekannt (z.B. Lincoln et al. 1990).
Zusätzlich ist der Möglichkeit Beachtung zu schenken, wonach die Frontallappen eine wesentlich bedeutsamere Rolle im Zeitraum der Entwicklung als im Erwachsenenalter einnehmen könnten. Diese Vorstellung wurde schon früh von Hebb (1939, 1945) eingeführt, bald von einer ganzen Reihe weiterer Forscher übernommen (z.B. Russell 1959 oder Teuber 1964) und hängt am ehesten damit zusammen, dass die Steuerungsfunktionen des Frontalhirns z.B. über Stresskontrolle die Ausreifung des gesamten Zentralnervensystems beeinflussen können (Rothenberger & Hüther 1997).

Das funktionelle Endergebnis einer Frontalhirnläsion hängt also wesentlich davon ab, ob die Läsion früher oder später in der kindlichen Entwicklung stattfindet und ob sie abrupt oder allmählich auftritt. Bei posttraumatischen/postoperativen und späteren Läsionen ist das Ergebnis ungünstig, bei intrauterinen/perinatalen Vorgängen (z.B. Porencephalie) kann, dank der neuronalen Plastizität, mitunter eine normale Funktion beobachtet werden (Lebeer 1998). Damit sind Kinder mit Frontalhirnläsionen nur bedingt dazu geeignet, z.B. neuropsychologische Konstrukte von Frontalhirnfunktionen zu validieren.

1.2.3 Hinweise aus weiteren lokalisatorischen Hirnuntersuchungen

Läsionsuntersuchungen beim Menschen sind lediglich ex-post-facto- bzw. quasiexperimentelle Untersuchungen, die einen kausalen Wirkzusammenhang zwischen Frontalhirnveränderungen und psychopathologischer Auffälligkeit nicht zweifelsfrei behaupten lassen. Zusätzlich ergeben sich aus den neuroanatomischen Verschaltungen des Frontalhirns mit anderen Hirnarealen Probleme, beobachtete Defizite auf eindeutig lokalisierbare Strukturen zurückzuführen. Dies relativiert auch die o.g. Fallberichte und erklärt die große Variabilität von Auffälligkeiten bei solchen Personen, da speziell bei Kindern und Jugendlichen durch deren hohe neuronale Plastizität und ihre spontane Entwicklungsdynamik langzeitige Kompensationsvorgänge ablaufen, die weit über den umschriebenen Schädigungsbereich hinausgehen.

Experimentell induzierte Läsionen sind nur an Tieren möglich. Entsprechende Untersuchungen an Primaten zeigten bestimmte **verhaltensbezogene Symptomkomplexe** auf (Fuster 1989, Goldman-Rakic 1987, Stuss 1986, Damasio et al. 1994).
So wurden als Auswirkungen auf die motorischen Funktionen durch Läsionsuntersuchungen bei Tieren Hyperaktivität, Ablenkbarkeit und Mangel an inhibitorischen Kontrollmöglichkeiten beobachtet. Zusätzlich konnten Schwierigkeiten bei der Ausführung zielgerichteter Verhaltensprogramme nachgewiesen werden (Planungsdefizit). Die Kausalitätsbehauptung durch die Interpretation quasi-experimenteller Befunde scheint für diesen Bereich somit in Grenzen gerechtfertigt. Bei klinischen Forschungsbefunden ist allerdings erhöhte Zurückhaltung geboten, da es sich am ehesten um Korrelationen handelt, deren Kausalitätsbeziehung sich nicht ohne weiteres erhellt (Degrandpre 1999).
Dass trotz der reziproken Verschaltungen des Frontalhirns mit anderen Hirnarealen eine Attribution der Auffälligkeiten auf frontokortikale Strukturen möglich ist (i.S. einer Korrelations- und *nicht* Kausalitätsbetrachtung), zeigen neuere Untersuchungen mittels Positronen-Emissions-Tomographie (PET) und funktioneller Kernspintomographie (fMRT).
So fanden sich in einer PET-Untersuchung sowohl bei Gesunden als auch bei Patienten mit schizophrener Störung während der Durchführung eines Frontalhirn-sensitiven Tests, des Wisconsin-Card-Sorting-Tests (WCST, siehe Methodik), selektive Aktivierungen im Bereich des präfrontalen Kortex (Weinberger et al. 1994). Im Vergleich zu Gesunden wies die Patientengruppe diese Aktivierung aber in vermindertem Ausmaße auf, was in Zusammenhang mit ihren schlechteren Testergebnissen gesehen wurde. Ein wesentliches Ergebnis dieser PET-Untersuchungen war eine ähnlich starke frontale Aktivitätszunahme bei Gesunden auch dann, wenn sie die Testaufgabe zuvor schon einmal bewältigt hatten. Dies stand im Gegensatz zu PET-

Untersuchungen während anderer Aufgabenstellungen, bei denen die Aktivierungswerte deutlich abnahmen, wenn die Aufgaben für die Probanden schon bekannt waren. Diese Ergebnisse wurden dahingehend gewertet, dass eine Versuchsperson, die erkannt hat, dass zur Durchführung des WCST ein Kategorienwechsel verlangt wird, während einer erneuten Ausführung weiterhin insbesondere ihr Arbeitsgedächtnis aktivieren muß, um die notwendigen Informationen zum richtigen Kategorienwechseln über verschiedene Durchgänge aufrechterhalten zu können (Weinberger et al. 1994, Pennington & Ozonoff 1996).

Auch während der Durchführung des Stroop-Farbe-Wort-Interferenz-Tests, eines weiteren sog. Frontalhirn-sensitiven Tests, konnten bei erwachsenen Versuchspersonen mittels PET-Untersuchungen Aktivierungen besonders im Bereich des Gyrus cinguli[1] gemessen werden, also in einer Hirnregion, die als ein Teil der strukturellen Grundlage des sog. anterioren Aufmerksamkeitssystems angesehen wird (Posner & Dehaene 1994, Peterson et al. 1999). Eine Aktivierung dieses Systems soll erforderlich sein, um bei Nicht-Übereinstimmung von gedruckter Wortfarbe und den durch das Wort benannten Farbnamen eine unerwünschte Antwort zu unterdrücken, also störende reizinduzierte Reaktionstendenzen zu inhibieren (Interferenz-Kontrolle).

Auch die theoretischen Arbeiten von Cummings (1993), die auf Kenntnissen hirnanatomischer Verschaltungen beruhen, stützen die erwähnten Interpretationen und beschreiben kortikal-subkortikal-kortikale Regelkreise motorischer, kognitiver und emotionaler Funktionen (siehe auch Rothenberger 1996 b).

Nach dieser aus biologisch motivierten Untersuchungen stammenden Hinführung zu Verhaltenskorrelaten von Frontalhirnfunktionen sollen im folgenden psychologische Konstrukte der Frontalhirnfunktionen dargestellt werden.

---

[1] Für “spatial working memory” wurde mittels fMRI der obere frontale sulcus als spezialisierter Bereich identifiziert (Courtney et al. 1998). Informationen zur neuronalen Basis des Arbeitsgedächtnisses finden sich auch bei D'Esposito et al. (1995).

1.3 Konzepte und Modelle von Frontalhirn-Funktionen

Im Rahmen der Versuche, die Kognitions- und Verhaltensdefizite von Patienten mit Erkrankungen oder Läsionen des Frontalhirns in ein zusammenhängendes funktionelles Bild zu bringen, wurde das kognitive Konzept der exekutiven Funktionen entwickelt (z.B. Luria 1966, Lezak 1982, Shallice 1982, Stuss & Benson 1986, Duncan 1986).

Die exekutiven Funktionen umfassen Konstrukte wie Urteilsvermögen, Entscheidungsfindung, Planung, Arbeitsgedächtnis und automatische bzw. kontrollierte Informationsverarbeitung.

Aufgrund einer fehlenden einheitlichen Operationalisierung dieses Konzeptes und der teilweise unterschiedlichen Anwendung bei Theoretikern und Klinikern werden im folgenden nähere inhaltliche Angaben gemacht, die zur Auswahl der von uns untersuchten Frontalhirn-Funktionen und Paradigmen zu deren Messung überleiten sollen.

Im Kern leisten dabei die **exekutiven Funktionen** die grundlegenden kognitiven Prozesse zur ziel-orientierten Problemlösung (Neisser 1967) bzw. die Integration zielgerichteten, zukunftsorientierten Verhaltens (Fuster 1989, 1999, Quintana & Fuster 1999, Stuss & Benson 1984, Ingvar 1985, Duncan 1986). Dazu gehört die Generierung von Strategien zur Erreichung einer Vielzahl problemlösender Ziele, wozu planvolle und miteinander koordinierte Handlungssequenzen erforderlich sind, sowie die Hemmung unangemessener, nicht zur Lösung einer Aufgabe führender Verhaltensweisen (z.B. Luria 1966, Shallice 1988, Brody & Pribram 1978, Norman & Shallice 1986, Robbins 1996).

Als voneinander abgrenzbare **Teilfunktionen** werden dabei folgende kognitive Leistungen angesehen:

- *Planungsvermögen:* Entwurf zielgerichteten Verhaltens/zielgerichteter Handlungssequenzen.
- *Zeitliche Integration*: Die zeitliche Integration bezeichnet die Fähigkeit, zielgerichtete Handlungssequenzen in eine sinnvolle Reihenfolge zu bringen (Linearisierung).
- *Antizipation*: Die Fähigkeit, Zwischenergebnisse einer Handlungssequenz kognitiv vorwegzunehmen.
- *Minimierung von Interferenzen*: Die Fähigkeit, irrelevante Umgebungsreize zu unterdrücken.

- *Impulskontrolle:* Die Fähigkeit, irrelevante interne und externe Reize zu unterdrücken. Die Impulskontrolle läßt sich dabei in motorische, kognitive und emotionale Impulskontrolle unterteilen.
- *Aufmerksamkeitskontrolle*: Diese Teilfunktion ist sowohl mit der Interferenzkontrolle als auch mit der Impulskontrolle eng verknüpft. Im engeren Sinne bezeichnet die Aufmerksamkeitskontrolle die Fähigkeit, angesichts externer und interner (u.a. irrelevanter Stimuli) angemessene Handlungs- und Denkroutinen zu etablieren und somit das Objekt der Aufmerksamkeit auszuwählen (selektive Aufmerksamkeit) sowie es im Blick zu halten (fokussierte Aufmerksamkeit). Dieses Konzept entspricht dem "Supervisory Attentional System" (Norman & Shallice 1986) bzw. dem "Executive System" (Baddeley 1986).
- *Kognitive Flexibilität*: Hier wird die Umstellungsfähigkeit angesprochen, die dann notwendig wird, wenn ein entworfener Handlungsplan angesichts negativer Rückmeldung wieder verworfen werden muß. Ein wesentlicher Indikator für mangelnde kognitive Flexibilität besteht in der Beobachtung von Perseveration: das Beibehalten des ursprünglichen Handlungsentwurfs ohne den Versuch zu machen, die eigene Planung zu revidieren. Die Bedeutung der Perseveration als ein Symptom gestörter exekutiver Funktionen wurde von Goldberg und Costa (1986) unterstrichen. Sie führten dabei in Anlehnung an Luria (1980) eine Reihe unterschiedlicher Arten von Perseveration auf, wie z.B. Hyperkinesie-ähnliche motorische Perseveration oder kortikale Perseverationen höherer Ordnung. Letztere zeigen sich z.B. darin, dass Vorgänge im Merken und Behalten nicht uneingeschränkt und selektiv der anstehenden Problemlösung zugeordnet werden können.

Nach dieser kurzen Aufstellung wesentlicher Teilfunktionen sollen nun die einzelnen Funktionen und Prozesse im Rahmen zusammenhängender kognitivistischer Konzepte und Modelle verschiedener Autoren/Autorengruppen aufgeführt werden, die meist einzelne Aspekte oder Funktionen in den Mittelpunkt ihrer Ausführungen stellten (Übersicht in Tabelle 1.2).

Dabei darf nicht übersehen werden, dass diese Konzepte und Modelle nur schwer 'in einem Wurf' operationalisiert und evaluiert werden können. Dennoch führen sie zu einem besseren Verständnis der Fähigkeiten und Leistungen frontokortikaler Neuronensysteme und verdeutlichen die Bedeutung des Zusammenwirkens einzelner Teilfunktionen in konkreten Aufgabenstellungen oder bestimmten Verhaltensweisen. Denn als entscheidend gelten nicht Defizite oder Mängel in einzelnen dieser Komponenten, sondern solche in der Organisation und Integration von Kognitionen und Verhaltensabläufen.

Tabelle 1.2 : Konzepte und Modelle von Frontalhirn-Funktionen

Autor	Konzept/Modell	Berücksichtigte Konstrukte/Meßebenen
Luria (1966)	Problem solving	Flexible Problemlösestrategien, kognitive Flexibilität. Hemmungsprozesse auf Verhaltens- und emotionaler Ebene.
Grafman (1989, 1994)	Managerial knowledge units	Zeitliche Ordnung, Einschätzung von Dauer und Reihenfolge. Intermodale Integration, Zeitschätzaufgaben.
Norman & Shallice (1986); Shallice (1988)	Attention control model	Bedeutung der Aufmerksamkeitsfunktionen (selektiv, orientierend, zielgerichtet) auf neuropsychologischer und psychophysiologischer Meßebene.
Stuss & Benson (1986)	Behavioral/anatomical theory	Hemmungsfunktionen, kognitive Kontrolle des Verhaltens (kognitive Impulskontrolle, Interferenz-Kontrolle).
Fuster (1992, 1999)	Temporal processing system Working memory	Zeitliche Operationen, Planungsverhalten, Interferenz-Kontrolle. Modulation emotionaler Reaktionen.
Lezak (1995)	Capacity model	Handlungsplanung, Motorik, Monitoring, aufgabenbezogene Inhibition
Baddeley (1996)	Central executive model	Integration, Koordination, Flexibilität, Fokussierung, Arbeitsgedächtnis

Luria (1966) näherte sich dem Konstrukt der exekutiven Funktionen durch Untersuchungen von Patienten, die Läsionen im Bereich des Frontalhirns aufwiesen. Dabei interessierte er sich besonders für die Defizite im **Problemlöseverhalten**, die er durch mangelnde kognitive Flexibilität und beeinträchtigte Hemmungsprozesse erklärte. Ihm ist auch die Zuordnung von kognitiven Teilleistungen zu lokalisierten neuroanatomischen Strukturen zu verdanken.

In seiner Funktionstheorie des Frontalhirns ging *Grafman* (1989, 1994) von **Informationseinheiten** aus, die sich als eine heuristische Struktur (Dörner 1987) auffassen lassen. Sie betreffen dabei das Wissen, wie etwas in welcher Reihenfolge zu tun ist.

Diese hierarchisch organisierten sog. managerial knowledge units (MKUs) umfassen sowohl allgemeine und abstrakte kontextfreie, als auch spezifische kontextgebundene semantische Einheiten. Die Knotenpunkte innerhalb der MKUs sind durch Intervalle mit bestimmter zeitlicher Dauer voneinander getrennt und werden parallel zu anderen kognitiven Prozessen und Repräsentationen (z.B. visuell-räumliches Wiedererkennen) aktiviert. Für uns ist in diesem Zusammenhang der Aspekt interessant, wonach Grafman's Funktionstheorie Beeinträchtigungen der Einschätzung der zeitlichen Dauer von Handlungsschritten bei beeinträchtigten frontokortikalen Strukturen vorhersagt.

In einem Modell der **Aufmerksamkeitskontrolle** postulierten *Norman und Shallice* (1986; Shallice 1988) zwei basale Kontrollmechanismen, die bestimmend für die Steuerung und Überwachung von Handlungsausführungen sein sollen. Danach erfolgt die Steuerung von Verhalten durch die Selektion von Schemata (Handlungs- oder Denkschemata) innerhalb zweier qualitativ unterschiedlicher Prozesse. Die einen ermöglichen Routine-Selektionen oder Schemata, die auf einfachen Regeln beruhen, so dass z.B. automatisierte Handlungen gesteuert und geregelt werden können. Der hierzu verwendete Mechanismus wurde als "contention scheduling" bezeichnet, der automatisiert und direkt gespeichertes Wissen abruft, das entweder durch Umweltstimuli oder "konzeptionelle" Gedanken in Gang gesetzt wird. Der zweite Mechanismus wurde als "supervisory attention system" (SAS) benannt. Dieser reflektiert die bewußte Wahrnehmung internalen Wissens, welches unabhängig oder auch entgegengesetzt zu Umweltstimuli eigene Prioritäten für Handlungen setzen kann. Dieses System operiert innerhalb der Grenzen, die durch das Arbeitsgedächtnis gesetzt werden. Da dieses gespeicherte Wissen die bewußte Ebene erreicht, ist es dem automatisiert ablaufenden Mechanismus des "contention scheduling" übergeordnet. Mit dem SAS können dann "nicht-routinisierte" Selektionen durchgeführt werden.

Diese duale Sichtweise findet durch neurobiologische Befunde eine Unterstützung, die zeigen, dass bei leichtem bis mittlerem unkontrollierbaren Stress präfrontal kortikale Funktionen (z.B. Flexibilität des aktuellen Arbeitsgedächtnis) gestört und alte subkortikale Schemata zur Gedächtnisfestigung und perseverierendem Verhalten angeworfen werden (Arnsten 1999).
Klinische Entsprechungen findet das Modell von Norman und Shallice, das einen wichtigen Einfluß auf weitere Modelle zu Kognitionen und Gedächtnisleistungen ausübte, besonders bei den Defiziten in der Aufmerksamkeit und den Verhaltensweisen von Patienten mit Läsionen des frontalen Kortex. Denn bei diesen kann häufig die Tendenz festgestellt werden, überwiegend automatisiert auf Umweltanforderungen zu reagieren. Folgen hiervon sind u.a. impulsives oder sozial nicht die Rollen und gesellschaftlichen Normen beachtendes Verhalten mit geringer Veränderbarkeit. Gewisse Ähnlichkeiten zu den Problemen hyperkinetischer Kinder sind hier unverkennbar.

In einem ähnlichen Modell der Frontalhirn-Funktionen wurden von *Stuss und Benson* (1986) **zwei Gruppen geordneter funktioneller Systeme** beschrieben, die den sog. posterioren (basalen) sensorischen Systemen - visuell-räumliche Aufmerksamkeit, Sprache oder Bewegung - übergeordnet sind.
Das erste System - dorsolaterale präfrontale Areale betreffend - beinhaltet Sequenzierungs-, Gruppierungs- und Integrationsfunktionen, wobei die beiden letzteren von der ersten Funktion abhängen, die Leistungen der Speicherung und Organisation von Informationen in bedeutungsvolle Rangfolgen umfaßt. Als exekutive Funktionen, die in Nicht-Routine-Situationen aktiviert werden, nannten die Autoren - wie sie selbst anmerkten schwierig zu definierende und zu operationalisierende - Kapazitäten (Teilfunktionen): Antizipation, Zielauswahl, Vorausplanung, Kontrolle (Überwachung) und Einsatz von Feedback. Diese Steuerungs- und Kontrollprozesse werden - im Gegensatz zu Neuronensystemen des posterioren Kortex zugeschriebenen Prozessen der automatisierten und routinisierten Kontrolle - als Regel- oder Programmkontrolle sowie Sequenzsteuerung bezeichnet.
Ein zweites funktionelles System - eng mit ventromedialen Strukturen, insbesondere auch Gyrus cinguli und supplementär motorischem System verbunden - beinhaltet Antriebs-, Motivations- und Willensfunktionen. Die Schädigungen dieses Systems - bzw. dieser Hirnareale - können zwei Formen der Antriebsstörung bedingen: ein vermindertes Antriebsvermögen (Apathie), aber auch ein übermäßig gesteigerter Antrieb, der auf der gestörten Fähigkeit beruht, Verhalten zu hemmen, so dass Handlungen ohne angemessene kognitive Kontrolle ausgeführt werden.

Von diesen beiden Autoren wurden auch Mitte der 80er Jahre aus einer Zusammenstellung der damaligen neuropsychologischen Literatur sechs psychologische Funktionen angegeben, die nach einer Läsion des frontalen Kortex gestört sein könnten (Stuss & Benson 1984):

- Separation of action (response) with knowledge
- ability to handle sequential behaviour
- ability to establish or change a set
- ability to maintain a set in the face of interference
- ability to monitor personal behaviour
- expression of appropriate concern and awareness.

Diese Bereiche werden heute noch als gültige Charakterisierung von frontalhirnsensitiven Funktionen (FSF) angesehen, allerdings mahnen die Autoren weiteren Forschungsbedarf an, um die zugrundeliegenden Prozesse besser zu verstehen.

Fuster (1989, 1999) beschrieb im Zusammenhang mit Schädigungen des Frontalhirns ebenfalls eine Reihe von **kognitiven Verhaltensdefiziten**. Unter dem Kapitel "Störungen der Aufmerksamkeit und Wahrnehmung" führte er Verminderungen des allgemeinen Bewußtseins, z.B. Verlust von Interesse, Initiative oder Spontaneität, sensorischen Neglect, Ablenkbarkeit, Störungen des visuellen Suchvermögens und der Blickkontrolle sowie Konzentrationsschwierigkeiten auf. Als grundlegenden Mangel nannte Fuster Defizite, Wahrnehmungen über die Zeit hinweg aufrechterhalten bzw. das Verhalten zeitlich organisieren zu können. Die Fehler in der Wahrnehmung und Aufmerksamkeit, die in Beziehung zu Dysfunktionen des Frontalhirns stehen, zeigen sich wiederum in Schwierigkeiten der Verhaltensplanung, der Entwicklung eines motorischen Sets, im Kurzzeitgedächtnis, im "temporal ordering" und in der Kontrolle von Interferenzen.

Ausgehend von seinen Untersuchungen mit Einzelzell- und Zellsäulen-Ableitungen betonte Fuster (1989, 1990, 1991, 1992) die wesentliche Rolle des präfrontalen Kortex für die Repräsentation der **"temporal structure for behavior"**. Die zeitliche Struktur "refers to the coding of place" innerhalb einer Handlungssequenz oder "perceptual observation". Solche Handlungssequenzen sind zielgerichtet, d.h. "conceptually driven". Um zeitliche Aspekte des Verhaltens encodieren zu können, müssen Neuronensysteme des präfrontalen Kortex in die Bildung von "cross-temporal contingencies" eingebunden sein, wie wir dies entsprechend in dem von uns eingesetzten psychophysiologischem Paradigma berücksichtigt haben. Diese Kontingenzen können als Bindeglied nicht nur zwischen zeitlich aneinander grenzenden, sondern von aufeinander bezogenen Ereignissen angesehen werden, da sie Teile eines Handlungssets sind, die ein gemeinsames Ziel haben. Nach Fusters Meinung sind diese zeitlichen Operationen eine einzigartige und spezifische Leistung des präfrontalen Kortex. Gestützt wird dieses Modell durch die zahlreichen klinischen Beobachtungen, dass Patienten mit präfrontalen Läsionen insbesondere damit Schwierigkeiten haben, die zeitliche Reihenfolge von Ereignissen zu rekonstruieren.

Fuster (1989) benannte auch zwei Kategorien von "Störungen der Motilität". Die erste umfaßt Hypo- und Hyperkinese, die zweite, die dem Konzept der exekutiven Funktionen nähersteht, eine Störung in der **motorischen Ausführung zielgerichteten Verhaltens**. Als die am ehesten eine präfrontale Hirnschädigung kennzeichnende Auffälligkeit bezeichnete er dabei die Unfähigkeit, neue und zielgerichtete Verhaltensmuster auszubilden und auszuführen. Die kognitiven Defizite, die mit Schädigungen oder Dysfunktionen des Frontalhirns in Zusammenhang stehen, wurden von ihm in Defiziten von Gedächtnisfunktionen, des Planungsvermögens und der Interferenz-Kontrolle gesehen. Dabei zeigen die Patienten aber keine Schwierigkeiten, sich an kürzlich erworbene Informationen zu erinnern oder neue Gedächtnisinhalte zu bilden. Die Defizite im **Planungsverhalten**, die sowohl die Formulierung als auch die Ausführung von Plänen betreffen, wurden auch als Defizite des "memory for the future" (Ingvar 1985) oder "prospective memory" (Ceci & Bronfenbrenner 1985, Okuda et al. 1998) konzeptualisiert. Die Defizite der **Interferenz-Kontrolle** sind nicht klar von den Konstrukten Ablenkbarkeit und Impulskontrolle zu trennen. Die betroffenen Patienten sind dabei nicht mehr in der Lage, störende Einflüsse irrelevanter interner und externer Stimuli zu unterdrücken. Dies wird besonders deutlich, wenn kein eindeutiger Verhaltensplan ausgebildet werden konnte und der Patient "vergißt, sich zu erinnern".

Von *Lezak* (1982, 1995) wurden **vier Arten von Kapazitäten der exekutiven Funktionen** beschrieben:

- Kapazitäten zur Formulierung von Zielen. Hierzu muß eine Person über ihre Zukunft nachdenken und ein Konzept davon ausbilden können, wo sie zu sein wünscht.
- Kapazitäten zur Planung von Zielen. Hierbei muß eine Person die nötigen Teilschritte sowie deren bestmögliche Ausführung evaluieren können.
- Kapazitäten zur zielgerichteten Ausführung der Pläne. Hierbei muß die Person komplexe Verhaltens-sequenzen in einer geordneten und integrierten Weise initiieren, aufrechterhalten, verändern und/oder abstoppen (Inhibition) können.
- Kapazitäten zur effektiven und flexiblen Ausführung dieser Aktivitäten. Hierzu muß die Person ständig das Ziel mental aufrechterhalten und die augenblickliche Ausführung mit dieser internen Repräsentation vergleichen können. Dabei werden Fähigkeiten des "Selbstmonitoring" und der "Selbstkorrektur" sowie der Verhaltensregulation benötigt.

Lezak, die auch eine motorische Komponente in ihr Konzept der exekutiven Funktionen einschloß, betonte, dass auf jeder Stufe in der Sequenz von der Aufgabenstellung bis zur Zielerreichung das exekutive System "zusammenbrechen" kann. In ihrem Buch über "Neuropsychological Assessment" (Lezak 1983, 1995) führte sie **fünf Kategorien von Verhaltensdefiziten** auf, die mit einer Schädigung des Frontalhirns in Zusammenhang stehen:

- Probleme, eine Handlung zu beginnen, z.B. verminderte Spontaneität und Initiativeverlust.
- Perseveration/Rigidität, z.B. Schwierigkeiten, auf kognitiver oder Verhaltensebene Änderungen/Wechsel auszuführen.
- Probleme, eine Handlung zu beenden (abzustoppen), z.B. Impulsivität und Disinhibition.
- Mangelnde Selbstwahrnehmung, z.B. Unfähigkeit, die eigene Rolle in einer sozialen Situation zu erfassen oder die eigenen Fehler in der Ausführung wahrzunehmen.
- Probleme, konkrete Verhaltensweisen auszuführen, was wesentlich die Unfähigkeit betrifft, die abstrakte, übergeordnete Qualität eines Stimulus oder einer Situation zu verstehen, und zielgerichtetes Verhalten zu planen und bis zur Erreichung des Ziels aufrechtzuerhalten.

Seit den Arbeiten von Baddeley & Hitch (1974), Baddeley (1986) und Kyllonen & Christal (1990) werden die Struktur des Arbeitsgedächtnisses und Zusammenhänge mit höheren kognitiven Funktionen untersucht. Dabei hat sich folgendes Standardmodell des Arbeitsgedächtnisses etabliert:
Es existiert eine einheitliche zentrale kognitive Ressource, die für kurzzeitiges Speichern und gleichzeitiges Verarbeiten zuständig ist. Diese Ressource ist begrenzt. Zusätzlich existiert eine Instanz, welche die metakognitive Funktionen eines Supervisors ausübt, Denkprozesse steuert und überwacht. In der Terminologie von Baddeley wird diese Funktion von der **"zentralen Exekutive"** ausgeübt. Baddeley reduzierte damit die zentrale Exekutive auf das "Supervisory Attentional System" (SAS) von Shallice (1988). Im Bereich der Neuropsychologie lag bei der Untersuchung der exekutiven Funktionen ein Schwerpunkt auf der Operationalisierung von Überwachungs- und Planungsdefiziten und auf der Suche nach Teilleistungsschwächen, die bei Patienten mit Schädigungen des Frontalhirns auftreten. Im Bereich der kognitiven Psychologie hingegen lagen interindividuelle Differenzen in der Fähigkeit zum gleichzeitigen Speichern und Verarbeiten im Zentrum des Interesses. In aktuellen theoretischen Arbeiten wird diese Divergenz und der daraus resultierende Konflikt wieder zunehmend thematisiert (Baddeley 1996; Messick 1996).

Baddeley (1996) versucht die beiden Disziplinen wieder aneinander anzunähern, indem er neuropsychologische und kognitionspsychologische Komponenten exekutiver Funktionen gemeinsam in ein Forschungsprogramm integriert und auch Operationalisierungen vorschlägt.

Danach wird die Leistung der *zentralen Exekutive* bestimmt durch:

1. Die Fähigkeit zur *Integration* und *Koordination* zweier Teilaufgaben,
2. die Fähigkeit zum Wechsel von Plänen und Strategien (*Flexibilität*),
3. die Fähigkeit zur *Fokussierung* der Aufmerksamkeit (im Sinne der Aktivierung bestimmter Elemente und Inhibierung anderer unerwünschter Elemente) und
4. die Fähigkeit zum simultanen Speichern und Verarbeiten von Informationen aus dem Langzeitspeicher (*Arbeitsgedächtnis*).

Andere Autoren versuchen, neuropsychologische und kognitionspsychologische Theorien in Übereinstimmung zu bringen, indem sie das Arbeitsgedächtnis reduzieren auf kontrollierte Aufmerksamkeit im Kontext von Interferenz, Ablenkung und dem willentlichen Wechsel des Aufmerksamkeitsfokus (Engle et al. 1999).

Pennington & Ozonoff (1996) betonten in ihrer Übersicht, dass der Bereich der exekutiven Funktionen - allerdings keine vollständigen - Überlappungen mit den Funktionen Aufmerksamkeit, schlußfolgerndes Denken und Problemlösen aufweise, sich aber von Funktionen wie Empfindung, Wahrnehmung sowie vielen Aspekten der Sprache und des Gedächtnisses unterscheide. Als typische exekutive Funktionen führten sie "set-shifting" und "set maintenance", Interferenzkontrolle, Hemmung, Integration über Raum und Zeit, Planung und Arbeitsgedächtnis auf. Die kontext-spezifische Handlungsauswahl, besonders in Anwesenheit stark konkurrierender, aber dem Kontext nicht angemessener Antwortmöglichkeiten, und die "maximal constraint satisfaction in action selection, which requires the integration of constraints from a variety of other domains, such as perception, memory, affect, and motivation" nannten sie als zwei zentrale Ideen des Konzeptes der exekutiven Funktionen. Deshalb verlange komplexes Verhalten einen großen Einsatz vielfältiger exekutiver Funktionen.

Zusammenfassend zeigen alle vorgestellten Konzepte/Modelle bestimmte exekutive Kernfunktionen, die kognitive Flexibilität, Aufmerksamkeit, Interferenzkontrolle, Impulskontrolle, Arbeitsgedächtnis, Problemlöseverhalten, zeitliche Operationen, Inhibition und Handlungsplanung beinhalten: Entsprechend mußten Untersuchungsinventare entwickelt werden, um die hier angestellten Überlegungen einer weiteren Prüfung unterziehen zu können.

1.4 Neuropsychologische Indikatoren für Frontalhirn-Funktionen

Ziel neuropsychologischer Diagnostik ist die Messung und Quantifizierung kognitiver Defizite, die zusätzlich eine Zuordnung zu neuronalen Systemen bzw. hirnanatomischen Strukturen in Aussicht stellen.

Es galt bei Beginn der Studie, wohlgemerkt mit dem damaligen Kenntnisstand von 1986, für unsere Untersuchung eine Testbatterie aufzustellen, die eine Fähigkeitsmessung der dargestellten Facetten exekutiver Funktionen erlaubt. Die Komplexität der betroffenen kognitiven Leistungen bedingt, dass kein Instrument in der Lage ist, exekutive Funktionen 'pur' zu messen, da exekutive Funktionen stets im Kontext anderer kognitiver Fähigkeiten ausgeübt werden. Daher zielte die neuropsychologische Diagnostik letztlich auf ein breites Fähigkeitsspektrum ab, welches die Datenbasis für die Extraktion von Indikatoren exekutiver Funktionen darstellte. Zusätzlich konnte so die angemessene Berücksichtigung differentieller Entwicklungsverläufe verschiedener Teilleistungen des exekutiven Systems erfolgen.
Weiterhin mußten diese Tests in gleicher Form von Kindern ab dem neunten Lebensjahr durchgeführt werden können. Dadurch waren zu schwierige Verfahren auszuschließen bzw. ausgewählte Verfahren dahingehend zu modifizieren, um sie aus Gründen der Vergleichbarkeit bei allen Kindern/Jugendlichen – zumindest vom neunten bis zum siebzehnten Lebensjahr - zuverlässig anwenden zu können.
Dennoch wurde auf die Anwendung von Verfahren, die formal-logische Denkprozesse ansprechen, nicht verzichtet, um auch im oberen Altersbereich noch über ausreichende Differenzierungsfähigkeiten zu verfügen.
Nicht zuletzt waren auch pragmatische Gesichtspunkte wie die besonders bei jüngeren Patienten begrenzte Dauer der Belastbarkeit durch die ausgewählten Untersuchungen bei der Instrumentenauswahl zu berücksichtigen.

In sämtlichen zum Nachweis von Frontalhirn-Funktionen zusammengestellten **Testbatterien** (z.B. Beaumont 1987, von Cramon 1988, von Cramon et al. 1993) ist als anerkanntester standardisierter Test zur Erfassung von Frontalhirn-Funktionen der **Wisconsin Card Sorting Test** (WCST) enthalten, welcher von Beginn an mit der Teilleistung der kognitiven Flexibilität bzw. Perseverationsneigung verbunden war. Dieser Test (Berg 1948, Grant & Berg 1948, Heaton et al. 1993) sollte die Fähigkeiten flexiblen Denkens messen, indem abstrakte Kategorien zu erkennen und Wechsel der kognitiven Sets durchzuführen und aufrechtzuerhalten waren. Bei Patienten mit frontal gelegenen Hirnläsionen war die Fähigkeit, von einem Lösungsmodus auf einen anderen zu wechseln, d.h. kognitive Flexiblität zu zeigen, deutlich verschlechtert (Milner 1963, 1964). Besonders auffallend war, dass diese Patienten einen einmal eingeschlagenen Lösungsweg spontan kaum ändern konnten, obwohl sie den Fehler ihrer Antworten selber erkannten (Milner & Petrides 1984).

Auch bei diesen Untersuchungen wurde wiederholt auf die teilweise erhebliche Variabilität in den Ausführungen der Patienten mit Frontalhirn-Läsionen hingewiesen (z.B. Drewe 1974, Heaton 1981). Zudem muß die alleinige Aussagekraft des WCST für Defizite in den Frontalhirn-Funktionen durch Ergebnisse von Studien relativiert werden, die keine Gruppenunterschiede zwischen Patienten mit fokalen Frontalhirn-Läsionen und solchen mit nicht frontal gelegenen Läsionen (Schlaganfall oder Tumorresektion) oder diffusen Schädigungen nachweisen konnten (Heaton et al. 1993). Gleichzeitig scheiterten viele Patienten mit außerhalb des Frontalhirns gelegenen Läsionen ebenfalls an einer erfolgreichen Testdurchführung (Anderson et al. 1991, Reitan & Wolfson 1994). Solche differenzierten Ergebnisse wurden auch in einer Untersuchung von Kriegsveteranen mit penetrierenden Kopfverletzungen aufgezeigt (Grafman et al. 1990). Weiter ließen sich ebenso bei Patienten mit diffusen Hirnschädigungen teilweise ähnlich ausgeprägte Perseverationen wie in einer Gruppe mit frontalen Läsionen nachweisen (Robinson et al. 1980). Andererseits konnten von einigen Patienten mit nachgewiesener Frontalhirn-Läsion und ausgeprägten Verhaltensschwierigkeiten im Alltag ganz normale Ergebnisse im WCST erzielt werden (Damasio et al. 1991, Shallice & Burgess 1991).
Dennoch kam dieser Test einerseits wegen seiner allgemein hohen Anwendungshäufigkeit und andererseits wegen der zentralen theoretischen Bedeutung zum Einsatz, denn nur der WCST scheint in der Lage zu sein, eine Teilleistung des exekutiven Systems (zumindest näherungsweise) 'pur' zu messen; die Anzahl der Perseverationsantworten oder -fehler wird dabei durchgehend als aussagekräftigster Indikator zum Nachweis einer Schädigung des Frontalhirns gewertet (Goldberg 1986, Tranel et al. 1994, Goldberg & Podell 1995). Dabei ist das Verfahren auch in der Lage, zuverlässig das Frontalhirn in Studien mit bildgebenden Verfahren zu aktivieren. "In fact, single photon emission computed tomography and PET studies have shown that activation of prefrontal cortical areas, in particular the dorsolateral prefrontal regions, are critical for the adequate performance on the WCST. Although indications for a lateralized activation were found, the question of whether the task activates the frontal lobes asymmetrically remained unanswered due to inconsistent results" (Fallgatter & Strik 1998, S. 246).

Neben dem WCST ist als ein weiterer, mit der Aktivierung frontokortikaler Neuronensysteme in Zusammenhang gebrachter und häufig eingesetzter Test der von Stroop entwickelte **Farbe-Wort-Interferenztest** (Stroop 1935) von Bedeutung. Dieser sog. Stroop-Test verlangt sowohl wegen des nötigen Wechsels des "perceptual sets" in Übereinstimmung mit wechselnden Anforderungen die Fähigkeit zur kognitiven Flexibilität als auch die Fähigkeit zur Hemmung einer gelernten, dominanten oder habituierten Antwort zugunsten einer neuen Antwort (Interferenz-Kontrolle). Als wesentlich wird bei diesem Test der Teil angesehen, der den Farbe-Wort-Interferenz-Effekt prüft. Am ausgeprägtesten konnten hier bei Patienten mit Läsionen des linken Frontalhirns Defizite aufgezeigt werden (Perret 1974). Daraus wurde gefolgert, dass diese Hirnregion eine Rolle bei der Unterdrückung einer dominanten, aber falschen Antwort spielen könnte. Einschränkend ist aber auch hier zur Frage der Spezifität anzumerken, dass einige Patienten mit ausgedehnten bilateralen Läsionen des Frontalhirns gute Testergebnisse erzielen konnten (Stuss et al. 1981).

Von den zu den Frontalhirn-Funktionen gerechneten verschiedenen Aufmerksamkeitsfunktionen konnten bezüglich der Daueraufmerksamkeit (sustained attention) mittels des **Continuous Performance Tests (CPT)** signifikante Unterschiede zwischen Patienten mit frontalen vs. posterioren Hirnläsionen aufgezeigt werden (Glosser & Goodglass 1990). Diese Unterschiede wurden allerdings nur bei einer einfachen Version (Erkennen eines einzelnen Zielreizes) deutlich, da bei komplexeren Aufgaben beide Gruppen in etwa gleichstarke Verschlechterungen aufwiesen. Die Ergebnisse dieser Untersuchung zeigten weiter, dass die Patienten mit Läsionen des rechten frontalen Kortex die schlechtesten Testwerte erhielten, unabhängig vom Vorliegen oder Fehlen einer Aphasie. Da z.B. auch Patienten mit links frontalen Läsionen im letzten Teil des Tests mehr Fehler aufwiesen (Ermüdungseffekt) und Patienten mit rechts frontalen Läsionen keine solchen Effekte, hingegen aber häufiger "impulsive" Antworten gaben, wurde empfohlen, bei der Interpretation der Testergebnisse die den Defiziten zugrundeliegenden Prozesse genau abzuklären.

In allen Modellen exekutiver Funktionen wird der Fähigkeit, eine kognitive Kontrolle über das Verhalten auszuüben, eine wesentliche Rolle zugeschrieben. Am stärksten muß diese Kontrolle ausgeübt werden, wenn Verhalten impulsiv aufzutreten droht. Mit dem Konstrukt der kognitiven Impulskontrolle soll die Fähigkeit erfaßt werden, Impulsivität zu hemmen bzw. zu kontrollieren. Als ein Testverfahren zur Erfassung impulsiven Verhaltens bzw. eines impulsiven, wenig reflexiven Arbeitsstils gilt der von Kagan entwickelte **Matching Familiar Figures Test** (MFFT, Kagan 1965). Mittels dieses Tests wurden insbesondere bei Kindern mit HKS hohe Fehlerzahlen und kurze Antwortzeiten berichtet. Aber auch bei Patienten mit Bulimia nervosa wurde im Vergleich zu solchen mit Anorexia nervosa eine erhöhte kognitive Impulsivität festgestellt (Kaye et al. 1995). Auch von Welsh et al. (1991) wurde dieser Test in die Batterie zur Erfassung exekutiver Funktionen aufgenommen.

Ein weiteres Verfahren, der sog. **Aufmerksamkeits-Männchen-Test** (AMT), sollte als komplexe frontalhirnsensitive Wahlreaktionsaufgabe einbezogen werden. Dieser Test wurde (auch bei HKS-Patienten) in psychophysiologischen Untersuchungen eingesetzt (Born et al. 1982, Stamm 1984, Rockstroh et al. 1990). Im Gegensatz zu den oben aufgeführten Tests zur Erfassung exekutiver Funktionen (WCST, Stroop-Test, CPT) liegen allerdings für den MFFT und den AMT weder Untersuchungen bei Patienten mit Schädigungen des Frontalhirns, noch bildgebende Untersuchungen während der Testdurchführung vor.

Weitere im Bereich des Erwachsenenalters zur standardisierten Untersuchung "frontaler Funktionen" gebräuchliche Tests wie Wortflüssigkeit-Tests zur Erfassung "frontaler" Aspekte von Sprachfunktionen (Word Fluency Test) oder Labyrinth-Tests (Porteus-Labyrinthe) sowie Problemlöseaufgaben wie Turm von Hanoi (bzw. Turm von London) erschienen aus praktischen Gründen ungeeignet. So waren z.B. letztere aufgrund ihres vergleichsweise hohen Schwierigkeitsgrads und damals noch fehlender Untersuchungen bei Kindern nicht empfehlenswert.

Die von uns danach (d.h. im Jahre 1986) **ausgewählten** neuropsychologischen Paradigmen bzw. Tests, die zur Messung der exekutiven Funktionen auf neuropsychologischer Ebene dienen, sind im folgenden aufgeführt (zur genauen Beschreibung der einzelnen Verfahren siehe Methodik):[2]

- *Kognitive Impulskontrolle* (Impulsivität) mit dem Matching Familiar Figures Test (MFFT).
- *Kognitive Flexibilität* (versus Perseverationstendenzen) mit dem Kognitiven Flexibilitäts-Test (KFT), einer von uns zur rechnergestützten Anwendung modifizierten Form des Wisconsin Card Sorting Tests (WCST; Stratmann et al. 1990).
- *Intermodale Integration* mittels Zeitschätzung durch Vorgabe von akustischen und visuellen Reizen unterschiedlicher Dauer, die jeweils in der gleichen oder jeweils anderen Modalität zu reproduzieren waren (Eigenentwicklung Dr. Woerner).
- *Kognitive Interferenzneigung* (bzw. Widerstand gegen Ablenkungsreize) mit dem Stroop-Farbe-Wort-Interferenz-Test, sowie
- *Aufmerksamkeit:*
  - selektive, zielgerichtete mit einer komplexen Wahlreaktionsaufgabe, dem sog. Aufmerksamkeits-Männchen-Test (AMT)
  - dauerhafte mit dem Continuous Performance Test (CPT).

Bei der Interpretation der zu erwartenden neuropsychologischen Ergebnisse zu Indikatoren exekutiver Funktionen waren damit auch **Einschränkungen** zu berücksichtigen:

- Die teilweise fehlende Diskriminierungsfähigkeit der angesprochenen Tests bei Patienten mit vs. ohne Läsionen im Frontalhirnbereich unterstreicht die Unzulässigkeit, aus der Testleistung direkte Rückschlüsse auf die Funktionsfähigkeit bestimmter neuronaler Strukturen zu ziehen.
- Daraus folgt, dass keine 1:1-Beziehung zwischen kognitiver Fähigkeit und Reifestand bzw. Funktionszustand frontokortikaler Strukturen postuliert werden kann.
- Mit der neuropsychologischen Testbatterie alleine können keine Belege zur "hirnanatomischen Lokalisation" exekutiver Funktionen gesammelt werden.

---

[2] Zusätzlich wurden auf einem PC einfache Reaktionszeiten auf akustische (1 kHz Sinuston) und visuelle (helles Quadrat auf dunklem Bildschirm) Reize registriert.

Aufgrund dieser Einschränkungen sollte eine zweite, d.h. hirnelektrische Untersuchungsebene, eingeführt werden. Deren Parameter erlauben nämlich neben quantitativen Angaben (z. B. zeitlicher Verlauf) auch topographische Aussagen über Aktivierungen bzw. Aktivitätsveränderungen im Verlauf der den frontokortikalen Neuronensystemen zugeordneten zentralnervösen informationsverarbeitenden Prozesse. Auch auf dieser Ebene galt es, geeignete Indikatoren für Frontalhirn-Funktionen auszuwählen.

1.5 Psychophysiologische Indikatoren für Frontalhirn-Funktionen

Vorauszuschicken ist, dass sich während der letzten Jahre in der Neurophysiologie eine intensive methodische Entwicklung vollzogen hat, die es immer besser erlaubt, von der Kopfhaut abgeleitete hirnelektrische Meßwerte durch spezielle mathematische Verfahren so auszuwerten, dass sie auf bestimmte hirnlokale Generatoren neuronaler Netzwerke schließen lassen bzw. dadurch eher bestimmte Oberflächenelektroden (bei bestimmten psychophysiologischen Paradigmen) dem frontokortikalen Netzwerk zugeschrieben werden können. Diese Erkenntnisse unterstützen die von uns getroffene Auswahl psychophysiologischer Indikatoren für Frontalhirn-Funktionen.

Ein Ziel psychophysiologischer Untersuchungen ist eine Stimulus- bzw. Aufgaben-bezogene skalptopographisch differenzierte Darstellung aktivierter kortikaler Neuronensysteme, was insbesondere mittels **ereigniskorrelierter langsamer Hirnrindenpotentiale (EKP)** möglich ist. Während die standardisiert erhobenen visuell oder akustisch evozierten Potentiale eine Aussage über die sensorischen Funktionssysteme in unmittelbarem Zusammenhang mit dem dargebotenen Stimulus erlauben, reflektieren die langsamen Hirnrindenpotentiale in Bezug auf den Stimulus vor- und/ oder nachverarbeitende kognitive Prozesse des ZNS. Hierbei sind für unsere Fragestellung - Bedeutung zentralnervöser informationsverarbeitender Prozesse im Rahmen von Kontroll- und Steuerungsmechanismen - Veränderungen der elektrophysiologischen Potentiale von Ableiteorten interessant, die über dem Frontalhirn plaziert sind. Dadurch sollen über die neuropsychologische Ebene hinausgehende Erkenntnisse über Zusammenhänge zwischen kognitiver Leistung, Hirnanatomie ("Frontalhirn") und Hirnfunktion gewonnen werden.

Langsame Hirnrindenpotentiale, zu denen die kontingente negative Variation (CNV), das Bereitschaftspotential (BP) und die post-imperative negative Variation (PINV) zu rechnen sind, haben sich als adäquate und nützliche Werkzeuge erwiesen, um hirnfunktionelle Unterschiede zwischen gesunden Kindern und Patienten mit psychiatrischen Störungen zu untersuchen. Ist das Bereitschaftspotential eng mit motorischen Prozessen verbunden, so stehen CNV und PINV eher in Zusammenhang mit einer Reihe psychologischer Prozesse wie Orientierung, Aufmerksamkeit, Arousal, Antizipation, Vorbereitung, Motivation, Emotion und Kontingenzevaluation (Yordanova et al. 1996, 1997).

Bei Untersuchungen der **CNV**, die sich im Interstimulusintervall zwischen einem Warnreiz und einem zu beantwortenden Signalreiz entwickelt, können bei genügend zeitlichem Abstand zwei Komponenten unterschieden werden. Die frühe Komponente (CNV1) ist am ehesten als Orientierungsantwort aufzufassen und zeigt meistens ein frontales Amplitudenmaximum (Fz) bei gesunden Probanden, hingegen ein zentrales (Cz) bei bilateral frontalhirngeschädigten Patienten (Rockstroh et al. 1982, 1989). Dennoch ist eine schwerpunktmäßige Zuordnung zu Frontalhirnfunktionen nicht ohne weiteres gegeben, da in diesem Zeitbereich wesentliche hirnelektrische Aktivität auch im Parietallappen deutlich wird (van Leeuwen et al. 1998). Daher haben wir die CNV1 in der vorliegenden Studie den eher nicht frontalhirnsensitiven Merkmalen zugeordnet.

Die nachgeschaltete Komponente CNV2 (unmittelbar vor dem Signalreiz) ist am ehesten mit Erwartung und motorischer Vorbereitung verbunden, hat ein zentrales Amplitudenmaximum und ist primär nicht mit Frontalhirnaktivität zu verbinden.

Hingegen ist die sogenannte **PINV**, eine langsame negative Welle nach dem Signalreiz mit deutlichem frontalen Amplitudenmaximum, immer wieder als wohlbegründetes psychophysiologisches Korrelat von frontaler neuronaler Aktivität auszumachen. So zeigte sich bei frontalhirngeschädigten Patienten eine hohe PINV-Amplitude frontal nach dem Signalreiz, während Gesunde keine PINV entwickelten. Diese Ergebnisse wurden dahingehend interpretiert, dass Patienten Schwierigkeiten mit der Kontrollierbarkeit ihres Verhaltens zeigten und versuchten, die maximale Mobilisierung frontaler neuronaler Netzwerke zu erreichen, um doch noch die Aufgabe adäquat lösen zu können. Denn es war ihnen schlecht möglich, die Adäquatheit ihrer motorischen Antwort auf den Signalreiz richtig einzuschätzen, selbst wenn sie diesen sicher kontrollieren konnten. Rockstroh et al. (1982, 1989) sprachen deshalb davon, dass die Frontallappen als "Kontingenz-Komparator" funktionieren würden, insbesondere wenn biologisch relevante Verstärker involviert seien. Daraus ergab sich, dass die PINV ein wichtiges physiologisches Korrelat darstellt, um Frontalhirnfunktionen zu untersuchen, zumal sie sich als ein sensitiver Indikator zur Unterscheidung psychopathologischer Gruppen gegenüber gesunden Probanden bewährt hat. Ähnlich wie bei dem Bereitschaftspotential werden bei der PINV frontokortikale neuronale Aktivitäten vermehrt in Anspruch genommen, wenn Interferenzen zu kontrollieren, Unsicherheiten zu prüfen und auszuschließen sind, sowie Unkontrollierbarkeit der Situation rasch zu evaluieren ist (siehe Dumais-Huber & Rothenberger 1992). Bei Erfolg sollte sich dies (im Sinne einer fokussierten kognitiven Leistung) in einer besseren anterior-posterioren Differenzierung der PINV-Amplitude bemerkbar machen.

Neben den beschriebenen Befunden dienten für die Vorbereitung unserer Studie die Ergebnisse von eigenen Untersuchungen hypermotorischer Kinder mit Tics und/oder HKS als Ausgangspunkt für die Erarbeitung psychophysiologischer Indikatoren, insbesondere zur Darstellung zentralnervöser Steuerungs- und Kontrollmechanismen. Hier konnte aufgezeigt werden, dass hypermotorische Kinder ihre kortikale neuronale Aktivität vor, während und nach einer Willkürbewegung im Vergleich zu gesunden Kindern unterschiedlich organisierten (Rothenberger 1984). Dabei entwickelten sie eine besonders stark ausgeprägte, negativ gepolte hirnelektrische Aktivität über frontokortikalen Ableiteorten. Dies wurde dahingehend interpretiert, dass diese starke Aktivierung dazu benötigt wird, um eine ausreichende willentliche Kontrolle für eine adäquate willkürmotorische Leistung aufzubringen. Hierbei zeigten sich auch Unterschiede zwischen Kindern mit HKS bzw. Tic-Störungen. Den ersteren gelang diese fokussierte Aktivierung weniger gut als den Kindern mit Tics.

Aufgrund der danach (also im Jahre 1986) vorliegenden Ergebnisse wurde der in unserer Studie für die psychophysiologische Ebene wesentliche Begriff der "zentralnervösen Kontrolle" im Sinne von aufgabenbezogenen Veränderungen der EEG-Amplitude vor allem über frontozentralen Hirnbereichen (Amplitudendifferenz Cz - Fz) definiert. Patienten können dabei je nach Aufgabe eine zu gering differenzierte bzw. eine gut fokussierte neuronale Aktivität ausbilden. Deshalb wurden psychophysiologische Paradigmen eingeführt, die eine Aktivierung frontokortikaler Neuronennetzwerke hervorrufen. Sie ermöglichen die Bestimmung einer aufgabenbezogenen Fokussierung und topographischen Differenzierung hirnelektrischer Aktivität als einem Grundprinzip der zentralnervösen Organisation neuronaler Systeme zur Erbringung von Leistungen oder komplexen zielgerichteten bzw. problemlösenden Verhaltens. Entsprechend der weiter unten aufgeführten Modellentwicklung sollte ein hohes Ausmaß an aufgabenbezogener fokussierter Aktivierung und topographischer Differenzierung einer besseren Frontalhirnfunktion und somit einem günstigeren Verlauf bzw. einer besseren Prognose kinderpsychiatrischer Störungen entsprechen.

In zahlreichen Untersuchungen konnte die Bedeutung frontokortikaler Neuronensysteme bei der **selektiven Kontrolle von Aufmerksamkeitsprozessen** (sog. "selective attention" oder SELA-Paradigma) bereits herausgestellt werden:
Als deren EKP-Korrelat gelten u.a. die **N1 (N100)-Komponente**, aber vor allem die sogenannte Verarbeitungsnegativität oder Nd-Welle ("negative difference wave"). Sie werden in Höraufgaben gemessen, bei denen auditorische Stimuli über beide Ohren gegeben werden, meistens in sequentieller Abfolge, selten zeitgleich. Die Aufgabe besteht darin, einen Reiz als relevante Information zu beachten und die Ausblendung dargebotener irrelevanter Information zu gewährleisten. Das klassische Design geht auf Hillyard und Mitarbeiter (1973) zurück, die durch die Anwendung einer solchen Höraufgabe erstmals ein EKP-Korrelat der selektiven Aufmerksamkeit messen konnten. Dabei mußten die Probanden ihre Aufmerksamkeit auf ein Ohr fokussieren, in dem aufgabenrelevante Information (Tonpips) gegeben wurde, und gleichzeitig nicht relevante Information (Tonpips anderer Frequenzen) im gegenüberliegenden Ohr ignoriert werden mußten. Die Autoren beobachteten, dass die N1-Komponente (früher Anteil der Nd), die mit den Tönen im beachteten Ohr assoziiert war, signifikant höhere Amplituden aufwies als die durch die kontralateralen (ignorierten) Töne ausgelöste N1. Später hat Näätänen (1988) festgestellt, dass die N1-Komponente nur den Anfangsteil einer länger andauernden Negativität darstellt (**Verarbeitungsnegativität oder Nd-Welle**), welche spezifisch mit der Verarbeitung der selektiven-fokussierten Information zusammenhängt. Die erste systematische Untersuchung der gesamten Nd-Komponente wurde von Michie et al. (1990) durchgeführt. Sie fan-

den bei unmedizierten Schizophrenen im Vergleich zu gesunden Kontrollpersonen eine über dem frontalen Kortex deutlich verringerte Nd-Welle. Dies wurde als im Einklang mit der Hypofrontalitätshypothese der Schizophrenie stehend gewertet. Mittlerweile ist klar, dass die Nd-Welle frontalhirnbezogene Mechanismen der selektiven Aufmerksamkeitskontrolle repräsentiert (Näätänen 1990, 1992, Woods 1990). Bei der Ableitung von der Schädeloberfläche zeigt die Nd-Welle die stärksten Aktivitäten über den vorderen Hirnregionen, wobei das Maximum der Amplitude über frontozentralen und frontopolaren Bereichen zu finden ist. Mitunter kann es zu einem seitenbetonten Amplitudenmaximum kommen. So wurde bei gesunden Kindern eine rechtsfrontale Schwerpunktbildung gefunden, während sie bei hyperkinetischen Kindern linksfrontal zu sehen war und Tic-Patienten ein rechtsposteriores Amplitudenmaximum aufwiesen (Oades 1998). Hirntopographische Analysen mit Bestimmung der neuronalen Quelle der Nd-Welle weisen auf einen tiefen frontalen Ursprung hin (Giard et al. 1988, 1990). Zudem scheint die Nd-Welle bei Patienten mit dorsolateraler frontaler Hirnläsion erniedrigt (Knight et al. 1981). Damit dürfte die Nd-Welle als ein "direkter" psychophysiologischer Marker von Frontalhirnfunktionen gelten.

Durch spezielle Techniken und Testaufgaben können heute auch EKPs isoliert werden, die der automatischen, präattentiven Informationsverarbeitung zugerechnet werden. Dazu gehört die sogenannte **Mismatch Negativity (MMN),** eine EKP-Komponente, die nach abweichenden Stimuli auftritt, welche sich aus einer Sequenz häufiger Standardstimuli abheben. Die MMN reflektiert am ehesten neuronale Prozesse, bei denen ein neuer Stimulus mit einer sensorischen Gedächtnisspur von vorhergehenden repetitiven Stimuli verglichen wird. Sie läßt sich ausschließlich auf akustische Differenzen ableiten und wurde schon bei geringen Veränderungen vor allem der Frequenz von Tönen erhalten, auch bei Kindern. Die MMN ist am besten in Bedingungen ableitbar, bei denen die Versuchsperson den sensorischen Eingang bewußt ignoriert oder abgelenkt wird. Dies wird als Hinweis für eine funktionelle Beziehung zu automatischer Informationsverarbeitung angesehen. Die MMN-Welle weist ein Maximum ihrer Amplitude über frontozentralen Ableitungspunkten auf. Daraus ist nicht zweifelsfrei abzuleiten, dass die Generierung auch im frontalen Kortex erfolgt. Nach dem heutigen Stand der Dinge darf davon ausgegangen werden, dass die Dipolquelle der MMN zum einen in Regionen des supratemporalen auditorischen Kortex (Sams et al. 1991, Scherg et al. 1989), aber auch im Bereich des frontalen Kortex zu finden ist (Serra et al. 1998). Beide Quellen scheinen in erster Linie bilateral angesiedelt zu sein, auch wenn darüber berichtet wurde, dass auch allein rechtsfrontal lokalisierte Anteile der MMN-Welle vorliegen könnten. Zudem gibt es Hinweise darauf, dass frontokortikale Läsionen die neuronale Aktivität dieser Hirnregion beeinflussen und darüber die Amplitude der MMN vermindern (Alho et al. 1994). Damit könnte eine verminderte MMN-Amplitude zum einen Defizite auf dem Niveau des supratemporalen Kortex und/oder des Frontalhirns darstellen, wobei auch ein indirekter Einfluß von Frontalhirnaktivität auf die supratemporalen Bereiche vorstellbar wäre. Daher ist die MMN eher als ein "indirekter" psychophysiologischer Marker von Frontalhirnaktivität zu betrachten.

Nach diesen Ergebnissen werden Neuronensysteme des *frontalen Kortex als Modulator* der Generatoren - die sich in subkortikalen oder posterioren Hirnregionen befinden und den Aufmerksamkeitsfunktionen dienen - sowohl der exogenen als auch der endogenen evozierten Komponenten angesehen. Diese frontalen neuronalen Systeme, besonders der rechten Seite des frontalen Kortex, scheinen dabei bedeutsam für Modulation und Filterung sensorischer Information zu sein und somit auch die "Richtung der Aufmerksamkeitsprozesse" zu steuern (Knight 1990). Diese modulierenden Effekte durch Neuronensysteme des präfrontalen Kortex sollten der zeitlich früher stattfindenden Modulation auf der Ebene des primär auditorischen Kortex übergeordnet sein (Knight et al. 1989).
Somit fanden sich empirische Belege, die für eine wesentliche Rolle frontokortikaler Neuronensysteme besonders im Rahmen von zeitlich mittleren und späten Aufmerksamkeits- sowie Steuerungs- und Inhibitionsprozessen sprechen.

1.6 Anmerkungen zum Entwicklungsaspekt

Um die Ausführungen zu exekutiven Funktionen und ereigniskorrelierten Potentialen (EKP) besser im Sinne einer Beziehung zwischen Gehirn und Verhalten sowie im Rahmen der kindlichen Entwicklung einordnen zu können, soll eine kurze Zusammenfassung wichtiger Erkenntnisse zur Entwicklung des Nervensystems, der exekutiven Funktionen sowie der EKP gegeben werden.

Allgemeine funktionell-anatomische Entwicklung

Die Entwicklung des zentralen Nervensystems weist charakteristische, miteinander zusammenhängende Schritte auf. Nach der Ausbildung spezifischer Verknüpfungsmuster, Neuronenuntergang und selektiver Elimination von Synapsen stellt die Myelinisation den wichtigsten Prozess der postnatalen Maturation des zentralen Nervensystems dar. Dabei konnten z.B. für das Corpus callosum wie auch für die kortikosubkortikalen Faserbahnen bis in das Erwachsenenalter hineinreichende Zunahmen der Myelinisation beschrieben werden (Pujol et al. 1993, Benes et al. 1994). Die grundlegenden Entwicklungsschritte sind genetisch determiniert; zu jedem Zeitpunkt der Entwicklung können aber epigenetische Faktoren und Umweltfaktoren diese genetische Regulation modulieren (Herschkowitz 1988). Mit zunehmendem Alter der Kinder muß dabei dem Einfluß psychosozialer Faktoren eine immer stärkere Bedeutung beigemessen werden (Rothenberger & Hüther 1997).

Diesen Veränderungen der strukturellen Gehirnorganisation konnten Ergebnisse bildgebender Verfahren zugeordnet werden. So konnte z.B. in einer Positron-Emissions-Tomographie-Untersuchung bei Kindern bis zum Alter von 9 Jahren ein Anstieg der Glucose-Metabolismusrate in den meisten Gehirnregionen (am ausgeprägtesten im Kortex) aufgezeigt werden. Danach setzte ein Abfall ein, um in etwa in der zweiten Hälfte der zweiten Lebensdekade wieder das Niveau Erwachsener zu erreichen. Diese Verlaufsdaten der Veränderungen des Glucose-Metabolismus stimmen mit dem Entwicklungsprozeß einer anfänglichen "Überproduktion" und späteren Elimination von Neuronen, Synapsen und dendritischen Spines überein (Chugani & Phelps 1986, Chugani et al. 1987).

Entwicklung exekutiver Funktionen

Im Entwicklungsverlauf allgemeinen kindlichen Verhaltens wurde besonders die Ausbildung der Fähigkeit zur **Selbstkontrolle** ("self-control behavior") betont, d.h. das zunehmende Vermögen der Kinder, ein zielorientiertes Verhalten erfolgreich auch in Abhängigkeit von unterschiedlichen Umweltbedingungen durchzuführen. Einen wichtigen Beitrag lieferten hierzu Untersuchungen zur Fähigkeit der Kinder, die Antwortreaktion auf ein angenehmes Objekt zu unterdrücken bzw. aufzuschieben **(Impulskontrolle)**. Eine solche Fähigkeit zu autonomem bzw. umweltunabhängigem Handeln konnte schon bei Kindern im Alter von etwa 18 Monaten aufgezeigt werden (Vaughn et al. 1984). Auch die Fähigkeit, **Verhalten zu planen** und eine mentale Repräsentation des Handlungssets ("set maintenance") aufrechtzuerhalten, kann schon im Kleinkind- und Kindergartenalter ausgebildet sein (Bruner 1973).

Die Fähigkeiten zur Regulation und Kontrolle des eigenen Verhaltens entwickeln sich über den gesamten Zeitraum der Kindheit weiter. Sie verlagern sich dabei zunehmend von external auf internal gesteuerte Prozesse. Dadurch können in die Verhaltensplanung zunehmend auch sozial bedingte Forderungen und Vorgaben eingebaut und während des gesamten Steuerungsprozesses (mentale Repräsentation im "Arbeitsspeicher") berücksichtigt und somit das Verhalten entsprechend zur **Zielerreichung** reguliert bzw. moduliert werden, im Laufe der weiteren Kindheit auch zunehmend ohne Anwesenheit externaler Signale oder Verstärker (Kopp 1982, Masters & Binger 1978, Lee et al. 1983, Diamond 1988). Man darf annehmen, dass bei diesen Reifungsvorgängen die Entwicklung exekutiver Funktionen eine wichtige Rolle spielt.

Entsprechende Untersuchungen bei **gesunden Kindern** ergaben folgende Befunde: Von Levin et al. (1991) wurden 52 Kinder zwischen sieben und 15 Jahren mittels einer aus dem Wisconsin Card Sorting Test, dem Word and Design Fluency Test, einer Go/NoGo-Aufgabe, dem Tower of London und einer "delayed alteration"- Aufgabe bestehenden Testbatterie untersucht. Dabei fanden sich im Verlauf der Altersentwicklung ausgeprägte Verbesserungen in den Testausführungen, besonders im Altersbereich von neun bis 12 Jahren. Die Entwicklung verläuft demnach nicht-linear. Eine Komponentenanalyse ergab eine dreifaktorielle Lösung mit den Faktoren Konzeptentwicklung, Fehlen von Perseveration und Planungsvermögen.
Ähnliche Ergebnisse konnten von Welsh et al. (1991) erhalten werden, die 100 Kinder im Alter zwischen drei und 12 Jahren mittels sechs Meßinstrumenten - visuelles Suchvermögen, verbale Flüssigkeit, Motorsequenzen, Wisconsin Card Sorting Test (WCST), Tower of Hanoi (TOH) und Matching Familiar Figures Test - untersuchten. Die exekutiven Funktionen wurden dabei als zielorientiertes Verhalten einschließlich Planungsvermögen, organisierter Suche und Impulskontrolle definiert. Dabei zeigte sich, dass das Alter der Kinder, zu dem sie in der Ausführung der einzelnen Aufgaben das Niveau Erwachsener erreichten, erheblich zwischen den verschiedenen Tests variierte. So hatten bei der visuellen Suchaufgabe und einer einfachen Version des TOH die Kinder schon im Alter von sechs Jahren die Ausführungsqualitäten Erwachsener erreicht. Bei schwierigeren Aufgaben wie dem WCST oder einer komplexen Version des TOH zeigte sich hingegen ein langsamerer Entwicklungsverlauf; auch mit 12 Jahren hatten die Kinder nicht in allen der ausgewerteten Variablen (z.B. komplexes Planen im Vier-Scheiben-TOH) das Niveau Erwachsener inne. Eine Komponentenanalyse der sechs verwendeten Instrumente ergab die drei Faktoren

schnelles Antworten (speeded responding), Aufrechterhaltung eines Sets (set maintenance) und Planungsvermögen (planning).

Diese beiden Untersuchungen zeigten also (wie auch die Studie von Luciana & Nelson 1998) eine beträchtliche und differenzierte Entwicklung exekutiver Funktionen im Altersbereich von drei nach 12 Jahren auf. Die Ergebnisse sind in Einklang mit weiteren in der Literatur berichteten Befunden, die für zahlreiche Teilfunktionen des exekutiven Systems einen Altersbereich zwischen 10 und 12 Jahren angeben, in dem fast oder vollständig das Ausführungsniveau Erwachsener erreicht wird (Passler et al. 1985, Appellof & Augustine 1986, Chelune & Baer 1986, Kirk & Kelly 1986, Becker et al. 1987, Chelune & Thompson 1987). Gleichzeitig weisen sie darauf hin, dass die Entwicklung der exekutiven Funktionen nicht mit singulären Tests beschreibbar ist.

Einschränkend soll, wie bereits betreffs unserer Indikatorauswahl aufgeführt, zu diesen Testergebnissen festgehalten werden, dass bei jüngeren Kindern, insbesondere unter sechs Jahren, keine adäquate Konstruktvalidität der Tests (Gnys & Willis 1991, Welsh et al. 1991) vorliegt, da in diesem Entwicklungsabschnitt notwendige Denkoperationen qualitativ noch nicht verfügbar sind. Auch bis zum Altersbereich von 10-12 Jahren sind unter Umständen formal-logische kognitive Operationen nicht ausgebildet, so dass ein entsprechendes Diagnostikum (noch) nicht sensitiv für die Messung exekutiver Funktionen ist. Dieser Hinweis auf qualitative Aspekte der kognitiven Entwicklung zeigt auch das Problem auf, dass ein in einer stark altersheterogenen Stichprobe eingesetzter Test einen kontinuierlichen Verlauf der Entwicklung vortäuschen kann, obwohl zur Beschreibung ein Stufenkonzept angemessener wäre.

Zusammengefaßt läßt sich zur Entwicklung exekutiver Funktionen bei gesunden Kindern sagen, dass eine autonome Steuerungsfähigkeit des Verhaltens schon in einem sehr frühen Entwicklungsstadium, d.h. in den ersten Lebensjahren, offenkundig wird und dass eine stark beschleunigte nicht-lineare Entwicklung dieser Fähigkeiten im Altersbereich von drei nach 12 Jahren, speziell zwischen sechs und 12 Jahren, stattfindet (Tranel et al. 1994). Die Konstruktvalidität der Tests ist jedoch eingeschränkt, wenn das Aufgabenmaterial der kognitiven Entwicklungsstufe nicht angemessen ist.

Altersabhängige Entwicklung der EKP

Es erscheint besonders wichtig, die Entwicklung der EKP bei Kindern und Jugendlichen in Betracht zu ziehen, die bisher wenig untersucht ist. Courchesne (1983) zählte diesbezüglich nur vier relevante Studien auf, wovon die einzige Längsschnittstudie lediglich den Altersbereich von 5 bis 8 Jahren abdeckte. Auch Johnstone et al. (1996) zählten nur 10 Studien nach 1983 auf, die allerdings noch keinen konsistenten Überblick hinsichtlich der Entwicklungseffekte bei EKP erlauben. Lediglich für die **P300-Welle** gibt es klare Hinweise darauf, dass sich die Latenz bis zum 12. ("ignore condition") bzw. 17. ("task-relevant condition") Lebensjahr verkürzt und um diese Zeit Erwachsenenniveau erreicht, gleichzeitig werden die Amplituden im Verlaufe der Entwicklung kleiner (Johnstone et al. 1996, Fuchigami et al. 1995). Inwieweit hier (über eine allgemeine Leistungssteigerung der zentralnervösen Informationsverarbeitungssysteme hinaus) ein paralleler entwicklungspsychologischer Zusammenhang mit speziellen kognitiven Faktoren vorliegt, ist noch genauer zu klären.

Über die altersbezogenen Veränderungen von Latenzen und Amplituden hinaus muß auch die topographische Differenzierung über der Schädelkalotte beachtet werden. Eine Verlagerung in der EKP-Topographie, so wird angenommen, zeigt Veränderungen in der Strategie oder der Art und Weise der Informationsverarbeitung an. Darüber hinaus können solche Modifikationen auch die Entwicklung oder Ausbildung neuer neurokognitiver Mechanismen widerspiegeln, die zeitlich mit parallelen Übergängen der kognitiven Entwicklung in Beziehung zu setzen sind (Rothenberger 1998 b). Thatcher (1991) meinte, dass die Entfaltung und Ausbildung von Verbindungen der verschiedenen Bereiche des Frontalhirns ein wesentliches Merkmal menschlicher Gehirnentwicklung darstellt, und dass dieser Vorgang offenbar in Stufen oder zumindest in diskontinuierlichem Verlauf während des Älterwerdens stattfindet. Die Reifung des Frontalhirns ist sehr wahrscheinlich entscheidend daran beteiligt, dass Kinder in bestimmten Entwicklungsphasen über neue Strategien verfügen, anhand derer sie erkennen, dass die bisherigen Strategien für manche Situationen ineffektiv oder falsch waren. Demnach müssen sich Kinder in diesen sensiblen Übergangsphasen der Entwicklung neu motorisch, emotional, kognitiv und sozial "eineichen".[3]

[3] Anmerkung: Die im Rahmen unseres Paradigmas zur selektiven Aufmerksamkeit abgeleitete P300-Welle mit ihrem Amplitudenmaximum über parietalen Ableitepunkten wird am ehesten in nicht-frontalhirnbezogenen neuronalen Quellen generiert (z.B. Hippokampus) und darf damit - ähnlich wie CNV1 und CNV2 - am ehesten als nicht-frontalhirnsensitiv eingeordnet werden, während Nd, MMN und PINV am ehesten als frontalhirnsensitiv zu betrachten sind.

1.7 Kinderpsychiatrische Symptomatik und Frontalhirn-Funktionen

Im folgenden werden zunächst die psychopathologischen Auffälligkeiten im allgemeinen sowie die jeweils charakteristische Symptomatik der in dieser Studie untersuchten Störungsbilder HKS, TIC und ANO aufgeführt. Diese werden als Verlaufsindikatoren interpretiert und dienen in der Evaluation der prognostischen Bedeutung von exekutiven Funktionen als Zielvariablen. Daher liegt der Fokus auf der theoretischen Sondierung der Rolle, die exekutive Funktionen im Zusammenhang mit kinderpsychiatrischer Auffälligkeit spielen. Befunde zu den biologischen Korrelaten der Störungsbilder bilden zusammen mit der Neuropsychologie exekutiver Funktionen dann den Ausgangspunkt für die Entwicklung unseres Modells.

1.7.1 Allgemeine und störungsspezifische kinderpsychiatrische Auffälligkeiten

Wie einleitend betont, steht die Frage nach der **prädiktiven Bedeutung zentralnervöser Steuerungs- und Kontrollmechanismen** für den Verlauf kinderpsychiatrischer Störungen im allgemeinen wie für den spezieller Störungsbilder im einzelnen im Mittelpunkt unserer Mehrebenenuntersuchung.
Unser theoretischer Leitgedanke ist dabei die Überlegung, dass exekutive Funktionen z.B. der Planung, Kontrolle, Inhibition und Aufmerksamkeit wirksam bei der Gegenregulation gestörten Verhaltens sind. Dieser Zusammenhang gilt dabei auch unabhängig von der vorliegenden individuellen Störung eines Kindes oder Jugendlichen. Deshalb sind unsere Fragestellungen und Hypothesen zuerst an einer Gesamtgruppe psychiatrisch auffälliger Kinder und Jugendlicher (HKS+TIC+ANO) zu überprüfen, bevor im zweiten Schritt die Zusammenhänge bei den einzelnen von uns untersuchten kinder- und jugendpsychiatrischen Störungsbildern abgeklärt werden, um evtl. "störungsspezifische" Kompensationsmöglichkeiten aufzudecken.

Diese drei Störungsbilder sollen nun in ihrer jeweils charakteristischen, d.h. möglichst störungsspezifischen Symptomatik beschrieben, ihr denkbarer Zusammenhang mit exekutiven Funktionen diskutiert und eine Integration mit biologischen Befunden versucht werden [4].

---

[4] Mittlerweile wurde auch bei einigen anderen kinderpsychiatrischen Auffälligkeiten (z.B. Autismus, Lernstörungen: Hughes et al. 1999, Wolfe 1996) die Bedeutung der exekutiven Funktionen erkannt.

1.7.2 Hyperkinetisches Syndrom (HKS)

Kinder mit dieser Störung zeigen einen Mangel an Konzentration und Ausdauer bei Beschäftigungen, die einen erhöhten kognitiven Einsatz und/oder Belohnungsaufschub verlangen, eine Tendenz, von einer Tätigkeit zu einer anderen zu wechseln, ohne etwas zu Ende zu bringen sowie eine deutliche Impulsivität. Weiter weisen sie eine desorganisierte, mangelhaft modulierte sowie überschießende Aktivität im Sinne allgemeiner motorischer Unruhe auf (ICD-10, WHO 1993: F 90.0 Einfache Aktivitäts- und Aufmerksamkeitsstörung). Diese Verhaltensmerkmale zeigen sich am deutlichsten in strukturierten und organisierten Situationen, die ein hohes Maß an eigener Verhaltenssteuerung und -kontrolle fordern.

Verschiedene empirische Evidenzen weisen auf eine Dysfunktion des Frontalhirns als biologische Determinante des HKS hin:

- *Elektrophysiologische Untersuchungen* konnten für Kinder mit HKS ein zentralnervöses "underarousal" aufzeigen sowie einen Mangel an fokussierter frontaler hirnelektrischer Aktvität (Grünewald-Zuberbier & Grünewald 1982, Ferguson & Rapoport 1983, Rothenberger 1984, 1995, Silberstein et al. 1998, Baving et al. 1999).
- Eine Verminderung des regionalen *zerebralen Blutflusses (r-CBF)*, welcher nach Verabreichung von Stimulantien (Methylphenidat) anstieg, konnte im Bereich des mit dem frontalen Kortex eng verbundenen Striatum gemessen werden, während der r-CBF in sensomotorischen und occipitalen Arealen erhöht war (Lou et al. 1989). Lou und Kjaer (1998) wie auch Sieg et al. (1995) und Buitelaar et al. (1998) weisen aufgrund von weiteren SPECT-Studien auf eine Störung frontokortikalersubkortikaler neuronaler Netzwerke bei HKS hin.
- In einer *PET-Untersuchung* von Eltern hyperkinetischer Kinder, die selbst ein "residual-type" HKS hatten, zeigte sich eine Verminderung der gesamten zerebralen Glukoseutilisation, die am ausgeprägtesten im rechtsfrontalen Areal war. Im posterioren medialen orbitalen Areal war hingegen die Glukoseutilisation erhöht (Zametkin et al. 1990). Auch weitere Neuroimaging-Studien (Zitate bei Tannock 1998 sowie Blanz & Rothenberger, im Druck) weisen auf Frontalhirndefizite bei HKS hin.
- In *neurochemischen Untersuchungen* konnte bei Kindern mit HKS im Vergleich zu Gesunden erniedrigte Homovanillinsäure-Spiegel (Hauptmetabolit von Dopamin) im Liquor cerebrospinalis nachgewiesen werden (Shaywitz et al. 1977). Dies ist als Hinweis auf eine Verminderung der Dopaminausschüttung im ZNS interpretierbar.
- Betont wurden wiederholt die Ähnlichkeiten zwischen der hyperkinetischen Symptomatik und der als Folge von *Frontalhirnläsionen* entstandenen Auffälligkeiten (Stuss & Benson 1984). Als Belege wurden die bei Patienten mit Frontalhirnläsionen auftretenden Störungen der Aufmerksamkeit, Impulskontrolle und Planung

von Antwortsequenzen gewertet. Gut gesichert ist außerdem der Befund, dass durch Läsionen im Bereich des frontalen Kortex Defizite in der willkürlichen motorischen Kontrolle entstehen können (Passingham 1993).

Die aufgeführten Befunde und Überlegungen sowie jüngste neuropsychologische Studien (siehe Pennington & Ozonoff 1996, Harris et al. 1995, Carter et al. 1995, Aman et al. 1998, Pineda et al. 1998, Kempton et al. 1999) sprechen also dafür, dass bei Kindern mit HKS die Fähigkeiten, exekutive Funktionen auszuführen, beeinträchtigt sind. Dies scheint wesentlich mit der Vorstellung eines grundlegenden **Inhibitions-Defizites** verbunden zu sein (Barkley 1997, 1998).

1.7.3 Tic-Störung (TIC)

Vorwiegende Symptome dieser Störung sind motorische und/oder vokale Tics. Hierunter werden unwillkürliche, rasche, wiederholte, nicht-rhythmische motorische Bewegungen verstanden (gewöhnlich umschriebener Muskelgruppen, z.B. Blinzeln, Kopfwerfen, Schulterzucken, Grimassieren, Sich-selbst-schlagen, Springen, Hüpfen), sowie Lautproduktion, die plötzlich einsetzt und keinem offensichtlichen Zweck dient (z.B. Räuspern, Bellen, Grunzen, Schnüffeln, Zischen, Wiederholen bestimmter Wörter, Koprolalie, Palilalie). Tics werden zwar generell als nicht willkürlich beeinflußbar erlebt, dennoch können sie meist für unterschiedliche Zeiträume unterdrückt werden (ICD-10, WHO 1993). Sie werden auch vielfach (meist erst bei Kindern ab dem 10. Lebensjahr) von einem sensomotorischen Vorgefühl begleitet. Aufgrund dieser willentlichen Unterdrückbarkeit des Auftretens der motorischen Entladungen, d.h. also einer gezielten Gegensteuerung dieser gestörten motorischen Verhaltensmuster (Rothenberger 1991, Banaschewski & Rothenberger 1998), eignet sich auch diese Störung zur Untersuchung der Bedeutung exekutiver und damit verhaltensregulierender Funktionen.

Als **neurobiologische Grundlage** wird eine lokalisierbare primäre Störung auf subkortikaler Ebene (Basalganglien) angenommen. Eine das Frontalhirn betreffende Defizithypothese wird bei einer "reinen Tic-Störung" nicht mehr diskutiert (Pennington & Ozonoff 1996, Buitelaar et al. 1998, Yordanova et al. 1997). Durch subkortikale Spontanentladungen können zufälligerweise motorische Programme initiiert werden, die auf dieser Ebene als "motorische Subroutinen" anwendungsbereit vorliegen (Eccles 1982). Bei TIC-Patienten kann es infolge der mangelnden Eigenhemmung der subkortikalen Spontanentladungen zu einem ungewollten Ablauf solcher motorischer Subroutinen kommen, die dann klinisch als Tics in Erscheinung treten. Auf neuronaler Ebene wird hierbei eine "Überempfindlichkeit" des dopaminergen Systems im Striatum angenommen, wofür auch die Besserung der Tic-Symptomatik durch Dopamin-2-Rezeptor blockierende Substanzen (z.B. Tiaprid) spricht (Caine et al. 1984, Rothenberger 1991, 1998 a).

Wegen der unzureichenden Eigenhemmung auf subkortikaler Ebene (mittlerweile gibt es auch Hinweise auf eine verminderte motorische Inhibitionsleistung im motorischen Kortex; Ziemann et al. 1997, Moll et al. 1999). wird zur Unterdrückung bzw. Besserung der Symptomatik ein Einsatz weiterer Kontrollinstanzen nötig; hierbei kommt eine vorrangige Aktivierung des frontalen Kortex in Frage (Rothenberger 1996 b) bzw. - aus psychologischer Perspektive - der Einsatz von Inhibitionsmechanismen, Impulskontrolle und Aufmerksamkeitsfokussierung.

Bei Kindern mit TIC wird angenommen, dass sie mit ihrer willentlichen Intention zu einer geordneten, zielgerichteten Willkürbewegung diese Kontrollfunktionen (lokalisiert in der Supplementär Motorischen Area SMA und dem frontalen Kortex) besonders aktivieren müssen. Ihr Motorprogramm muß über die SMA so ausgewählt, abgesichert und während der Ausführung einer Willkürbewegung kontrolliert werden, dass die dazu nötigen motorischen Subroutinen nicht plötzlich durch eine von einer neuronalen subkortikalen Spontanentladung initiierten (unerwünschten) motorischen Subroutine gestört werden. Dabei müssen frontokortikale Neuronensysteme bzw. exekutive Funktionen stark aktiviert werden, um spontane subkortikale motorische "Impulse", ebenso wie einlaufende periphere sensorische Reize ("Reizoffenheit" von Kindern mit TIC), zu hemmen bzw. intermodal zu integrieren, die sonst die Bewegungsplanung und -durchführung stören könnten.

Diese Überlegungen rücken bei dieser Störung frontokortikal-subkortikale Interaktionen besonders in den Mittelpunkt (Rothenberger 1984, 1991, 1996 b; Leckman et al. 1997, Leckman & Cohen 1999, George et al. 1991), und lassen bei der später noch ausführlicher beschriebenen Modellentwicklung ein **frontokortikal-subkortikales Kompensationsmodell zur Kontrolle der Tics** annehmen, welches inhaltlich mit Funktionen des exekutiven Systems übereinstimmt.

1.7.4 Anorexia nervosa (ANO)

Kennzeichnend für diese Störung ist ein absichtlich selbst herbeigeführter und aufrechterhaltener Gewichtsverlust (ICD-10, WHO 1993). Dabei besteht eine charakteristische Körperschema-Störung mit der Angst, zu dick zu sein; vor einer Gewichtszunahme wird eine fast panikartige Angst empfunden. Die Patienten/-innen beschäftigen sich ständig in exzessiver Weise mit entsprechenden Inhalten (Nahrung, Essen und Dicksein). Sie müssen ihr Hungergefühl fast durchgehend unterdrücken, da Appetitlosigkeit erst im Stadium schwerer Abmagerung auftritt. "Durchbruchsartig" können bei den Betroffenen Heißhungerattacken (Eßanfälle) auftreten, während denen ein Gefühl des Kontrollverlustes beschrieben wird. Weniger spezifische, aber meist anzutreffende Zeichen einer allgemeinen Psychopathologie sind eine affektive Labilität, ein eher rigides Denken sowie eingeschränkte Interessen. Häufig finden sich ein sozialer Rückzug und ein Verlust sozialer Kontakte. Die prämorbide Persönlichkeit wird als meist angepaßt, leistungsorientiert, gewissenhaft und gefügig bezeichnet, die Wahrnehmung eigener Bedürfnisse als mangelhaft (Steinhausen 1993). Aufgrund der auch von den Betroffenen selbst herausgestellten ausgeprägten Fähigkeit zur Selbstkontrolle und der in fortgeschrittenen Stadien nicht mehr bestehenden Möglichkeit, ohne konsequente Außensteuerung noch ein annähernd normales Eßverhalten auszuführen, eignet sich auch dieses Störungsbild zur Abklärung von Steuerungs-, Kontroll- und Regulationsmechanismen.

Als mögliches biologisches Korrelat kognitiver Funktionen werden Gehirnvolumenveränderungen diskutiert (z.B. Hentschel et al. 1994), die aber bisher nicht mit der Ausprägung (Schmidt et al. 1997) exekutiver Funktionen in Verbindung gebracht werden konnten.

Andererseits könnte, abgeleitet von hirnelektrischen Untersuchungen, eine mangelnde Inhibition kortikaler sowie eine übermäßige Hemmung subkortikaler Prozesse vorliegen **(kortikal-subkortikale Entkopplung).** So zeigte sich mittels des Augmenting/Reducing-Paradigmas, dass tendenziell die Amplitude des akustisch evozierten Potentials mit ansteigender Reizintensität überproportional erniedrigt (subkortikal) bzw. erhöht (kortikal) war. Ein solches Hyper-Augmenting kortikaler evozierter Potentiale legt die Vermutung einer kortikalen Enthemmung nahe (Rothenberger et al. 1986, 1989, 1991, 1995). Es scheint zunächst schwierig, diese Hyper-Augmentierung im Sinne einer Enthemmung des Verhaltens zu interpretieren. Bei der Rigidität und Zwanghaftigkeit der Patienten macht es aber Sinn, von neuronal disintegrierten, evtl. sogar gegenläufigen affekt-logischen Kontrollmechanismen (s.o.) zu sprechen. Wir interpretieren daher eine hohe Leistung in der neuropsychologischen Testbatterie als eine hohe Ausprägung frontaler Kontrolle und damit als Indikator für die prinzipielle Verfügbarkeit wirksamer exekutiver Funktionen, die sowohl für positive als auch negative Verhaltensweisen eingesetzt werden können; z.B. zur Gegenregulierung der pathologischen Kontrollmechanismen mit nachfolgend positiver Auswirkung auf den Verlauf der anorektischen Störung.

1.8 Prädiktoren für den Verlauf von kinderpsychiatrischen Störungen

Die Frage nach den Prädiktoren für den Verlauf kinderpsychiatrischer Störungen läßt sich in eine störungszentrierte und eine individuenzentrierte Betrachtungsweise auffächern. Der störungszentrierte Zugang untersucht Aspekte der Prävalenz und Persistenz eines Störungsbildes oder die Wirksamkeit störungsspezifischer Therapiekonzepte. Hier bestehen teilweise gesicherte Erkenntnisse darüber, welche Störungsbilder insgesamt eine gute Prognose haben und welche häufig bis ins Erwachsenenalter persistieren. Während z.B. emotional getönte Anpassungsstörungen im frühen Erwachsenenalter eher verschwinden, zeigt sich dissoziales Verhalten als langfristige Auffälligkeit.
Der indiviuduumzentrierte Zugang hingegen fragt nach individuellen Merkmalen oder Lebensbedingungen, die dazu führen, dass die Störungen mancher Kinder nicht so stark ausgeprägt sind bzw. dass sie bei gleicher Ausprägung die alterstypischen Alltagsfunktionen weniger beeinträchtigen, und dass manche Kinder eine frühere Remission der Störung zeigen als andere. Hier ist das Wissen über die Art der Prädiktoren und deren Wirkmechanismus zum gegenwärtigen Zeitpunkt noch bruchstückhaft. Dies liegt auch an der Vielzahl von Faktoren, die den Verlauf von kinderpsychiatrischen Störungen beeinflussen können.

Störungszentrierte Faktoren sind hierbei:

- Eigengesetzlichkeit der Störung (sog. natürlicher Verlauf),
- Systematische Einwirkungen (Therapie und andere Hilfen).

Als individuumzentrierte Faktoren lassen sich abgrenzen:

- Geschlecht und andere genetische Faktoren,
- Reifungszustände des Zentralnervensystems,
- Lerngeschichte und geistige Leistungsfähigkeit,
- Chronische und akute psychosoziale Situation.

Teilweise sind die genannten Faktoren unabhängig voneinander und wirken additiv, teilweise können zwischen ihnen Wechselwirkungen bestehen. Das gilt insbesondere für sogenannte protektive oder kompensatorische Faktoren, die angesichts einer drohenden oder manifest gewordenen Erkrankung deren Verlauf mildern können. Die Zahl der Einflussfaktoren und die Art ihres Zusammenwirkens erschwert systematische Untersuchungen, so dass Vorhersagen eines individuellen Krankheitsverlaufs nur eingeschränkt möglich sind.

Vergleichsweise gut untersucht sind einige Verlaufsprädiktoren des hyperkinetischen Syndroms. Treten neben dem HKS auch begleitende Störungen des Sozialverhaltens, Delinquenz oder aber auch emotionale Störungen oder Lernstörungen auf, ver-

schlechtert sich die Prognose (August et al. 1983; August & Holmes 1984, Biederman et al. 1998). Im Kontext einer "Arousal"-Hypothese lassen sich Ergebnisse von Venables (1989) interpretieren: Der Hautleitwert, gemessen im Alter von 10,5 Jahren, war bei später sozial auffälligen Jugendlichen erniedrigt. Levy und Hobbes (1982) zeigten, dass ein niedriger IQ der wichtigste Prädiktor für eine anhaltende Behandlungsnotwendigkeit darstellt. Dass verschiedene Katamneseparameter unterschiedliche Prädiktoren haben können, stellten Hechtman et al. (1984) heraus. Während das Sozialverhalten wesentlich von Familien- und Persönlichkeitsmerkmalen abhängig ist, läßt der IQ Rückschlüsse auf die schulische Karriere zu.
Individuenzentrierte Verlaufsprädiktoren zum Tourette-Syndrom sind zum gegenwärtigen Zeitpunkt nicht ausreichend kontrolliert untersucht.

Bei der Anorexia nervosa haben sich für die körperliche Symptomatik die Prognosekriterien von Morgan & Russell (1975) etabliert, welche sich am Körpergewicht und Wiedereintreten bzw. Eintreten der Menstruation orientieren. Verlaufsuntersuchungen aus den letzten zwei Jahrzehnten haben jedoch deutlich gemacht, dass zusätzlich auch Kernsymptome einer Eßstörung, die assoziierte Psychopathologie sowie die psychosoziale Anpassung – gemessen an dem Gelingen beruflicher Integration und Sexualpartnerschaft – berücksichtigt werden müssen.

Neben störungsspezifischen Indikatoren und Prädiktoren für den Verlauf können Erkenntnisse über individuelle nicht-störungsspezifische Risiken zur Prognosestellung herangezogen werden. Esser & Schmidt (1986) konnten z.B. demonstrieren, dass widrige familiäre Bedingungen (gemessen durch den Family Adversity Index), umschriebene Entwicklungsstörungen und eine externalisierende Symptomatik die Aufrechterhaltung verschiedener psychiatrischer Erkrankungen wahrscheinlich machen, während belastende Lebensereignisse sich teilweise als störungsabhängig erwiesen (Esser et al. 1993).

Im Zentrum der Verlaufs- und Prognoseforschung stehen also eher psychosoziale Indikatoren sowie Parameter allgemeiner kognitiver Leistungsfähigkeit. Die Datenbasis für die prädiktive Potenz von psychophysiologischen Indikatoren ist hingegen sehr schmal. Erste Ergebnisse der Mauritius-Studie (Raine et al. 1990; Venables 1989, 1991), welche die Prognose von dissozialem Verhalten und Schizophrenie anhand elektrodermaler Reaktionen versucht, weisen jedoch darauf hin, dass psychophysiologische Indikatoren durchaus Eingang bei der Risikoforschung haben können. Einen für uns interessanten Weg konnten die Arbeiten von Schreiber aufzeigen (Schreiber et al. 1993, 1997), in denen Ergebnisse von Augenbewegungen, Nd-Welle und P3-Wellen zusammenfassend im Sinne der "Hypofrontalität als Risikofaktor" für die Entwicklung von psychiatrischen Auffälligkeiten interpretiert wurden.

1.9 Modellbildung und Hypothesen

1.9.1 Leistungsbegrenzende und kompensatorische Faktoren

Zur Darlegung des Modells gehen wir davon aus, dass kinderpsychiatrische Auffälligkeit und neuropsychologisch-kognitive Leistungsfähigkeit einerseits als leistungsbegrenzende und andererseits als kompensatorisch wirksame Faktoren beschrieben werden können.

Dabei sind als **leistungsbegrenzende Faktoren** alle jene Einflußgrößen anzusehen, die bei den Kindern zwar unspezifisch die Fähigkeiten beeinträchtigen, eine spezielle, informationsverarbeitende Prozesse benötigende, Aufgabe optimal und effektiv auszuführen, aber selbst nicht inhaltlich relevant für die speziellen Prozesse zur Bewältigung dieser Aufgabe sind (Gardner 1980). Beispiele hierfür sind Müdigkeit, Lärmempfindlichkeit, Angst, ungünstige Medikamentenwirkungen, psychopathologische Auffälligkeiten oder ungünstige psychosoziale Bedingungen.

Auf der anderen Seite standen die für die Modellbildung besonders zur Vorhersage des Störungsverlaufs wesentlichen Begriffe Kompensation und zentralnervöse Ressourcen. Geht eine psychiatrische Störung mit Beeinträchtigungen von informationsverarbeitenden Prozessen einher, so können die betroffenen Kinder versuchen, vorhandene interne und externe Möglichkeiten zu mobilisieren, die es ihnen ermöglichen, die Leistungseinschränkungen zu kompensieren.

So können nach unserer Modellvorstellung die Auswirkungen von leistungsbegrenzenden Faktoren - in unserem Falle Verhaltenskorrelate einer psychiatrischen Störung - durch allgemeine **kompensatorische Faktoren** (in unserem Falle Korrelate zentralnervöser Ressourcen und exekutiver Funktionen) abgemildert werden. Dabei ist für die grundsätzliche Potenz der kompensatorischen Faktoren das Ausmaß der leistungsbegrenzenden Faktoren unerheblich. Psychosoziale Merkmale können dabei als äußere Regelgröße (sowohl leistungsbegrenzend als auch kompensatorisch) die Effektivität dieser zentralnervösen Ressourcen mitbestimmen. Beide Faktorengruppen können als persönliche Merkmale aufgefaßt werden. So wird es möglich, deren verfügbares Potential zur Aufklärung interindividueller Unterschiede in Krankheitsverläufen auszuloten.

In der vorliegenden Untersuchung geht es vorrangig um die Verfügbarkeit von kompensatorischem Potential, welches möglicherweise im Laufe der Behandlung (mit zunehmendem Kompensations- und Bewältigungsverhalten) vermehrt sichtbar und anhand verbesserter frontalhirnsensitiver Merkmale erkannt werden könnte. Dabei wählten wir eine neuropsychologische sowie eine psychophysiologische Ebene. Für beide lassen sich empirisch belegte frontalhirnsensitive Merkmale erfassen, so dass eine konzeptionelle Verbindung herzustellen ist.

Die psychosoziale bzw. psychopathologische Betrachtungsebene fungiert hierbei als Zielkriterium. Sollte sich ein prinzipiell günstiger Einfluß exekutiver Funktionen auf gestörtes Verhalten sichern lassen, wäre dies eine Aufforderung zur Entwicklung/ Anwendung von Trainingsmaßnahmen, mit dem Ziel, allgemeine Kompensationsmechanismen bzw. deren Teilbereich im Sinne exekutiver Funktionen zu stärken.

Um ein konfirmatorisches Vorgehen realisieren zu können, wird im folgenden der Modellzusammenhang zwischen den neuropsychologischen und psychophysiologischen Indikatoren als Prädiktoren einerseits und der psychopathologischen Zielebene andererseits spezifiziert.

1.9.2 Frontokortikal reguliertes Kompensationsmodell gestörten Verhaltens

Bei Auftreten jeder kinder- oder jugendpsychiatrischen Störung werden die betroffenen Kinder bzw. Jugendlichen und ihre Eltern versuchen, Ressourcen zu mobilisieren, um die psychischen bzw. Verhaltensauffälligkeiten wieder zum Abklingen zu bringen. Eine wichtige innerpsychische Möglichkeit des Kindes besteht nach dieser Modellvorstellung darin, **Frontalhirn-Funktionen zu aktivieren und zur Kompensation störenden Verhaltens einzusetzen**. Die in dieser Studie benutzte neuropsychologische Testbatterie und die psychophysiologischen Untersuchungsparadigmen sollten daher über entsprechende Indikatoren die prinzipiell zur Kompensation verfügbaren und nutzbaren Ressourcen (Kompensationsfähigkeit) erfassen. Aus dem nachfolgenden Modell (Abbildung 1.2) folgt, dass ein **hohes Niveau frontalhirnbezogener Leistungen** - als Indikator für Kompensationsfähigkeit - mit einem **günstigen Verlauf psychopathologischer Merkmale** einhergehen sollte.

Wie vorne bereits angedeutet, werden im Modell die zur Kompensation verfügbaren generellen zentralnervösen Ressourcen bzw. exekutiven Funktionen als unspezifisch und allgemein einsetzbar angenommen. Dies bedeutet, dass sie unabhängig vom Vorliegen spezifischer psychopathologischer Symptome bzw. spezieller kinder- oder jugendpsychiatrischer Störungsbilder zur Verbesserung der Funktionsfähigkeit bzw. Effizienz zentralnervöser Prozesse beitragen können.

Dabei nehmen wir jedoch an, dass ein hinreichendes Niveau für effiziente Kompensation in den einzelnen Gruppen unterschiedlich sein kann. So ist es denkbar, dass eine gegebene Kompensationsfähigkeit ausreichend ist, hyperaktives Verhalten, aber nicht die Kontrolle des Eßverhaltens zu regulieren bzw. umgekehrt. Wir gehen daher davon aus, dass Diagnosegruppen, die im Schnitt zu höheren Frontalhirnleistungen neigen, nicht notwendigerweise über mehr absolutes Kompensationspotential verfügen als andere Gruppen. Indikatoren von Frontalhirnleistungen sind daher mit **Varianz zu Lasten der Gruppenzugehörigkeit** 'verunreinigt', so dass Effekte der Frontalhirnfunktionen in der Auswertung, in der alle Patientengruppen zusammengefaßt sind, anders ausfallen können, als in den Auswertungen, die nur die einzelnen Diagnosegruppen betrachten.

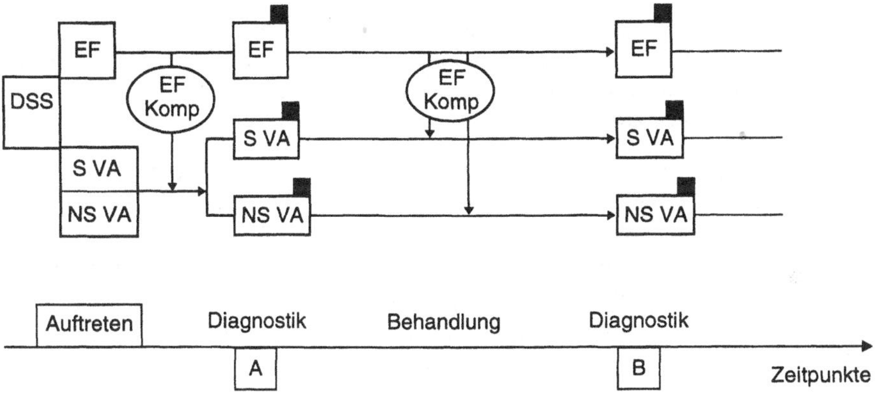

Abb. 1.2 : Frontokortikal reguliertes Kompensationsmodell gestörten Verhaltens

DSS	=	Diagnosespezifische Störung zum Zeitpunkt des Auftretens
EF	=	Frontalhirnsensitive Exekutive Funktionen
S VA	=	Störungsspezifische Verhaltensauffälligkeiten
NS VA	=	Nicht-störungsspezifische Verhaltensauffälligkeiten
EF Komp	=	Exekutive Funktionen zur Kompensation von Verhaltensauffälligkeiten
■	=	In der Studie erfaßbare Meßwerte
A	=	Erstdiagnostik
B	=	Verlaufsdiagnostik

Wir erwarten ferner bereits bezüglich der Statusdiagnose Unterschiede im Niveau von Frontalhirnleistungen. Da bei Kindern mit HKS ein Frontalhirndefizit postuliert wird, erwarten wir, dass diese in ihrer Leistung hinter den anderen psychiatrischen Gruppen zurückbleiben. Bei Patienten mit Anorexia nervosa hingegen, bei denen ein hohes Ausmaß an Kontrolle vorliegt, erwarten wir vergleichsweise stark ausgeprägte Leistungen. Patienten mit Tics werden in ihrem Leistungsniveau zwischen den beiden vorgenannten Gruppen anzusiedeln sein. Diese Querschnittsvergleiche werden auch Hinweise auf mittlere Leistungsbeeinträchtigungen durch störungsspezifische psychopathologische Auffälligkeiten liefern.

Wichtige **Einschränkungen** der Aussagekraft des Modells:

- Der Kompensationsmechanismus selbst ist nicht Gegenstand der Untersuchung. Es wird lediglich vorausgesetzt, dass er durch eine hohe Ausprägung exekutiver Funktionen und effiziente frontokortikale Kontrolle gefördert wird.
- Wir können aus diesem Grund auch keine Aussage darüber treffen, ob und in welchem Maße ein Kompensationsvorgang bei den einzelnen Untersuchungsteilnehmern tatsächlich stattfindet. Das Modell behauptet lediglich die erhöhte Auftretenswahrscheinlichkeit von Kompensationsvorgängen bei vergleichsweise hohem Kompensationspotential.
- Da kein perfekter Zusammenhang zwischen dem Kompensationspotential und der Initiierung von Kompensation besteht und außerdem der Verlauf der Psychopathologie nicht nur vom Kompensationspotential der exekutiven Funktionen abhängig ist, können wir bezüglich der prognostischen Bedeutung von Frontalhirnleistungen für den Verlauf der Psychopathologie eher moderate Effektstärken erwarten. Daher sollten in diesem Zusammenhang auch psychosoziale Faktoren untersucht werden.

1.9.3 Hypothesen

Folgende Hypothesen[5] waren demnach zu prüfen:

1a. Bezüglich der Frontalhirn-Funktionen weisen die Patientengruppen schlechtere Werte auf als die Gruppe gesunder Kinder und Jugendlicher.

1b. Innerhalb der Patientengruppen zeigen die Kinder mit einer Hyperkinetischen Störung (HKS) schlechtere Werte der Frontalhirn-Funktionen als Kinder mit Tic-Störungen (TIC), und diese wiederum schlechtere Werte als Patienten mit Anorexia nervosa (ANO).

2. Während der Behandlungsperiode verbessern sich die Werte der Frontalhirn-Funktionen der Patientengruppen.

3. Patienten mit besseren Werten der Frontalhirn-Funktionen zum ersten Untersuchungszeitpunkt haben einen günstigeren Verlauf ihrer kinderpsychiatrischen Störung als Patienten mit schlechteren Ausgangswerten der Frontalhirn-Funktionen.

4. Die zentralnervösen Ressourcen (gemessen mittels der Frontalhirn-Funktionen) haben einen stärkeren Einfluß auf den Verlauf der kinderpsychiatrischen Störung als psychosoziale Ressourcen.

[5] Der Ausdruck *Frontalhirn-Funktionen* bezieht sich auf frontalhirnsensitive Merkmale, die wir neuropsychologisch mittels Indikatoren für verschiedene Teilbereiche der exekutiven Funktionen und psychophysiologisch mittels Nd, MMN und PINV erfaßt haben.

2 METHODEN

2 METHODEN

Zur empirischen Prüfung der formulierten Hypothesen war eine prospektive Längsschnittstudie erforderlich, bei der zu **mehreren Meßzeitpunkten** an **verschiedenen Stichproben** (klinische Diagnosegruppen, unauffällige Vergleichsgruppe) Merkmale aus **unterschiedlichen Beobachtungsebenen** (Psychopathologie, psychosoziale Ressourcen, neuropsychologische Leistungsdaten, neurophysiologische Parameter) erhoben wurden. Die breite Palette der zu diesem Zweck gesammelten Daten umfaßt Angaben aus verschiedenen zur Verfügung stehenden Quellen (verhaltensauffällige bzw. -unauffällige Kinder und Jugendliche, deren Eltern, sowie Expertenratings erfahrener Kliniker).

Im folgenden Methodenteil wird zunächst eine Übersicht über die erfaßten **Datenebenen**, die **Untersuchungszeitpunkte** und den **zeitlichen Ablauf** jeder Untersuchung gegeben *(Abschnitt 2.1)*, anschließend erfolgt eine Beschreibung der erhobenen **soziodemographischen Merkmale**, **Risikofaktoren** und **Psychopathologie-Maße** *(Abschnitt 2.2)*. Danach werden die berücksichtigten **Probandengruppen** näher definiert *(Abschnitt 2.3.1)* und hinsichtlich des Alters und der von ihnen gezeigten Psychopathologie im Querschnitt *(Abschnitt 2.3.2)* sowie längsschnittlich *(Abschnitt 2.3.3)* charakterisiert.

Bei der Beschreibung der ausgewählten (entweder schwerpunktmäßig frontalhirnsensitiven oder eher allgemeinen unspezifischen) Indikatoren der zentralnervös vermittelten Leistungsfähigkeit wird zunächst auf die Ebene der **neuropsychologischen Leistungsmaße** eingegangen *(Abschnitt 2.4.1)*. Angesichts ihrer nicht unerwarteten starken Altersabhängigkeit *(Abschnitt 2.4.2)* wurden diese einer regressionsanalytischen Alterskorrektur unterzogen *(Abschnitt 2.4.3*; zu detaillierten Ergebnissen vgl. *Abschnitt 3.1.1* im Ergebnisteil), bevor eine faktorenanalytische Datenreduktion zur Verringerung der Variablenzahl und zur besseren Abgrenzung zwischen frontalhirnsensitiven exekutiven Funktionen und allgemeinen Leistungsfaktoren vorgenommen wurde *(Abschnitt 2.4.4)*.

Psychophysiologische Parameter der hirnelektrischen Aktivität wurden u.a. in zwei verschiedenen Paradigmen zur Registrierung von ereigniskorrelierten Potentialen (EKP) gemessen. Nach einer Beschreibung der Methodik des CNV/PINV-Paradigmas (Contingente Negative Variation / Post-Imperative Negative Variation; *Abschnitt 2.5.1*) sowie des Paradigmas der selektiven Aufmerksamkeit (SELA; *Abschnitt 2.5.2*) werden die hierbei in der unauffälligen Vergleichsgruppe beobachteten allgemeinen Alterseffekte dargestellt *(Abschnitt 2.5.3)*. Da sich bei den meisten dieser EKP-Maße ebenfalls eine deutliche Entwicklungsabhängigkeit feststellen ließ, wurde auch hier wiederum (wie für neuropsychologische Leistungsindikatoren beschrieben) eine regressionsanalytische Alterskorrektur durchgeführt (Ergebnisse dazu in *Abschnitt 3.1.2* des Ergebnisteils), um die weiteren Auswertungen mit altersbereinigten, z-skalierten Meßwerten vornehmen zu können.

2.1 Untersuchungsdesign und Ablauf der Datenerhebung

Im Rahmen dieser prospektiven Längsschnittuntersuchung wurden kinder- und jugendpsychiatrische Patienten mit einem Hyperkinetischen Syndrom (HKS), Tic-Störungen (TIC) oder einer Anorexia nervosa (ANO) bis zu vier Mal untersucht, wobei der erste Termin (A) vor bzw. unmittelbar nach Behandlungsbeginn erfolgte, während die späteren Nachfolgeuntersuchungen (B, C und D) im Abstand von jeweils etwa einem Jahr stattfanden. Eine detaillierte Auflistung der jeweiligen Ein- und Ausschlußkriterien findet sich bei der Stichprobenbeschreibung in *Abschnitt 2.3.1*.

Zur Erhebung von Vergleichsdaten und zur Bestimmung allgemeiner Entwicklungseffekte und Retest-Reliabilitäten wurde eine umfangreiche Stichprobe gesunder Kinder und Jugendlicher untersucht, von denen etwa die Hälfte nach ca. 4 Wochen einen Teil der Erhebungen wiederholt durchlief. Die berechneten Retest-Reliabilitäten über dieses 4-Wochen-Intervall wurden bereits an anderer Stelle berichtet (Rothenberger & Schmidt 1992; Dumais-Huber et al. 1993). Ebenfalls zu Vergleichszwecken wurden außerdem mit dem gesamten Instrumentarium einmalig Daten von einer kleineren Gruppe von Patienten mit Schädigungen des Frontalhirns erhoben. Abbildung 2.1 gibt einen Überblick über die insgesamt durchgeführten Untersuchun gen, den zeitlichen Rahmen und die jeweiligen Stichprobenumfänge.

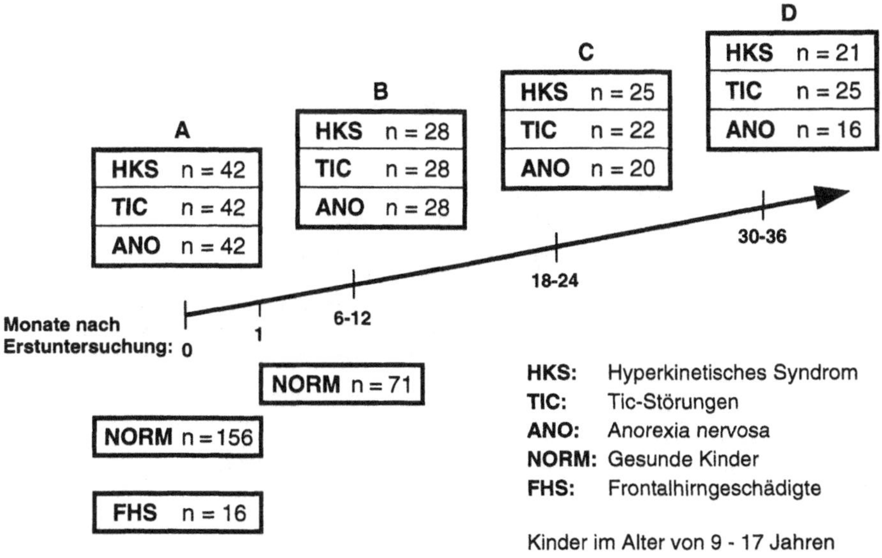

Abb. 2.1 : Allgemeines Design, zeitlicher Rahmen und untersuchte Stichproben

2.1.1 Übersicht über die erhobenen Daten

Von den untersuchten Patienten wurde zu jedem Meßzeitpunkt umfangreiches Datenmaterial erhoben, welches sich grob untergliedern läßt in allgemeine soziodemographische Angaben, eine klinische Ebene, neuropsychologische Leistungsmerkmale und psychophysiologische Parameter (Abbildung 2.2).

Allgemeine Angaben:	• Soziodemographische Daten • Soziofamiliärer Hintergrund • Risikofaktoren (Life events, FAI)
Klinische Ebene:	• Allgemeine und diagnosenspezifische Psychopathologie (Eltern-Interview, Fragebögen für Eltern und Kinder) • Globales psychosoziales Funktionsniveau (CGAS) • Strukturierte neurologische Untersuchung
Neuropsychologie: (* computergestützt)	• Strukturierter Intelligenztest (PSB) • Kognitiver Flexibilitäts-Test (KFT) * • Farbe-Wort-Interferenztest (nach Stroop) • Genauigkeit von Zeitreproduktionen (mit/ohne Modalitätswechsel) * • Aufgaben zum Divergenten Denken • Matching Familiar Figures Test (MFFT) • Aufmerksamkeits-Männchen-Test (AMT) * • Continuous Performance Test (CPT) * • Einfache Reaktionszeiten auf Bild- und Tonreize *
Psychophysiologie:	• Standard-EEG • Frequenzanalyse des Ruhe-EEGs und bei Aktivierung • Ereigniskorrelierte Potentiale (EKP): - CNV/PINV-Paradigma - Selektives Aufmerksamkeits-Paradigma (SELA) • Autonom-vegetative Parameter (Herzschlagrate, elektrodermale Aktivität, spontane vertikale Augenbewegungen)

Abb. 2.2 : Überblick über die erfaßten Untersuchungsebenen

Bei der Vergleichsgruppe unauffälliger Kinder und Jugendlicher wurden zum zweiten Untersuchungstermin lediglich die neuropsychologische Testung sowie die EEG-Ableitung zur Bestimmung hirnelektrischer Korrelate der Informationsverarbeitung und verschiedener anderer psychophysiologischer Parameter durchgeführt. Ein Teil der erhobenen Daten diente der Beantwortung zusätzlicher Fragestellungen ohne zentrale Bedeutung für den vorliegenden Bericht; aus Platzgründen kann hier nicht näher auf diese der Hauptstudie angeschlossenen weiterführenden Auswertungen eingegangen werden (die wesentlichen Ergebnisse einiger dieser Untersuchungen sind im Anhang skizziert).

2.1.2 Untersuchungsablauf

Angesichts des großen Umfangs des von jedem Probanden absolvierten Untersuchungsprogramms und der besonders bei jüngeren Kindern (zumal bei Patienten mit Aufmerksamkeitsstörungen) eingeschränkten Belastbarkeit wurde die Datenerhebung bei Kindern und Jugendlichen auf zwei Tage aufgeteilt. Von wenigen Ausnahmen abgesehen erfolgten die Untersuchungen an zwei (in der Regel aufeinanderfolgenden) Nachmittagen, um eine Störung des Schulalltags zu vermeiden. Elterngespräche fanden in getrennten Räumen statt, während die Kinder bei der neuropsychologischen Testung bzw. im EEG-Labor beschäftigt waren. Eine schematische Zusammenfassung des typischerweise eingehaltenen Untersuchungsablaufs findet sich in Abbildung 2.3. Die Erhebung eines vollständigen Datensatzes dauerte zu jedem Meßzeitpunkt für das Kind insgesamt ca. 7 Stunden und für den Elternteil etwa 2 Stunden.

Uhrzeit	Kind / 1. Tag	Kind / 2. Tag	Eltern (1. oder 2. Tag)
14.00	**Klinik**	**Psychophysiologie**	**Klinik**
	Neurologie	Standard-EEG	Strukturiertes Interview
15.00	Fragebögen	EKP: CNV/PINV	Fragebögen
	PSB	EKP: SELA	
16.00	- - - - - - - - - -	EKG	
	Neuropsychologie	EDA	
17.00	(einschließlich computergestützter Verfahren)		
18.00			

Abb. 2.3 : Die Untersuchungsabschnitte und ihre typische zeitliche Strukturierung zur Erhebung eines Datensatzes

2.2 Soziodemographische Merkmale, Risikofaktoren und Psychopathologie-Indikatoren

2.2.1 Soziodemographische Merkmale

Das mit den Eltern der untersuchten Probanden durchgeführte strukturierte Elterninterview (MEI - Mannheimer Elterninterview; Esser et al. 1989) lieferte u.a. detaillierte Daten zu Familienstatus und sozialer Schichtzugehörigkeit. Angaben über die schulische und berufliche Ausbildung der Eltern wurden zu einem fünfstufigen Schicht-Index zusammengefaßt (1 = niedrigster ... 5 = höchster soziökonomischer Status), wobei der Indexwert sich auf den Elternteil mit höherem Status bezog.

2.2.2 Risikofaktoren

Ebenfalls dem Elterninterview entnommen wurden Angaben zu Risikofaktoren für Verhaltensauffälligkeiten bei Kindern und Jugendlichen. Neben den im Family Adversity Index (FAI; Rutter & Quinton 1977) erfaßten widrigen familiären und sozialen Verhältnissen (wie etwa Delinquenz des Haushaltsvorstandes oder psychische Auffälligkeit der Mutter) wurden dort auch Angaben zu Anzahl und subjektiven Auswirkungen von belastenden Lebensereignissen (Life Events) erhoben, die dem Kind während der letzten 5 Jahre widerfahren waren (z.B. Trennung von Familienmitgliedern oder anderen wichtigen Bezugspersonen, außerplanmäßige Schulwechsel; vgl. Esser et al. 1989).

2.2.3 Erhobene Psychopathologie-Indikatoren

Da eine differenzierte und umfassende Beobachtung/Beschreibung der aufgetretenen Verhaltensstörungen von zentraler Bedeutung für die vorliegende Studie war, wurden - zusätzlich zur Vorgabe des strukturierten Elterninterviews und der daraus abgeleiteten Symptombeurteilungen - eine Reihe von allgemeinen und diagnosenspezifischen Psychopathologie-Maßen erhoben.
Die von den *Eltern* ausgefüllte Child Behavior Checklist (Achenbach & Edelbrock 1983) lieferte nach Geschlecht und Altersgruppen getrennt standardisierte T-Werte für externalisierende und internalisierende Symptombereiche sowie einen Gesamt-Auffälligkeitswert. Als weiterer Elternfragebogen wurde die Conners-Kurzskala (Goyette et al. 1978) verwendet, bei der 10 Items zu überwiegend aufmerksamkeitsbezogenen, hypermotorischen und expansiven Verhaltensweisen zu beantworten sind, weswegen diese Skala für HKS auch als "störungssensitiv" angesehen wurde.

Von den *Kindern und Jugendlichen* selbst wurden die Birleson-Depressionsskala (Birleson, 1981) und die Kartenversion des Leyton-Zwangsinventars (Berg et al. 1986) erhoben; Anorexie-PatientInnen füllten außerdem den Eating Attitudes Test (EAT; Garner & Garfinkel 1979) und das Eating Disorder Inventory (EDI; Garner et al. 1983) aus.

Nach Abschluß jeder Datenerhebung wurden alle zur Verfügung stehenden Informationen von erfahrenen *Kinder- und Jugendpsychiatern* in einer Fallkonferenz beurteilt, um abschließende Einschätzungen des aktuellen psychopathologischen Schweregrades und des globalen psychosozialen Funktionsniveaus (CGAS; Shaffer et al. 1983) vorzunehmen. Bei Patienten mit Tic-Störungen wurden nach eingehender Exploration und Anamnese auch Schweregrad und Art der Tics anhand von strukturierten Expertenratings beurteilt (Tourette-Syndrom Globalskala TSGS, Harcherik et al. 1984; Tourette-Syndrom-Schweregrad-Skala TSSS, Shapiro et al. 1988).

2.3 Stichprobenbeschreibung

Wie bereits aus Abbildung 2.1 hervorging, wurden 9- bis 17jährige kinderpsychiatrische Patienten mit einem Hyperkinetischen Syndrom (HKS), chronischen multiplen Tics bzw. Tourette-Syndrom (TIC), sowie eine unter Anorexia nervosa (AN) leidende Gruppe untersucht. Die überwiegende Mehrzahl davon wurde bei der kinder- und jugendpsychiatrischen Klinik des Zentralinstituts für Seelische Gesundheit in Mannheim vorstellig, um stationär oder ambulant behandelt zu werden; nur wenige Patienten nahmen durch Vermittlung von anderen Einrichtungen (wie z.B. Erziehungsberatungsstellen) an dem Untersuchungsprogramm teil. Bei der Ersterhebung umfaßte jede der drei kinderpsychiatrischen Stichproben 42 Patienten, bei den späteren Nachfolgeuntersuchungen reduzierten sich die Gruppengrößen im weiteren Verlauf, so dass von einer längsschnittlichen statistischen Auswertung der wenigen, über alle drei Jahre nach Beginn (Zeitpunkte A + B + C + D) gleichermaßen vollständig verfügbaren Daten (HKS: 15, TIC: 14, ANO: 12) Abstand genommen wurde.

Die unauffällige Normgruppe wurde über Zeitungsberichte über das laufende Projekt, durch Vermittlung von Sportvereinen und vereinzelt auch im Bekanntenkreis von Arbeitskollegen angeworben. Sie umfaßte schließlich 156 Kinder und Jugendliche im Alter von 9 bis 17 Jahren, von denen 71 nach 4 Wochen einen Teil der Erhebungsabschnitte nochmals wiederholte. Bei der Rekrutierung wurde Wert darauf gelegt, dass beide Geschlechter sowie die einzelnen Altersjahrgänge in etwa gleich häufig vertreten waren; je Altersjahrgang wurden mindestens 8 männliche und 8 weibliche Probanden in die Normgruppe aufgenommen - mit Ausnahme der ältesten Alterskategorie der 17Jährigen, in der lediglich Mädchen vertreten waren, da diese nur als Vergleichsgruppe für die anorektischen Mädchen dienen sollte.

Trotz intensiver Bemühungen und bundesweiter Kontaktaufnahmen konnte in der geplanten neurologischen Vergleichsgruppe von Patienten mit umschriebenen Frontalhirnschädigungen kein zufriedenstellender Stichprobenumfang erreicht werden; hier gelang lediglich die Rekrutierung von 16 Patienten, die zudem hinsichtlich Lokalisation, Art und Zeitpunkt der Läsion ein recht heterogenes Kollektiv darstellten.

2.3.1 Ein- und Ausschlußkriterien

Von allen teilnehmenden Kindern und Jugendlichen wurden als generelle Einschlußkriterien ein Alter bei der Ersterhebung von mindestens 9 und höchstens 17 Jahren sowie ein IQ von mindestens 80 gefordert. Alle Untersuchten waren vor der Ersterhebung mindestens 2 Tage frei von jeglicher Medikation. Um verzerrende Einflüsse bei der Bestimmung von Altersnormen auszuschließen, wurden in die gesunde Normgruppe nur Probanden aufgenommen, die frei von sicher oder fraglich behandlungsbedürftigen Verhaltensauffälligkeiten waren. Dieses unauffällige Vergleichs-

und Normierungskollektiv stellt somit keine repräsentative unausgelesene Feldstichprobe dar, sondern ist als "hypernormale" Kontrollgruppe anzusehen.

Grobe neurologische bzw. internistische Störungen durften lediglich in der Anorexie-Gruppe vorliegen, soweit sie in unmittelbarem Zusammenhang mit der Grundstörung standen (z.B. Ödeme, EKG-Veränderungen). Bei den kinderpsychiatrischen Patienten war das Vorliegen jeweils anderer schwerwiegender kinderpsychiatrischer Störungen (zusätzlich zur Hauptdiagnose) ein weiteres Ausschlußkriterium - mit Ausnahme der Tic-Patienten (DSM-III-R: 307.2), bei denen, wegen der bekanntermaßen hohen Komorbidität von etwa 50%, auch ein zusätzliches hyperkinetisches Syndrom vorhanden sein durfte. Komorbide Fälle mit Tic-Störungen **und** HKS wurden stets der Tic-Gruppe zugeordnet.

Bei der Vergabe der Diagnosen waren die Kriterien des DSM-III-R (APA 1987) ausschlaggebend, bei der Anorexie-Gruppe (DSM-III-R: 307.1) wurden zusätzlich die Ein- und Ausschlußkriterien nach Feighner et al. (1972) berücksichtigt. Kinder mit einem HKS (DSM-III-R: 314.01) sollten von ihren Eltern mindestens einen Wert von 15 Punkten auf der Conners-Kurzskala erhalten, außerdem sollte die Störung in Elternhaus **und** Schule erkennbar sein.

2.3.2 Beschreibung der Stichproben bei Erstuntersuchung

In der Gegenüberstellung der unauffälligen Kontrollgruppe (Norm) mit den bei der Ersterhebung gewonnenen Daten der drei untersuchten kinderpsychiatrischen Diagnosengruppen (HKS, TIC, ANO) wird zunächst das unterschiedliche Durchschnittsalter offenkundig: Patienten mit Tic-Störungen und vor allem auch HKS-Patienten waren deutlich jünger und überwiegend männlichen Geschlechts, die meist weiblichen Patienten mit Anorexia nervosa dagegen signifikant älter als die gesamte Normgruppe (Tabelle 2.1). Diese aus epidemiologischen Studien bekannte differentielle Altersverteilung unterstreicht die Notwendigkeit einer angemessenen statistischen Berücksichtigung allgemeiner Entwicklungseffekte bei Gruppenvergleichen und bei Längsschnittanalysen von Leistungs- oder anderen altersabhängigen Merkmalen.

Die soziale Schichtzugehörigkeit liegt bei HKS- und Tic-Patienten ebenfalls niedriger als in der Normgruppe. Der (altersbezogen standardisierte) Gesamt-IQ ist bei Probanden mit Hyperkinetischem Syndrom erwartungsgemäß erniedrigt, da die verbalen Aspekte des durchgeführten PSB-Intelligenztests den hier berichteten Gesamt-IQ wegen der häufig anzutreffenden Komorbidität von HKS und Lese-Rechtschreibstörungen verringern. Auch bei Patienten mit Tic-Störungen, unter denen sich auch Kinder mit einem zusätzlichen HKS befinden, trifft dies in geringerem Ausmaß zu. Dagegen zeigten die Anorexie-Patientinnen einen leicht erhöhten Gesamt-IQ.

Insbesondere HKS-Patienten, in etwas geringerem Ausmaß auch die Anorexie-Gruppe sind stärker durch Risikofaktoren wie kritische Lebensereignisse oder widrige psychosoziale Umstände in der Familie (FAI) belastet, während dies bei Tic-Patienten nur für die Anzahl belastender Life Events zutrifft (Tabelle 2.1).

Indikatoren für das globale psychosoziale Funktionsniveau (CGAS) sowie allgemeine Psychopathologiemaße (CBCL-T-Werte) zeigen bei allen untersuchten kinderpsychiatrisch auffälligen Probandengruppen die erwarteten Abweichungen gegenüber der Normgruppe, wobei Tic-Patienten im CGAS-Wert, in den expansiven Symptomscores des CBCL (T-External) sowie im Conners-Wert deutlich schwächer ausgeprägte Auffälligkeiten erkennen lassen als die HKS-Gruppe.

Zur Beschreibung der untersuchten Tic- und Anorexie-Stichproben enthält die Tabelle 2.1 außerdem Durchschnittswerte der diagnosenspezifischen Psychopathologie-Indikatoren TSGS und TSSS bzw. EAT- und EDI-Werte, die lediglich in den jeweils entsprechenden Patientengruppen erhoben wurden.

Tab. 2.1 : Soziodemographische Merkmale, Risikofaktoren und Psychopathologie-Indikatoren:
Querschnittsvergleiche zwischen unauffälliger Normstichprobe und kinderpsychiatrischen Patienten (Erstuntersuchung)

Variablen	Norm N=156 $\bar{x}$	HKS N=42 $\bar{x}$	TIC N=42 $\bar{x}$	ANO N=42 $\bar{x}$	N vs. H U-Test p	N vs. T U-Test p	N vs. A U-Test p	H vs. T U-Test p
Alter (Monate)	159.1	126.7	139.2	182.0	.001 ***	.001 ***	.001 ***	.016 *
Geschlecht (m / f)	75 / 81	39 / 3	37 / 5	2 / 40	.001 ***	.001 ***	.001 ***	.458 (χ^2)
Schicht (1...5)	3.7	2.8	3.1	3.6	.001 ***	.006 **	.622	.467
IQ (PSB)	111.5	99.6	103.6	115.9	.001 ***	.002 **	.094 T	.175
Life Events (Anzahl)	1.2	2.3	2.1	1.9	.003 ***	.001 ***	.034 *	.691
FAI (aus MEI)	0.4	0.8	0.5	0.6	.003 **	.437	.017 *	.081 T
CGAS	85.6	48.0	56.9	46.0	.001 ***	.001 ***	.001 ***	.001 ***
CBCL-T-External.	50.7	71.6	63.0	55.0	.001 ***	.001 ***	.007 **	.001 ***
CBCL-T-Internal.	50.7	62.6	61.0	64.6	.001 ***	.001 ***	.001 ***	.434
Conners (10 Items)	3.7	19.2	12.4	7.4	.001 ***	.001 ***	.001 ***	.001 ***
TSGS-Tic-Score	-----	-----	11.1	-----	-----	-----	-----	-----
TSSS-Summe	-----	-----	3.7	-----	-----	-----	-----	-----
EAT-Gesamt	-----	-----	-----	27.2	-----	-----	-----	-----
EDI-Summe	-----	-----	-----	47.8	-----	-----	-----	-----

*** $p \leq .001$; ** $p \leq .01$; * $p \leq .05$; T $p \leq .10$ (zweiseitige Mann-Whitney U-Tests)

2.3.3 Verläufe der Psychopathologie in den Patientengruppen

Die durchschnittliche Entwicklung der Psychopathologie nach der Ersterhebung läßt sich anhand der gesammelten Daten sowohl kurzfristig (A- vs. B-Test; Tabelle 2.2) als auch längerfristig (A- vs. C-Test; Tabelle 2.3) verfolgen. Zusätzlich ist von Interesse, inwiefern sich im späteren Verlauf der Entwicklung eine Besserung der Psychopathologie zeigte (direkter Vergleich B- vs. C-Werte; Tabelle 2.4). Die in den drei Tabellen enthaltenen Mittelwerte für einen gegebenen Untersuchungszeitpunkt weichen voneinander ab, da sie auf jeweils unterschiedlichen Stichprobenumfängen beruhen.

Im Vergleich zur Erstuntersuchung (A) zeigten sich bei der **zweiten**, im Durchschnitt 10 Monate später erfolgten Erhebung (B) im kinderpsychiatrischen Gesamtkollektiv (H/T/A) sowie in den drei einzelnen verhaltensauffälligen Patientengruppen bei fast allen Psychopathologie-Indikatoren deutliche Besserungen (Tabelle 2.2). Nur geringfügig schwächere Auffälligkeiten bei der Zweituntersuchung ergaben sich für internalisierende Symptome (CBCL-T-Internal) von HKS-Patienten. In der Anorexie-Gruppe veränderte sich die anfangs eher gering ausgeprägte expansive Symptomatik vergleichsweise wenig, hier fiel jedoch auf, dass die beiden Anorexie-spezifischen Maße EAT und EDI divergierende Verläufe aufwiesen: Während sich der Gesamtwert des EAT signifikant verringerte, blieb eine Besserung im EDI-Summenwert aus.

Die längerfristigen Verläufe von der Ersterhebung bis zum durchschnittlich 23 Monate später stattgefundenen **dritten** Untersuchungstermin C werden in Tabelle 2.3 wiedergegeben. Ca. 2 Jahre nach Behandlungsbeginn hatten sich sämtliche Psychopathologie-Indikatoren deutlich gebessert, die einzige Ausnahme stellten wiederum die CBCL-Werte für expansive Symptome sowie die EDI-Werte bei Anorexie-Patienten dar. Die im kurzfristigen Verlauf beobachtete Divergenz zwischen EAT- und EDI-Werten zeigte sich auch in deren längerfristigen Entwicklung.

Der **spätere Verlauf** der Psychopathologie-Entwicklung, also während des Zeitraums von ca. einem bis etwa zwei Jahre nach der Erstuntersuchung bei Behandlungsbeginn (direkter Vergleich B vs. C), wird in Tabelle 2.4 beschrieben. Eine weitere Besserung der Psychopathologie in diesem späteren Verlaufsintervall ist weder für allgemeine noch für diagnosenspezifische Auffälligkeitsmaße festzustellen; lediglich das globale psychosoziale Funktionsniveau (CGAS) erhöht sich im kinderpsychiatrischen Gesamtkollektiv signifikant, aufgrund der nun geringeren Stichprobenumfänge bleiben die entsprechenden Vergleiche in den einzelnen Diagnosengruppen jedoch statistisch unbedeutsam.

Tab. 2.2 : Kurzfristige Verläufe der psychopathologischen Symptomatik in den Patientengruppen:
Veränderungen zwischen Ersterhebung (A) und zweiter Untersuchung nach ca. 1 Jahr (B)

	H / T / A (N=84)			HKS (N=28)			TIC (N=28)			ANO (N=28)		
	A	B	A vs. B	A	B	A vs. B	A	B	A vs. B	A	B	A vs. B
Variablen	$\bar{x}$	$\bar{x}$	p	$\bar{x}$	$\bar{x}$	p	$\bar{x}$	$\bar{x}$	p	$\bar{x}$	$\bar{x}$	p
Alter (Monate)	147.7	157.6	.001 ***	124.8	136.0	.001 ***	138.0	147.3	.001 ***	180.7	189.8	.001 ***
CGAS	49.7	60.8	.001 ***	47.6	61.9	.001 ***	56.6	64.1	.001 ***	44.6	56.4	.001 ***
CBCL-T-External.	63.2	59.3	.001 ***	72.7	69.1	.015 *	62.0	56.8	.002 **	55.2	52.6	.167
CBCL-T-Internal.	64.2	59.7	.001 ***	65.0	61.7	.053 T	61.5	56.8	.006 **	66.2	60.7	.009 **
Conners (10 Items)	13.08	10.1	.001 ***	20.2	16.5	.002 **	11.6	8.7	.027 *	7.6	5.5	.068 T
TSGS-Tic	-----	-----	-----	-----	-----	-----	12.0	6.0	.001 ***	-----	-----	-----
TSSS-Summe	-----	-----	-----	-----	-----	-----	3.9	2.3	.001 ***	-----	-----	-----
EAT-Gesamt	-----	-----	-----	-----	-----	-----	-----	-----	-----	27.8	20.7	.002 **
EDI-Summe	-----	-----	-----	-----	-----	-----	-----	-----	-----	44.3	47.5	.176

*** $p \leq .001$; ** $p \leq .01$; * $p \leq .05$; T $p \leq .10$ (zweiseitige Wilcoxon-Tests)

Tab. 2.3 : Längerfristige Verläufe der psychopathologischen Symptomatik in den Patientengruppen: Veränderungen zwischen Ersterhebung (A) und dritter Untersuchung nach ca. 2 Jahren (C)

	H / T / A (N=67)			HKS (N=25)			TIC (N=22)			ANO (N=20)		
	A	C	A vs. C	A	C	A vs. C	A	C	A vs. C	A	C	A vs. C
Variablen	$\bar{x}$	$\bar{x}$	p	$\bar{x}$	$\bar{x}$	p	$\bar{x}$	$\bar{x}$	p	$\bar{x}$	$\bar{x}$	p
Alter (Monate)	146.2	169.3	.001 ***	126.8	150.1	.001 ***	136.6	159.5	.001 ***	181.1	204.1	.001 ***
CGAS	50.1	66.3	.001 ***	47.4	67.2	.001 ***	58.2	67.7	.004 **	44.5	63.8	.001 ***
CBCL-T-External.	64.5	60.0	.001 ***	72.9	67.0	.005 **	63.6	57.7	.002 **	55.6	54.3	.617
CBCL-T-Internal.	63.1	58.3	.001 ***	63.5	59.3	.029 *	60.3	55.9	.050 *	65.8	59.6	.007 **
Conners (10 Items)	13.3	10.1	.001 ***	19.5	14.7	.007 **	11.5	9.1	.029 *	8.3	5.8	.043 *
TSGS-Tic	-----	-----	-----	-----	-----	-----	12.2	6.0	.003 **	-----	-----	-----
TSSS-Summe	-----	-----	-----	-----	-----	-----	4.0	2.9	.029 *	-----	-----	-----
EAT-Gesamt	-----	-----	-----	-----	-----	-----	-----	-----	-----	25.1	19.1	.019 *
EDI-Summe	-----	-----	-----	-----	-----	-----	-----	-----	-----	43.7	44.9	.653

*** $p \leq .001$; ** $p \leq .01$; * $p \leq .05$ (zweiseitige Wilcoxon-Tests)

Tab. 2.4 : Längerfristige Verläufe der psychopathologischen Symptomatik in den Patientengruppen: Veränderungen zwischen zweiter (B) und dritter Untersuchung ca. 1 weiteres Jahr später (C)

	H / T / A (N=58)			HKS (N=20)			TIC (N=18)			ANO (N=20)		
	B	C	B vs. C	B	C	B vs. C	B	C	B vs. C	B	C	B vs. C
Variablen	$\bar{x}$	$\bar{x}$	p	$\bar{x}$	$\bar{x}$	p	$\bar{x}$	$\bar{x}$	p	$\bar{x}$	$\bar{x}$	p
Alter (Monate)	158.4	171.9	.001 ***	136.6	148.7	.001 ***	147.8	161.8	.001 ***	189.8	204.1	.001 ***
CGAS	61.0	65.4	.032 *	61.3	66.0	.173	64.4	66.7	.389	57.8	63.8	.142
CBCL-T-External.	59.4	59.7	.617	69.3	67.9	.748	56.5	56.9	.799	52.5	54.3	.376
CBCL-T-Internal.	59.2	58.9	.910	61.4	61.2	.910	55.7	55.8	.888	60.4	59.6	.882
Conners (10 Items)	10.0	9.7	.953	16.5	15.3	.910	8.6	8.3	.331	5.3	5.8	.523
TSGS-Tic	-----	-----	-----	-----	-----	-----	5.4	5.8	1.000	-----	-----	-----
TSSS-Summe	-----	-----	-----	-----	-----	-----	2.8	2.9	.755	-----	-----	-----
EAT-Gesamt	-----	-----	-----	-----	-----	-----	-----	-----	-----	17.3	19.1	.335
EDI-Summe	-----	-----	-----	-----	-----	-----	-----	-----	-----	42.5	41.5	.518

*** $p \leq .001$; * $p \leq .05$ (zweiseitige Wilcoxon-Tests)

2.4 Neuropsychologische Indikatoren

Bei der Auswahl der durchgeführten neuropsychologischen Leistungsmessungen mußte sowohl inhaltlichen als auch praktischen Gesichtspunkten Rechnung getragen werden. Entsprechend der zentralen Fragestellung der Studie interessierten insbesondere diejenigen Leistungsmaße, von denen eine gewichtige Rolle bei der Steuerung und Koordination komplexer Verhaltensaspekte angenommen wird. Gute Leistungen bei diesen sogenannten exekutiven Funktionen stehen in engem Zusammenhang mit gut ausgeprägten informationsverarbeitenden und -integrierenden zentralnervösen Ressourcen, die lokalisatorisch vorrangig dem Frontalhirn zuzuordnen sind. Davon abgrenzbar sind allgemeine, auf einzelne konkretere Aufgaben bezogene Fähigkeiten, bei denen weniger stark auf eine übergeordnete Steuerungsinstanz zurückgegriffen werden muß. Allerdings ist zu beachten, dass die erwähnten frontalhirnsensitiven und nicht-frontalhirnsensitiven allgemeinen Leistungsaspekte bei keiner einzigen kognitiven Aufgabe in völlig reiner Form zu messen sind; jedes neuropsychologische Leistungsmaß beinhaltet stets beide Komponenten, wenngleich zu unterschiedlichen Anteilen.

Obwohl die zu untersuchenden Gruppen einem breiten Altersbereich zugehörten, war es aus Gründen der Vergleichbarkeit sowie der längsschnittlichen Vorgehensweise unerläßlich, bei allen Teilnehmern die gleiche neuropsychologische Testbatterie anzuwenden. Zur daraus sich ergebenden Notwendigkeit eines mittleren Schwierigkeitsgrades der gestellten Aufgaben (um Überforderungen der jüngeren und Unterforderungen der älteren Probanden zu vermeiden) kam noch die eingeschränkte zeitliche Belastbarkeit der jüngeren Kinder (und vor allem der untersuchten Patienten) hinzu, so dass bei der schließlich getroffenen Auswahl der einzelnen Verfahren eine Reihe von Kompromissen eingegangen werden mußte. Insbesondere für den Bereich der frontalhirnsensitiven exekutiven Funktionen lagen bei Studienbeginn (1987) kaum etablierte und standardisierte Verfahren vor, die für den Einsatz bei Kindern und Jugendlichen geeignet gewesen wären. Eine Entwicklung und/oder Anpassung entsprechender Instrumente an die speziellen Bedürfnisse der geplanten Erhebung mußte daher in vielen Fällen selbst geleistet werden.

2.4.1 Instrumente und Variablen

Für die strukturierte Erfassung verschiedener Teilaspekte der **verbalen und sprachfreien Intelligenz** wurde das Prüfsystem für Schul- und Bildungsberatung (PSB; Horn 1969) herangezogen, aus dem neben dem Gesamt-IQ auch ausführlich normierte altersspezifische Untertestwerte hervorgehen. Aus den C-Werten der einzelnen Unterskalen wurden in der vorliegenden Studie abgeleitete Maße gebildet für die Aspekte des sprachfreien beziehungsstiftenden Denkens (**Reasoning**, gemittelte C-Werte aus Subtests 3 und 4), der verbalen Intelligenz (**Sprache**, mittlerer C-Wert aus Untertests 1+2 und 6) und räumlich-figuraler Fähigkeiten (**Raum**, C-Mittelwert der Subtests 7 und 8).

Mit der 12-Item-Version des **Matching Familiar Figures Test** (MFFT; nach Kagan 1965) wurde die Dimension der Reflektivität vs. Impulsivität beim Vergleichen ähnlicher Abbildungen erfaßt. Eine hohe Fehlerzahl in Verbindung mit kurzen Antwortzeiten (bis zur jeweils ersten Antwort des jeweiligen Items) deutet dabei auf einen impulsiven, unbesonnenen Arbeitsstil, für den nach der Formel [Score = 100 x (Fehlersumme + 1) / Zeitsumme] ein kompakter **Impulsivitätsscore** gebildet wurde.

Einfache **Reaktionszeiten** auf akustische (1 kHz Sinuston) und visuelle (helles Quadrat auf dem dunklen Bildschirm) Reize wurden an einem PC registriert. Durch Drükken einer in der dominanten Hand gehaltenen Antworttaste (Joystick) sollten die Untersuchten hier so schnell wie möglich auf jeden der insgesamt 12 dargebotenen Reize reagieren. Für die beiden Reizarten getrennt, wurden anschließend aus den einzelnen Durchgängen mittlere Reaktionszeiten berechnet.

Anhand von Reaktionszeiten wurde auch die **Dauer-Aufmerksamkeit** in einem **Continuous Performance Test** gemessen (CPT; in Anlehnung an Rossvold et al. 1956). Im Abstand von 1,4 Sekunden erschienen nacheinander einzelne Buchstaben auf einem Bildschirm, die für maximal 2 Sekunden zu sehen waren. Entsprechend der zuvor erteilten Instruktion sollte dabei der Handtaster so rasch wie möglich gedrückt werden, wann immer ein X erschien, dem unmittelbar vorher der Buchstabe O vorangegangen war. Unter den insgesamt 200 dargebotenen Buchstabenreizen befanden sich 24 Zielreize (O-X-Sequenzen), ebenso häufig kam aber auch der Buchstabe O ohne ein darauffolgendes X vor. Ein isoliertes X (d.h. ohne vorangegangenem O) tauchte in der dargebotenen Reizserie niemals auf. Da die gezeigten Buchstaben bei (richtigem oder auch falschem) Tastendruck sofort vom Bildschirm verschwanden, betrug die Gesamtdauer der CPT-Untersuchung je nach Fehlerzahl und Reaktionsgeschwindigkeit ungefähr 10 Minuten. In den weiteren Analysen wurde lediglich die durchschnittliche Reaktionszeit bei dieser Go/NoGo-Aufgabe verwendet, da die verschiedenen einzeln registrierten Fehlerarten insgesamt zu selten auftraten.

Wesentlich komplexere Informationsverarbeitungsprozesse spielten eine Rolle bei den ebenfalls computergestützt dargebotenen Wahlreaktionsaufgaben des **Aufmerksamkeits-Männchen-Test** (AMT; in Anlehnung an eine Aufgabe von Born et al. 1982; siehe auch Rockstroh et al. 1990). Hier erschienen am Bildschirm gleichzeitig drei gleich große, aus kleinen hellen Quadraten bestehende Figuren ("Männchen") nebeneinander. Jede der drei gezeigten Figuren konnte entweder aufrecht oder auf dem Kopf stehen. Die untersuchten Kinder und Jugendlichen sollten darauf achten, wieviele der gerade sichtbaren drei Figuren aufrecht standen, also mit dem Kopf nach oben zeigten. Waren dies genau zwei (egal welche), sollte die rechte, mit einem nach oben gerichteten Pfeil versehene Taste eines speziell dafür angefertigten Zwei-Tasten-Antwortpults möglichst rasch betätigt werden; wenn genau zwei der drei Männchen mit den Köpfen nach unten zeigten, sollte so schnell wie möglich die linke Taste gedrückt werden, auf der ein Pfeil nach unten zeigte. Bei allen Durchgängen, in denen alle drei Figuren gleich orientiert waren (alle Köpfe nach oben oder alle drei nach unten) sollte keine Reaktion erfolgen. Bei dieser Aufgabe gab es also keine einheitliche Korrespondenzregel zwischen physikalischer Reizkonstellation und geforderter Reaktion, sondern das komplexe Stimulusmaterial war zunächst einer von drei Kategorien zuzuordnen, bevor über die adäquate Antwort (linker oder rechter Tastendruck oder keine Reaktion) entschieden werden konnte. Insgesamt wurden nacheinander 80 Items dargeboten (in zufälliger Reihenfolge je 30mal links-, 30mal rechtsseitig zu beantwortende sowie 20 zu ignorierende NoGo-Reize), die maximal jeweils 2 Sekunden (bzw. bis zu einem Tastendruck) zu sehen waren; das Inter-Stimulus-Intervall (ISI; Pause zwischen zwei aufeinanderfolgenden Items, während der der Bildschirm dunkel blieb) betrug 1,5 Sekunden. Aus den gespeicherten einzelnen Antwortarten und Reaktionszeiten wurde von einem automatisierten Auswertungsprogramm unmittelbar nach dem Testende eine Reihe von Fehlerwerten und mittleren Reaktionszeiten berechnet. Für spätere Auswertungen wurden diese zu einer Gesamt-Fehlersumme und einer durchschnittlichen Reaktionszeit über alle richtig beantworteten Items zusammengefaßt, die Auskunft gaben über Leistungsgüte und Leistungstempo bei komplexen Wahlreaktionsaufgaben.

In einer computergestützt durchgeführten **Zeitschätzungsaufgabe** wurde die Reproduktionsgenauigkeit für die Dauer von kurzen Zeitintervallen gemessen. Zu jeder einzelnen Aufgabe gehörte ein Musterreiz mit vorgegebener Dauer (2,2, 3,3 oder 5,5 Sekunden), dem nach einer kurzen Pause ein zweiter Reiz folgte. Dieser zweite Reproduktionsreiz sollte vom Untersuchten durch das Drücken des Handtasters nach Ablauf der Dauer des zuvor dargebotenen Musterreizes beendet werden, d.h. der Proband sollte mit seinem Tastendruck herbeiführen, daß der Reproduktionsreiz genau gleich lang dauerte wie der unmittelbar vorangegangene Musterreiz. Sowohl Muster- als auch Reproduktionsreize konnten entweder akustische (1 kHz-Sinustöne) oder visuelle Stimuli (helles Quadrat am dunklen Bildschirm) sein. Im einfacheren Fall gehörten beide Reize der gleichen Modalität an (Ton-Ton oder Bild-Bild), in einer schwierigeren Bedingung fand ein Modalitätswechsel zwischen Muster- und Reproduktionsreiz statt (Ton-Bild oder Bild-Ton) - hier galt es also, die Information über die Dauer des Musterreizes in die jeweils andere Modalität zu übertragen. In einer zufälligen Darbietungsfolge kamen nacheinander insgesamt 48 Aufgaben (aufgeteilt in zwei Hälften mit jeweils 24 Aufgaben) mit oder ohne Modalitätswechsel und mit einer der drei Musterdauern vor, für deren Bearbeitung etwa 12 Minuten gebraucht wurden. Aus den einzelnen gemessenen Reproduktionsdauern wurden bei der Auswertung zunächst prozentuale Abweichungsbeträge (in % der Dauer des Musterreizes) berechnet. Um zu verhindern, dass sich Über- und Unterschätzungen gegenseitig aufheben, wurden diese prozentualen Abweichungswerte erst anschliessend aufgemittelt, getrennt für die Bedingung mit und ohne Modalitätswechsel. Die danach erhaltenen durchschnittlichen Abweichungswerte in der einfachen Bedingung **ohne** Modalitätswechsel erlauben eine Aussage über die allgemeine **Genauigkeit von Zeitreproduktionen**. Im Vergleich zu dieser basalen Reproduktionsgüte fällt die Genauigkeit bei Reizpaaren **mit** Modalitätswechsel umso geringer aus, je schlechter die hier geforderte **intermodale Integration** der Dauer-Information gelingt. Um die individuelle Ausprägung der allgemeinen Zeitreproduktionsgenauigkeit aus den Werten mit Modalitätswechsel zu eliminieren, wurde anstelle einer Differenz- oder Quotientbildung auf regressionsanalytischem Weg ein Indikator für die Höhe des (die Genauigkeit verringernden) Modalitätswechseleffekts berechnet, der (als Residuum) vom Grundwert ohne Modalitätswechsel statistisch unabhängig ist.

Als etabliertes, auch für Kinder und Jugendliche normiertes Instrument zur Bestimmung der kognitiven Interferenzkontrolle und gezielten Aufmerksamkeitsausrichtung auf bestimmte Reizaspekte erfaßt der **Stroop-Test** (Farbe-Wort-Interferenztest FWIT; Bäumler 1985) einen wichtigen Aspekt der hier besonders interessierenden verhaltenssteuernden exekutiven Funktionen. Entsprechend den Anweisungen im Manual wurden die Subtests Farbwörter Lesen, Farbstriche Benennen sowie die Interferenzaufgaben durchgeführt, bei denen farbig gedruckte Farbnamen nicht gelesen werden sollen, sondern deren Druckfarbe zu benennen ist. Als allgemeines Leistungsmerkmal wurde hier der Rohwert im Untertest Farbwörter Lesen für die weiteren Auswertungen herangezogen, während der Selektivitätswert die (bereits am individuellen Benennungstempo relativierte) Ausprägung der frontalhirnsensitiven **Interferenzkontrolle** und selektiven Aufmerksamkeitszuwendung ausdrückt.

In Anlehnung an das klassische Verfahren zur Erfassung von exekutiven Funktionen, den oft als "Frontalhirn-Test" schlechthin bezeichneten Wisconsin Card Sorting Test (WCST; ursprünglich vorgestellt von Grant & Berg 1948; neue revidierte Version von Heaton et al. 1993), wurde in eigener Entwicklung ein computergestütztes Instrument zur Messung von **kognitiver Umstellungsfähigkeit** und **Perseverationstendenzen** bereitgestellt und eingesetzt, der **Kognitive Flexibilitäts-Test** (KFT). Ähnlich wie beim WCST gilt es hier, die Regel zu finden, zu erinnern und anzuwenden, nach der einzelne, am Bildschirm dargebotene mehrdimensionale (d.h. in Farbe, Form und Anzahl variierende) Testreize zu einem von vier verschiedenen Musterreizen auf einer Antworttastatur zuzuordnen sind. In dem hier angewendeten KFT stimmen - im Gegensatz zum WCST - die gezeigten Testreize niemals in mehr als einem einzigen Merkmal mit irgendeinem der Musterreize überein. Da die Musterreize auf den Tasten sich in ihrer Farbe, Form sowie in der Anzahl der abgebildeten Figuren (Kreuze, Kreise, Quadrate oder Dreiecke) unterscheiden, kann aus der erfolgten Antwort darauf geschlossen werden, nach welchem der drei Merkmale (d.h. nach welcher Regel) die Zuordnung erfolgte. Vom Programm wird zu Beginn eine Regel festgelegt, die der Proband zunächst herausfinden muß. Sofort nach jedem Tastendruck ertönt ein akustisches Signal und eine visuelle Rückmeldung am Bildschirm zeigt an, ob die Zuordnung der vorgeschriebenen Regel entsprach. Die Regel bleibt solange gültig, bis sechs richtige Zuordnungen hintereinander erfolgen; daraufhin ändert das Programm automatisch und ohne Ankündigung das Merkmal, nach dem die Testitems zugeordnet werden sollen. Dies ist die entscheidende Phase in der Testdurchführung, da nach einem derartigen Regelwechsel das Beibehalten des bisher gültigen Zuordnungsmerkmals plötzlich zur Rückmeldung eines Fehlers führt. Da dies vorher nicht absehbar ist, wird die erste Reaktion unmittelbar nach einer automatischen Veränderung der Zuordnungsregel nicht als Perseverationsfehler gewertet, wohl aber jede darauffolgende Zuordnung, die nach dem alten Kriterium erfolgt. Probanden mit hoher kognitiver Flexibilität passen sich den geänderten Bedingungen an und probieren beim folgenden Testreiz nun eine andere, neue Regel, während weniger flexible Untersuchte weiterhin die zuvor erfolgreiche, inzwischen aber ungültige Regel verfolgen. Beim Vorliegen ausgeprägter Perseverationstendenzen kann eine derart überholte Zuordnungsregel über lange Zeit hinweg beibehalten werden, obwohl nach jeder Reaktion eine falsche Zuordnung rückgemeldet wird. In der hier vorgegebenen, dem Alter der jüngeren Untersuchten angepaßten Version wurde die Zuordnungsregel fünf Mal gewechselt, d.h. der Test war beendet, nachdem zum sechsten Mal auf sechs aufeinanderfolgende Testitems immer richtig reagiert wurde - oder andernfalls, wenn dieses Kriterium nach 128 Testitems noch nicht erreicht wurde. Um die beobachtete Variabilität der Testlänge auszugleichen, wurde die Anzahl der registrierten Perseverationsfehler als Prozent der insgesamt bis zum Testende bearbeiteten Items ausgedrückt, bevor sie als **Perseverationsscore** in die weiteren Auswertungen Eingang fand.

2.4.2 Allgemeine Alterseffekte

Wie aus den Mittelwerten in Tabelle 2.5 hervorgeht, ergeben sich bei einer Unterteilung der unauffälligen Normgruppe in vier altershomogenere Untergruppen z.T. erhebliche allgemeine Entwicklungseffekte. Sämtliche Fehlerzahlen und Reaktionszeiten sowie der MFFT-Impulsivitätsscore nehmen mit zunehmendem Alter der gesunden Probanden kontinuierlich ab, das gleiche gilt für die Abweichung der gezeigten Zeitreproduktionen ohne Modalitätswechsel, die Ausprägung des dabei beobachteten Modalitätswechseleffekts, die Bearbeitungsdauer beim Stroop-Untertest FWL (Farbwörter Lesen) und für den Perseverationsscore des Kognitiven Flexibilitäts-Tests (KFT). Auch wenn die in der Tabelle ebenfalls enthaltenen Gruppenvergleiche nicht immer statistische Signifikanz erreichen, ist zu bedenken, dass die hier verglichenen unauffälligen Untergruppen immer noch eine (jeweils zwei Jahre umfassende) altersbedingte Variabilität beinhalten.

Keine stetigen Alterseffekte ergaben sich erwartungsgemäß für diejenigen Variablen, die bereits altersstandardisiert vorlagen (PSB-C-Werte) bzw. durch die Herleitung aus dem Vergleich zwischen zwei individuellen Leistungswerten gebildet wurden (Stroop-T-Selektivität).

Tab. 2.5 : Allgemeine Alterseffekte bei neuropsychologischen Leistungsindikatoren : Normwerte aus der unauffälligen Vergleichsgruppe

Variablen	Altersgruppen 9-10 J. (N=32) $\bar{x}$	11-12 J. (N=36) $\bar{x}$	13-14 J. (N=47) $\bar{x}$	15-16 J. (N=33) $\bar{x}$	K-W p
PSB: C-Reasoning	6.73	6.72	6.69	7.58	*
C-Sprache	5.72	5.63	5.43	6.08	ns
C-Raum	5.94	6.21	6.22	6.26	ns
MFFT: Score	5.18	3.19	2.78	2.56	*
Reaktionszeit: Tonreize	330.97	293.92	251.06	245.76	***
CPT: Rz bei Richtigen	414.63	351.61	328.55	304.19	***
AMT: Rz bei Richtigen	1380.56	1209.56	1193.79	1094.70	***
Fehlersumme	17.81	6.94	6.11	5.09	***
Zrep.: Abw.ohne Mod.wechsel	21.04	16.61	16.62	15.80	**
Modalitätswechseleffekt	1.59	1.95	.14	-3.07	***
Stroop: Rohwert FWL	41.13	34.58	33.21	28.55	***
T-Selektivität	50.75	52.44	54.45	50.55	T
KFT: Perseverationsscore	24.99	21.22	19.41	17.10	ns

*** $p \leq .001$; ** $p \leq .01$; * $p \leq .05$; ^{T} $p \leq .10$; ns = nicht signifikant (Rang-Varianzanalysen nach Kruskal-Wallis)

Die für die meisten neuropsychologischen Leistungsmerkmale erwartete und nun auch belegte deutliche Altersabhängigkeit stellte für die beabsichtigten weiteren Analysen die Anforderung, das Alter der Probanden statistisch angemessen zu kontrollieren.

2.4.3 Regressionsanalytische Alterskorrektur

Aus der in der unauffälligen Normgruppe beobachteten starken Altersabhängigkeit der gemessenen Leistungsmerkmale folgte die Notwendigkeit, die von den Patienten mit unterschiedlichem Alter erhobenen Werte zu jeweils zu etablierenden Altersnormen in Beziehung zu setzen. Wie auch bei vielen anderen klinischen Studien in diesem Altersbereich ging es schließlich darum, Werte von Patientengruppen unterschiedlichen Alters mit Normwerten einer Referenzstichprobe zu vergleichen. Ferner interessierte auch der Verlauf der von jeder Gruppe gezeigten Leistungen über mehrere Jahre hinweg - auch bei diesen Auswertungen war es erforderlich, die mit zunehmendem Alter aufgrund von allgemeinen Entwicklungseffekten zu erwartenden Leistungsanstiege angemessen zu berücksichtigen.

Eine zu diesem Zweck - wie auch bei der Normierung vieler Leistungstests - häufig vorgenommene Unterteilung der Normstichprobe in mehr oder weniger breite Altersintervalle (z.B. einzelne Jahrgänge oder 2-Jahres-Untergruppen, vgl. Tabelle 2.5) mit anschließender Relativierung der Leistungen der Patienten an der jeweils altersentsprechenden Norm-Untergruppe erschien für die hier berichtete Studie aus verschiedenen Gründen wenig vorteilhaft: Einerseits hätten bei dem gegebenen Stichprobenumfang der untersuchten Normgruppe zwangsläufig entweder die Intervallbreiten der Alters-Untergruppen zu groß oder aber die Zellenbesetzungen innerhalb jeder einzelnen Alterskategorie unzureichend gering ausfallen müssen. In beiden Fällen wäre ein gegebener Alters-Erwartungswert durch Mittelung relativ weniger individueller Vergleichswerte von unauffälligen Kontrollen geschätzt worden. Auf der anderen Seite hätte jegliche Art von Zusammenfassung zu Altersintervallen nicht nur bei den Normwerten, sondern auch bei den daran zu relativierenden Leistungen der Patienten insofern einen Genauigkeitsverlust mit sich gebracht, als das exakt in Jahren und Monaten feststellbare Lebensalter nur nach einer Zuordnung zu gröberen Altersbereichen Berücksichtigung gefunden - und somit einen gestuften, nicht-kontinuierlichen Entwicklungsverlauf abgebildet - hätte. Die verbleibende Altersvariabilität innerhalb dieser einzelnen Alterskategorien hätte folglich eine unnötige Erhöhung der Fehlervarianz bewirkt.

Um derartige Nachteile zu umgehen, wurde eine regressionsanalytische Vorgehensweise zur Bestimmung von altersspezifischen Erwartungswerten gewählt (vgl. auch Röhrkohl et al. 1995, 1996; Woerner et al. 1996, 1997 a). Dazu gingen, für jede einzelne Variable getrennt, sämtliche Werte der Normgruppe in eine Regressionsanalyse ein, in der die Leistungsvariable als abhängige Zielvariable vorhergesagt wurde. Da ein linearer Verlauf (d.h. mit konstanter Steigung über den gesamten interessierenden Altersbereich) nicht den bekannten Entwicklungsfunktionen bei Kindern und Jugendlichen gerecht wird, wurde das Alter (in Monaten) einer einfachen Kehrwert-Transformation unterzogen, bevor es als Prädiktor in die einzelnen Regressionsanalysen einging. Bei Verwendung des transformierten Prädiktors **1 / Alter in Monaten** ergeben sich für die resultierenden Entwicklungskurven über das Alter hinweg angemessenere kurvilineare Verläufe, die im unteren Bereich (d.h. bei geringerem Alter) zunächst steiler ansteigen bzw. abfallen, um mit zunehmendem Alter fortwährend flacher zu werden und schließlich gegen einen Plateauwert im Erwachsenenalter zu konvergieren.

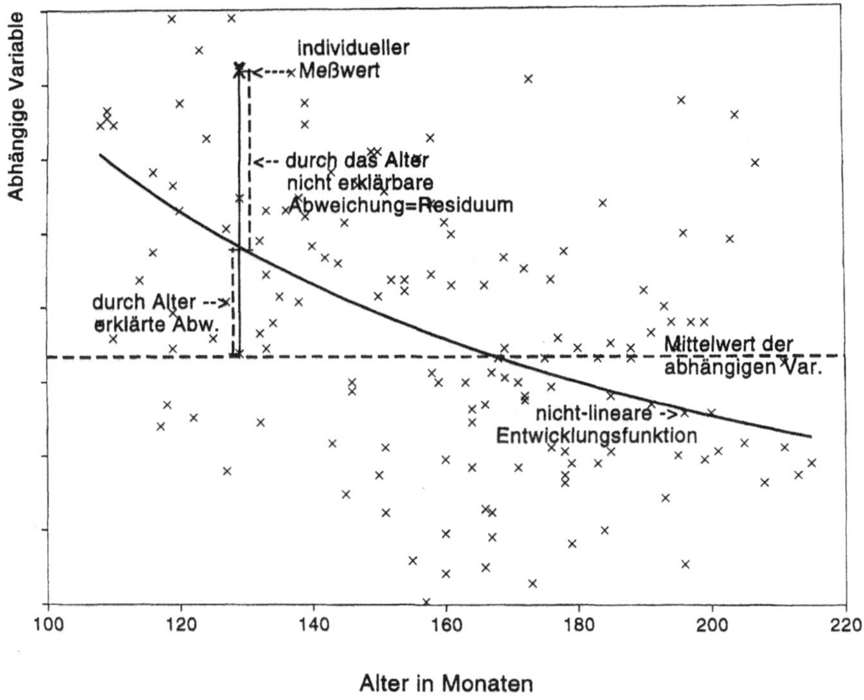

Abb. 2.4 a : Regressionsanalytische Alterskorrektur
Allgemeine Darstellung der Bestimmung einer nicht-linearen Entwicklungsfunktion aus den individuellen Meßwerten einer Normstichprobe

Abbildung 2.4 a veranschaulicht die gewählte Vorgehensweise und macht zudem deutlich, wie mit dieser Methode die Abweichung jedes individuellen Wertes vom mittleren Rohwert in eine altersbedingte und eine altersunabhängige Komponente (Residuum) zerlegt werden kann. Am Beispiel des in der Normgruppe gemessenen PSB-Gesamtrohwertes und der dem PSB-Manual (Horn 1969) entnommenen altersspezifischen Normwerte (IQ = 100) läßt sich die Plausibilität der erfolgten regressionsanalytischen Alterskorrektur unschwer nachvollziehen. Trotz der erwähnten “Hypernormalität” der hier untersuchten Normgruppe werden in Abbildung 2.4 b nicht nur die Ähnlichkeit der mit beiden Methoden erhaltenen allgemeinen Entwicklungsverläufe, sondern auch die sprunghaften Diskontinuitäten bei Verwendung von Altersintervallen ersichtlich.

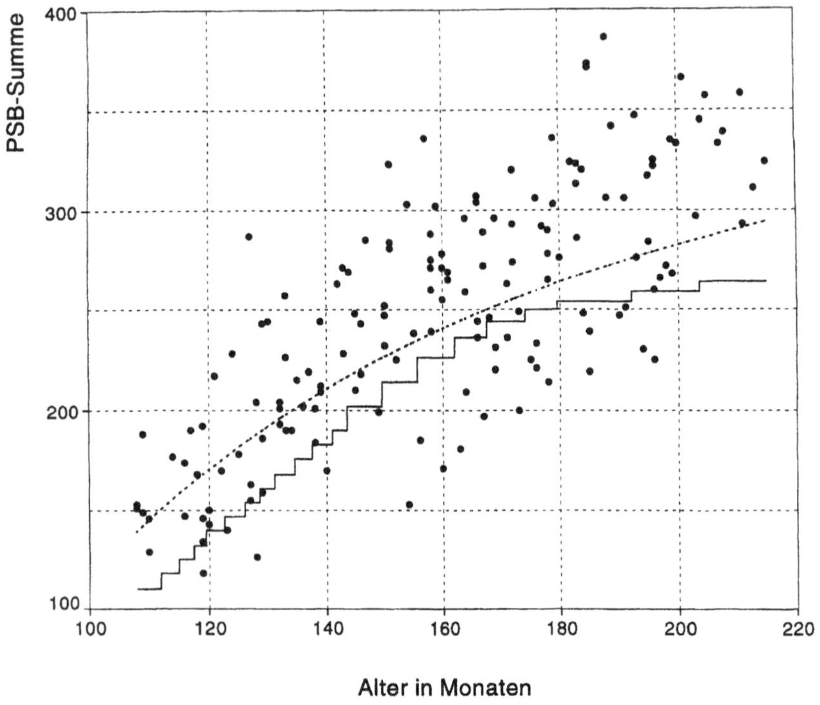

Abb. 2.4 b : Regressionsanalytische Alterskorrektur

Vergleich der berechneten nicht-linearen Entwicklungsfunktion mit altersspezifischen Manualsnormen am Beispiel des PSB-Summenwerts

Anstelle der ursprünglich gemessenen Rohwerte wurden folglich in sämtlichen Auswertungen mit altersabhängigen Maßen (neuropsychologische Leistungsmerkmale sowie viele psychophysiologische Indikatoren) Abweichungen vom altersspezifischen Normwert betrachtet. Um eine leicht interpretierbare und für alle ausgewerteten Variablen einheitliche Skalierung der alterskorrigierten Abweichungswerte zu erreichen, wurden diese jeweils durch die Standardabweichung der in der Normstichprobe verbliebenen Residuen geteilt. Für alle Variablen ergaben sich dadurch z-Werten ähnliche Abweichungsmaße, die in der gesamten Normgruppe einen Mittelwert von 0 und eine Standardabweichung von 1 aufwiesen. Die für alle einzelnen Variablen berechneten Regressionsparameter, Standardabweichungen der Residuen, Korrelationen mit der untransformierten Altersvariable und durch die Alterskorrektur erklärte Varianzanteile können der Tabelle 3.1 (neuropsychologische Leistungsmaße) bzw. Tabelle 3.2 (psychophysiologische Parameter) im Ergebnisteil entnommen werden. Zur Vereinheitlichung wurden generell auch Variablen ohne erkennbare Altersabhängigkeit einer z-Transformation unterzogen, die sich unmittelbar an den Kennwerten (Mittelwert und Standardabweichung der Rohwerte) in der Normstichprobe orientierte.

Sämtliche in quer- und längsschnittlichen Auswertungen erbrachten Ergebnisse werden in den Tabellen in Form derartiger z-skalierter Abweichungswerte mitgeteilt. Um einen Eindruck von der Ausprägung und Variabilität der dazugehörigen ursprünglich gemessenen (untransformierten) Rohwerte zu gestatten, enthalten die Tabellen im Ergebnisteil den jeweiligen Alters-Erwartungswert für einen exakt 10 Jahre alten Probanden sowie die Standardabweichung der alterskorrigierten Residuen (bzw. bei altersunabhängigen Merkmalen: der gemessenen Rohwerte) in der Normstichprobe. Ein Gruppenmittelwert von **-1.00** gibt demnach an, dass die bei der betreffenden Stichprobe gemessenen Rohwerte im Durchschnitt **um eine Standardabweichung niedriger** lagen als ihrem Alter nach zu erwarten gewesen wäre.

2.4.4 Faktorenanalytische Datenreduktion

Die gewünschte Abgrenzung spezifisch frontalhirnsensitiver exekutiver Funktionen der Verhaltenssteuerung einerseits von eher nicht-frontalhirnsensitiven allgemeinen Leistungsaspekten andererseits wurde durch die bereits angesprochene unvermeidbare Beteiligung beider Faktoren bei allen erhobenen Einzelmaßen erschwert. Zudem legte die Fülle des zur Verfügung stehenden Datenmaterials eine Verringerung der Anzahl der betrachteten Variablen nahe, da die Zahl der durchzuführenden statistischen Signifikanztests zur Vermeidung von Zufallseffekten durch multiple Tests begrenzt werden sollte.

In dem Bestreben, eine beschränkte Zahl von kompakten, reliablen und weitgehend voneinander unabhängigen Indikatoren für die allgemeine Leistungsfähigkeit und frontalhirnsensitiven exekutiven Teilfunktionen zu isolieren, wurde mit den zuvor alterskorrigierten (vgl. *Abschnitt 2.4.3*) neuropsychologischen Leistungsmaßen eine faktorenanalytische Datenreduktion vorgenommen. In die dazu berechnete Hauptkomponentenanalyse mit anschließender Varimax-Rotation (zur Erzielung einer Einfachstruktur) gingen ausgewählte Variablen aus sämtlichen zur Verfügung stehenden Datensätzen des ersten Erhebungszeitpunkts ein (N=298, bestehend aus 156 gesunden Kontrollen, je 42 kinderpsychiatrischen Patienten mit HKS, Tic-Störungen und Anorexia nervosa, sowie den 16 Patienten mit umschriebenen Frontalhirnläsionen), da eine neuropsychologische Testbatterie primär auf die Messung von verminderter Leistung ausgerichtet ist und damit im Bereich normaler Leistungsfähigkeit mitunter nur ein geringes Diskriminationspotential besitzt.

Bereits vor der faktorenanalytischen Datenreduktion mußte eine Auswahl der verwendeten Ausgangsvariablen betrieben werden, um zu verhindern, dass testspezifische Varianz zu stark in Erscheinung tritt - was die Extraktion von Instrumentenfaktoren zur Folge gehabt hätte, ohne die zugrundeliegenden kognitiven Fähigkeiten zu dekomponieren. Für jedes Instrument wurden daher Variablen selegiert, welche nach inhaltlichen Gesichtspunkten plausibel waren und hinreichende Normalverteilungseigenschaften sowie zufriedenstellende Retest-Reliabilitäten in der Normgruppe aufwiesen.

Eine wichtige Entscheidung betraf die Aufnahme des Matching-Familiar-Figures-Tests (MFFT) in die faktorenanalytische Datenreduktion. Da sich die übliche Interpretation von niedrigen Reaktionszeiten als Indikatoren für eine hohe kognitive Leistungsfähigkeit im Falle des MFFT umkehrt, ist dieser Test im strengen Sinne kein Leistungsdiagnostikum. Der aus Fehler- und Zeitsummen gebildete Impulsivitätsscore wurde aber dennoch als einziger verfügbarer Indikator für den wichtigen Teilbereich der Impulskontrolle in die Faktorenanalyse einbezogen.

Die angesprochenen Selektionskriterien führten zur Auswahl von 13 Ausgangsvariablen (vgl. Tabelle 2.6), die zuvor alterskorrigiert und derart gepolt wurden, dass ein hoher Wert in allen Fällen eine gute Ausprägung (hohe Intelligenz, kurze Reaktionszeiten, geringe Fehlerraten, niedrige Impulsivität) der gemessenen Leistung anzeigt.

Die wichtigsten Ergebnisse der nach verschiedenen alternativen Varianten schließlich gewählten 6-Faktoren-Lösung werden in Tabelle 2.6 wiedergegeben. Ein statistisches (Kaiser-Scree-)Kriterium zur Bestimmung der Anzahl der zu extrahierenden Faktoren wurde nicht angewendet, da die dadurch resultierenden Faktoren sich als instabil erwiesen und zudem theoretisch nicht sinnvoll zu interpretieren waren.

Es wurden sechs Faktoren extrahiert, wobei die letzten zwei Faktoren Eigenwerte von < 1 aufweisen. Die durch die Faktorenlösung erklärte Varianz beträgt 71%. Von dieser erklärten Varianz entfielen nach der Rotation 32% auf den ersten Faktor, 19% auf den zweiten, 14% auf den dritten, und jeweils 11-12% auf die restlichen drei Faktoren. Angesichts seines relativ hohen Varianzanteils war demnach zu erwarten, dass vor allem der erste Faktor stärker mit den später interessierenden Kriterien des Verlaufs der psychopathologischen Symptomatik korrelieren würde als die folgenden, deutlich varianzschwächeren Faktoren.

Tab. 2.6 : Faktorenanalyse der erhobenen neuropsychologischen Leistungsmaße: Eigenwerte, aufgeklärte Varianzanteile und Ladungsmatrix der rotierten 6-Faktoren-Lösung

(Die höchste Ladung jeder Variable wurde hervorgehoben; aus Übersichtsgründen werden hier Ladungen unter .30 nicht angegeben)

	Faktor 1	Faktor 2	Faktor 3	Faktor 4	Faktor 5	Faktor 6
Eigenwert	3.78	1.40	1.14	1.06	0.98	0.86
% erklärte Varianz je Faktor	29.1 %	10.8 %	8.8 %	8.2 %	7.6 %	6.6 %
kumulierte Varianzaufklärung	29.1 %	39.9 %	48.6 %	56.8 %	64.4 %	71.0 %
PSB: C-Reasoning	**.79**					
PSB: C-Sprache	**.65**		.30			
PSB: C-Räumlich	**.79**					
MFFT: Impulsivitätsscore				**.90**		
Reaktionszeit auf Tonreize		**.84**				
CPT: Reaktionszeit bei Richtigen	.30	**.73**				
AMT: Reaktionszeit bei Richtigen	**.72**	.35				
AMT: Fehlersumme	**.66**	.32		.30		
Zeitrepr.: Abw. ohne Modalitätsw.		**.43**	.42			- .36
Zeitrepr.: Modalitätswechseleffekt						**.89**
Stroop: Farbwörter lesen	.36	.32	.37		**- .42**	
Stroop: Selektivität (T-Wert)					**.89**	
KFT: Perseverationsscore			**.82**			

Wie die in Tabelle 2.6 mitgeteilten substantiellen Ladungen der rotierten Faktorenmatrix zeigen, lassen sich die ersten zwei Faktoren gut als Dimensionen der allgemeinen Leistungsfähigkeit interpretieren. Der erste Faktor trägt sämtliche Hauptladungen der PSB-Variablen und kann daher als Abbildung des **allgemeinen Leistungsniveaus** angesehen werden. Da die Leistungen bei der komplexen Wahlreaktionsaufgabe (AMT) ebenfalls auf dem ersten Faktor laden, muß die vermutete Bedeutung des AMT als spezifischem Indikator für frontalhirnrelevante exekutive Funktionen kritisch in Frage gestellt werden. Faktor 2 wird durch die Reaktionszeiten auf einfache Tonreize sowie im CPT markiert und entspricht einem Indikator für Verarbeitungsgeschwindigkeit. Auf diesem als **allgemeines Leistungstempo** zu bezeichnenden Faktor erhält auch die allgemeine Genauigkeit bei Zeitreproduktionen ohne Modalitätswechsel eine substantielle Ladung.

Der dritte Faktor ist mit seinem dominierenden Perseverationsfehleranteil des KFT als erster typischer Frontalhirnfaktor identifizierbar und läßt sich mit **kognitiver Flexibilität** benennen. Faktor 4 wird fast ausschließlich durch den Impulsivitätsscore des MFFT determiniert und spiegelt daher den ebenfalls frontalhirnspezifischen Aspekt der kognitiven Impulsivität bzw. **Impulskontrolle** wider. Die beiden letzten Faktoren 5 und 6 bilden weitere Teilleistungen des exekutiven Systems ab: Der fünfte Faktor wird durch den Selektivitätswert im Stroop-Test markiert und entspricht dem Konstrukt der **Interferenzkontrolle**. Zu beachten ist hier die vergleichsweise hohe negative Ladung der Geschwindigkeit beim Lesen von Farbwörtern im gleichen Instrument; dies bedeutet, dass ein hohes Lesetempo einer guten Interferenzkontrolle eher hinderlich ist, da es dann wohl schwerer fällt, die Namen der bearbeiteten Farbwörter *nicht* vorzulesen. Faktor 6 entspricht weitgehend der Ausprägung von Modalitätswechseleffekten bei Zeitreproduktionen (nicht aber der basalen Genauigkeit der abgegebenen Zeitschätzungen) und wird daher als Faktor der **intermodalen Integration** bezeichnet.

Eine zusammenfassende Übersicht über die Ausgangsvariablen und deren Zuordnung zu den extrahierten Faktoren kann der Abbildung 2.5 entnommen werden.

Entsprechend der vollständigen Faktorscore-Koeffizientenmatrix aus der beschriebenen 6-Faktoren-Lösung wurden die individuellen Ausprägungen der einzelnen Ausgangsvariablen für alle Untersuchten und alle Zeitpunkte gewichtet und jeweils zu Faktorscores aufsummiert. Am Ende der faktorenanalytischen Datenreduktion standen je Datensatz 6 Faktorscores zur Verfügung, die kompakte Indikatoren für unterschiedliche und voneinander unabhängige Dimensionen des Leistungsverhaltens darstellten. Während zwei dieser Maße die allgemeinen kognitiven Merkmale der Leistungsgüte und des Leistungstempos widerspiegelten, wurden die Faktorscores der vier anderen extrahierten Faktoren als Indikatoren für weitgehend isolierte (d.h. sowohl von den unspezifischen Merkmalen als auch untereinander abgrenzbare) Teilaspekte der frontalhirnsensitiven exekutiven Funktionen betrachtet.

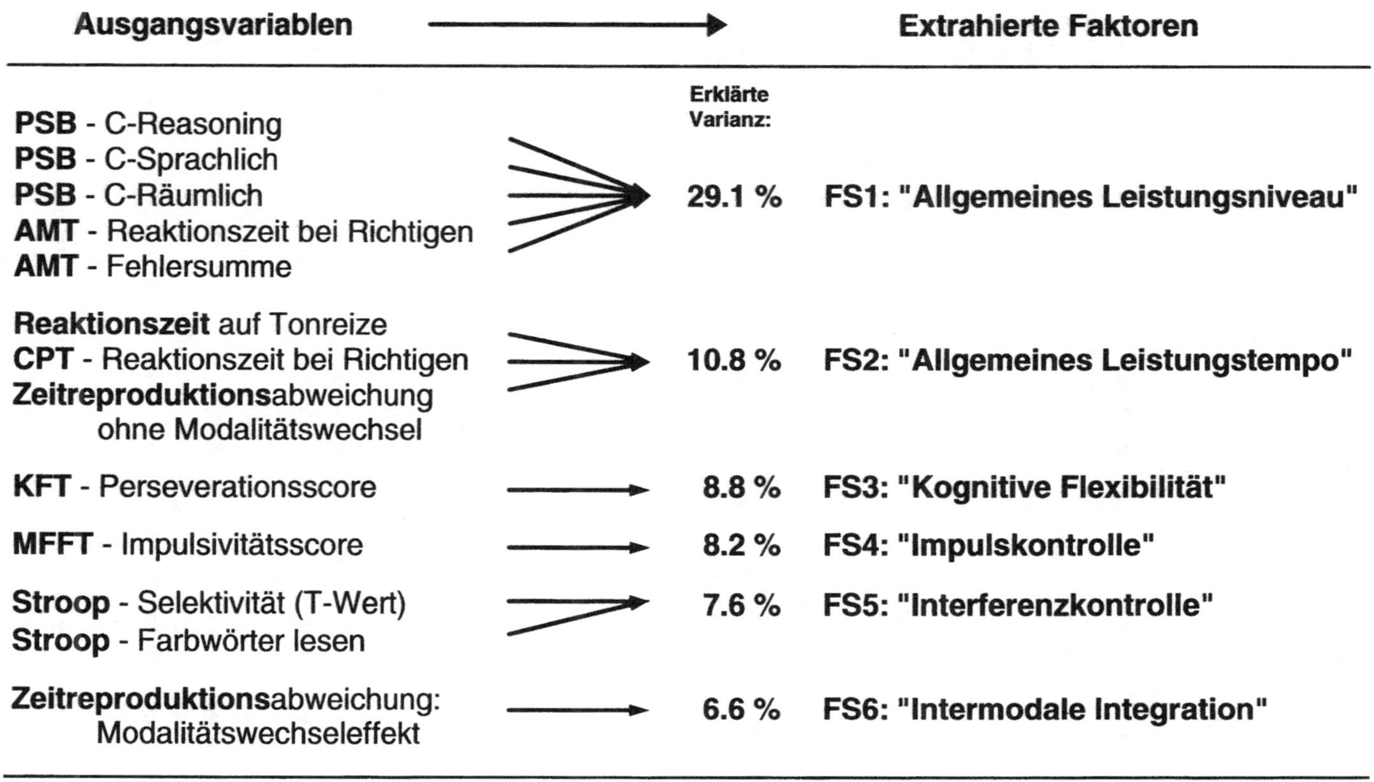

Abb. 2.5 : Faktorenanalytische Datenreduktion neuropsychologischer Leistungsmaße

2.5 Psychophysiologische Indikatoren

Im Rahmen der durchgeführten psychophysiologischen Untersuchungen wurden zahlreiche Parameter erhoben, von denen hier nur ein kleiner Teil Erwähnung finden kann. Über die im folgenden zu beschreibenden Paradigmen zur Messung Ereigniskorrelierter Potentiale (EKP) hinaus wurde ein Routine-EEG abgeleitet, das nach den üblichen klinischen Kriterien befundet wurde. Aus Platzgründen kann im vorliegenden Bericht nicht näher eingegangen werden auf die berechneten Frequenzanalysen (Power-Spektren) der EEG-Aktivität in der Ruhebedingung und während des SELA-Paradigmas. Auch die ebenfalls während der EEG-Ableitung registrierten autonomvegetativen Parameter (Herzschlagrate, elektrodermale Aktivität, spontane vertikale Augenbewegungen) sind für die hier zu beantwortende Fragestellung von untergeordneter Bedeutung; teilweise wird auf diese Parameter im Anhang eingegangen.

Die Ableitung sämtlicher Abschnitte der EEG-Untersuchung fand unter Standardbedingungen (Nihon Kohden Ag/AgCl-Skalpelektroden; Impedanzen unter 3 kΩ) statt und folgte den international üblichen Elektrodenpositionen (Jasper 1958). Als Referenz wurden die beiden Mastoid-Elektroden über einen 10 kΩ-Widerstand miteinander verbunden; zur Kontrolle und späteren Korrektur von Augenbewegungen und Blinkartefakten (siehe Dumais-Huber & Rothenberger 1998) wurde sowohl das horizontale wie auch das vertikale EOG registriert. Wegen der eingeschränkten Verwertbarkeit einiger Datensätze und/oder verschiedener technisch bedingter Ausfälle konnten nicht zu jedem Untersuchungszeitpunkt für alle untersuchten Probanden sämtliche psychophysiologischen Parameter bestimmt werden.

2.5.1 CNV/PINV-Paradigma

Das erste experimentelle Paradigma zur Registrierung der ereigniskorrelierten elektrischen Hirnaktivität wurde in Anlehnung an Rockstroh et al. (1982) und Rohrbaugh et al. (1986) entwickelt und diente der Messung früher und später Anteile der kontingenten negativen Variation (CNV1, CNV2) sowie der post-imperativen negativen Variation (PINV). Während die CNV im Intervall zwischen einem Warnreiz S1 und einem imperativen, durch Drücken einer Handtaste zu beantwortenden Reiz S2 auftritt, wird die PINV im Anschluß an die motorische Reaktion nach dem imperativen Reiz registriert. Die Amplitude der PINV ist in der Regel besonders dann stark ausgeprägt (d.h. wegen der negativen Ausrichtung also besonders niedrig), wenn der (in unserem Fall als aversiv empfundene) imperative Reiz nicht wie erwartet und wie in vorangegangenen Durchgängen erlebt durch den erfolgten Tastendruck zu beenden ist siehe Abbildung 2.6).

Bei diesem Paradigma wurde zunächst eine Serie von Durchgängen der kontrollierbaren Bedingung (Kontrolle über den aversiven S2) dargeboten. Nach etwa 50

Durchgängen wurde ohne Vorankündigung die Kontrolle über den aversiven imperativen Reiz aufgehoben; trotz angemessenem Tastendruck blieb das unangenehme laute Rauschen 3 Sekunden lang bestehen. Es folgten wiederum ca. 50 Durchgänge der nicht-kontrollierbaren Bedingung (Nicht-Kontrolle), wobei die Motivation zu weiteren motorischen Reaktionen durch einige in Zufallsfolge dazwischenliegende kontrollierbare Durchgänge aufrechterhalten wurde, die bei der weiteren Datenaufbereitung unberücksichtigt blieben.

Jeder einzelne Durchlauf bestand aus der binauralen Darbietung des Warnreizes über Kopfhörer (1 kHz Sinuston; 70 dB), der 4 Sekunden zu hören war und an den sich ohne Unterbrechung der ebenfalls binaural dargebotene aversive imperative S2 (weißes Rauschen; 70 dB) anschloß. Nach jedem Durchgang erfolgte eine stille Pause, deren Dauer randomisiert zwischen 8 und 10 Sekunden betrug (Inter-trial interval: ITI = 9 ± 1 sec).

Die hier berichteten Ergebnisse beschränken sich - wegen unseres Zielkriteriums "Frontalhirnsensitivität" - auf die Ableitungselektroden Fz und Cz (siehe Rothenberger 1984). Getrennt für jeden Kanal wurde eine automatische EOG-Korrektur (OASYS 88.1) auf der Grundlage von berechneten EOG-EEG-Transferkoeffizienten durchgeführt, bevor die auf den Warnreiz bezogene Mittelung der registrierten elektrischen Aktivität für die beiden Bedingungen erfolgte. Anschließend wurden die erhaltenen Kurven relativ zu einer 500 msec-Baseline vor dem S1 korrigiert und mittlere Amplituden vermessen für die Zeitfenster von 450-850 msec nach S1-Beginn (frühe CNV1), 3600-4000 msec nach S1-Beginn (späte CNV2; entspricht den letzten 400 msec vor S2) sowie 600-1200 msec nach Beginn des aversiven S2 (PINV), u.a. um eine Interferenz mit der motorischen Reaktion zu vermeiden. Abbildung 2.6 gibt einen schematischen Überblick über die Versuchsanordnung und die gemessenen Zeitfenster.

Die relative topographische Verteilung der in den verschiedenen Zeitfenstern gemessenen Negativierungen wurde durch Bildung von Differenzwerten (Cz-Fz) betrachtet: Je positiver (also größer) der Differenzwert ausfiel, umso ausgeprägter war die Negativierung über frontalen (Fz) im Vergleich zu zentralen (Cz) Hirnarealen (vgl. auch Dumais-Huber & Rothenberger 1992; Yordanova et al. 1996, 1997).

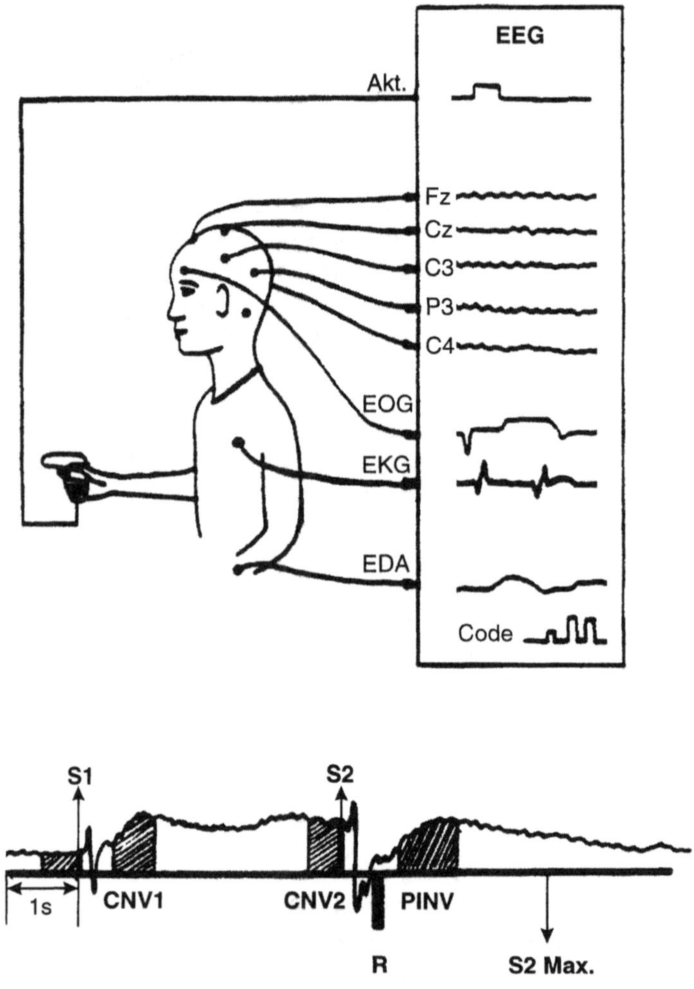

Abb. 2.6 : CNV/PINV-Paradigma

Versuchsanordnung, abgeleitete psychophysiologische Maße und vermessene Zeitfenster des gemittelten Ereignis-korrelierten Potentials (EKP)

2.5.2 SELA-Paradigma

Während bei der ersten durchgeführten Versuchsanordnung (CNV/PINV-Paradigma) in erster Linie hirnelektrische Korrelate von relativ langsamen informationsverarbeitenden Prozessen der Orientierung, Erwartung und Kontingenzevaluation gemessen wurden, interessierten in einem zweiten Experiment dagegen unwillkürlich ablaufende, kurzzeitigere Aufmerksamkeitsaspekte. In diesem Paradigma zur selektiven Aufmerksamkeit (SELA; vgl. Knight et al. 1981, Donald 1983) hörten die Probanden über Kopfhörer eine Serie von einzelnen Sinustönen (85 dB; Dauer = 100 msec + Rise- und Fall-Time von jeweils 10 msec) unterschiedlicher Frequenz. In zufälliger Folge abwechselnd wurden häufige tiefe Töne (1 kHz; 30 % auf jeder Seite) oder seltenere höhere Töne (Zielreize oder Targets; 1,5 kHz; 20 % je Seite) dargeboten, die unregelmäßig verteilt auf der rechten oder linken Seite zu hören waren. Zwischen zwei aufeinanderfolgenden Tönen erfolgte jeweils eine stumme Pause von durchschnittlich 1100 msec (Inter-stimulus interval: ISI = 1100 ± 200 msec). Die Aufgabe bestand darin, so rasch wie möglich auf die in der dominanten Hand gehaltene Handtaste zu drücken, sobald ein seltener höherer Ton auf der zuvor angegebenen Seite zu hören war. In zwei nacheinander bearbeiteten Abschnitten sollte dabei zunächst auf die rechte Seite, anschließend auf die linksseitig gehörten Zielreize reagiert werden. In jedem der beiden Abschnitte wurden insgesamt 240 Reize dargeboten, worunter sich neben den jeweils 48 Zielreizen (Targets auf der zu beachtenden Seite; Targets-Attended=T-A) auch 48 seltene Reize auf der zu ignorierenden Seite (Targets-Non-attended=T-NA) sowie je 72 häufige Non-Targets auf der beachteten (Non-target-Attended=NT-A) und unbeachteten Seite (Non-target-Non-attended=NT-NA) befanden.

Die abgeleiteten EEG-Segmente wurden für jede der vier Reizarten (T-A, T-NA, NT-A, NT-NA; vgl. Abbildung 2.7) einzeln gemittelt, zunächst auch getrennt für die beiden Abschnitte mit links- bzw. rechtsseitiger Aufmerksamkeitslenkung. Daraufhin wurden Differenzkurven zwischen den Kurven für seltene und häufige Töne (Target - Non-target) gebildet, jeweils für die beachtete bzw. ignorierte Seite getrennt. An diesen Differenzkurven wurden schließlich für die Zeitfenster 50-220 msec (Mismatch Negativity) sowie 220-650 msec (P300 oder P3) die mittleren Amplituden gemessen. Diese Parameter geben also Auskunft über Unterschiede zwischen der Verarbeitung unterschiedlicher **Töne**, d.h. der selteneren Zielreize und der häufigeren tiefen Töne. Im Gegensatz dazu wurde der Effekt des Beachtens oder Ignorierens einer **Seite** durch eine Differenzkurve untersucht, die zwischen den häufigen Tönen auf der beachteten und den gleichen Tönen auf der ignorierten Seite berechnet wurde (Attended - Non-attended; nur für Non-Targets). In dieser Differenzkurve wurde die mittlere Amplitude des Zeitfensters 180-430 msec gemessen, die als sogenannte Nd-Welle Auskunft über den Effekt der Aufmerksamkeitsausrichtung bei sonst gleichen Reizbedingungen gibt (vgl. Abbildung 2.7).

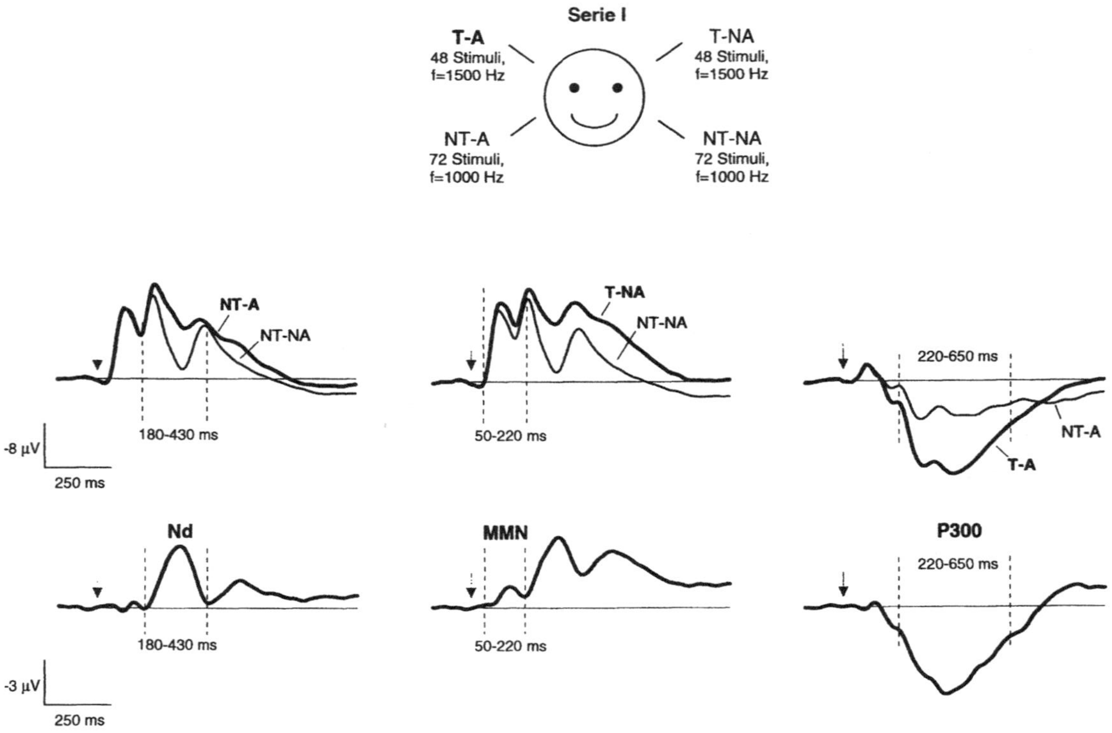

Abb. 2.7: SELA-Paradigma (Selektive Aufmerksamkeit)
Dargebotene Reizarten, gebildete Differenzkurven und vermessene Zeitfenster
(T = Target, Zielreiz; NT = Non-Target; A = Attended, beachtete Seite; NA = Non-attended, nicht-beachtete Seite; Nd und MMN: frontozentrale Ableiteposition; P300: parietale Ableiteposition)

Die hier berichteten Ergebnisse beziehen sich auf die - entsprechend der verschiedenen Anzahl ausgewerteter Segmente gewichtet - gemittelten Ergebnisse aus dem ersten (rechtsseitige Zielreize) und dem zweiten (linksseitige Zielreize) Untersuchungsabschnitt. Obwohl mehrere andere Elektrodenpositionen ausgewertet wurden, werden hier nur Ergebnisse für die Ableitungsorte Cz und Fz mitgeteilt, aus denen wiederum eine topographische Differenz (Cz-Fz) hergeleitet wurde. Lediglich die Amplituden für das P300-Zeitfenster werden für die Elektrodenpositionen P3 und P4 wiedergegeben. Die unabhängig von bewußten Aufmerksamkeitsprozessen registrierbare MMN wird hier nur für die nicht-beachtete Seite berücksichtigt, während P300-Werte aus Platzgründen nur für Reize der beachteten (attended) Seite berichtet werden.

2.5.3 Allgemeine Alterseffekte

Bei den in Tabelle 2.7 mitgeteilten Amplitudenwerten ereigniskorrelierter Hirnpotentiale (EKP) zeichneten sich nur vereinzelt Alterseffekte ab, als Untergruppen der unauffälligen Normstichprobe miteinander verglichen wurden. Wenngleich selbst bei den Parametern mit signifikanten Altersgruppen-Unterschieden eine weniger stetige Entwicklung der Mittelwerte mit zunehmendem Alter festzustellen ist als für die neuropsychologischen Leistungsmaße, zeigen sich für einige Variablen dennoch recht beachtliche Zusammenhänge zum Alter der untersuchten Probanden. Zumindest für einen Teil der gemessenen EKP-Parameter war daher eine Alterskorrektur ebenfalls erforderlich, die wiederum anhand von nicht-linearen Regressionsanalysen durchgeführt wurde (vgl. *Abschnitt 2.4.3*). Weitere Einzelheiten dazu werden im *Abschnitt 3.1.2* des Ergebnisteils beschrieben.

Tab. 2.7 : Allgemeine Alterseffekte bei psychophysiologischen Parametern: Normwerte aus der unauffälligen Vergleichsgruppe (mittlere Amplituden in μV)

Variablen	Altersgruppen 9-10 J. (N=31-32) $\bar{x}$	 11-12 J. (N=32-34) $\bar{x}$	 13-14 J. (N=31) $\bar{x}$	 15-16 J. (N=30) $\bar{x}$	K-W p
CNV1 (Kontrolle)					
Fz	-15.67	-12.29	-9.57	-10.19	***
Cz-Fz	3.37	1.39	1.05	0.90	ns
CNV2 (Kontrolle)					
Fz	-7.86	-7.56	-7.40	-9.12	ns
Cz-Fz	0.53	-1.87	-0.62	-0.80	ns
PINV					
Fz (Kontrolle)	0.57	0.32	0.09	-2.17	ns
Fz (Nicht-Kontrolle)	-2.97	-3.30	-1.48	-4.46	ns
Cz-Fz (Kontrolle)	-4.30	-4.32	-1.38	0.41	*
Cz-Fz (Nicht-Kontrolle)	-1.46	-1.59	0.73	2.09	ns
MMN (non-attended)					
Fz	-0.76	-0.90	-0.66	-0.51	ns
Cz-Fz	0.28	-0.11	0.17	-0.46	ns
Nd					
Fz	-2.63	-2.02	-1.94	-1.82	ns
Cz-Fz	0.96	0.54	0.51	0.22	ns
P300 (attended)					
P3	6.62	5.20	5.78	5.12	ns
P4	4.40	3.14	3.98	4.82	ns

*** $p \leq .001$; * $p \leq .05$ (Rang-Varianzanalysen nach Kruskal-Wallis)

2.6 Statistische Auswertungsmethoden

Das vorbereitende Datenmanagement (Eingabe, Speicherung, Plausibilitätskontrollen und Aufbereitung sämtlicher erhobener Daten) fand anfänglich auf dem Siemens-Großrechner des Rechenzentrums der Universität Mannheim (Betriebssystem BS2000) statt, auf dem auch die ersten statistischen Auswertungen mit dem Programmpaket SPSS-X (Version 3.0; SPSS Inc. 1983) erfolgten. Im weiteren Verlauf der Studie wurden die Daten auf mittlerweile ausreichend leistungsfähige PCs übertragen, auf denen daraufhin weitere Analysen mit SPSS für Windows (Version 6.01; Norušis 1994) gerechnet wurden.

Bei Querschnittsanalysen kamen Gruppenvergleiche (t-Tests für unabhängige Stichproben, Mann-Whitney U-Tests mit den Prozeduren T-TEST bzw. NPAR TESTS; einfaktorielle parametrische und Rang-Varianzanalysen nach Kruskal-Wallis mit den Prozeduren ANOVA, ONEWAY, und NPAR TESTS) sowie lineare (Pearson-)Produkt-Moment-Korrelationen und Spearman-Rangkorrelationen (Prozeduren PEARSON CORR, CORRELATIONS, NONPAR CORR) zur Anwendung.

Berechnungen zur Alterskorrektur und zur Vorhersage des Psychopathologie-Verlaufs wurden mit einfachen und multiplen Regressionsanalysen (Prozeduren REGRESSION bzw. NEW REGRESSION) vorgenommen, zur statistischen Beschreibung und Prüfung von Veränderungen zwischen Untersuchungszeitpunkten kamen t-Tests für gepaarte Daten (Prozedur T-TEST) und Wilcoxon-Tests (Prozedur NPAR TESTS) zum Einsatz.

Die faktorenanalytische Datenreduktion einschließlich des Erzeugens von Faktorscores entsprechend der Faktorscore-Koeffizientenmatrix erfolgte mit der Prozedur FACTOR.

3 ERGEBNISSE

3 ERGEBNISSE

Der Mehrebenencharakter der hier berichteten Studie, die große Anzahl der dabei erhobenen Daten sowie die unterschiedlichen Zielrichtungen der geprüften Hypothesen bzw. durchgeführten deskriptiv-exploratorischen Auswertungen erfordern eine strukturierte, systematische und nach inhaltlichen Aspekten ausgewählte Darstellung der relevantesten Ergebnisse. Angesichts des breiten Altersbereichs der untersuchten Probanden war es zunächst nötig, allgemeine oder als frontalhirnsensitiv betrachtete Leistungsindikatoren der neuropsychologischen Datenebene ebenso wie psychophysiologische Parameter auf generelle **Entwicklungseffekte** hin zu prüfen, um deren Einfluß gegebenenfalls anschließend auf statistischem Weg zu kontrollieren *(Abschnitt 3.1)*. Sämtliche weiteren quer- und längsschnittlichen Berechnungen wurden nur noch mit standardisierten (und, wenn erforderlich, alterskorrigierten) z-ähnlichen Werten durchgeführt, um die Auswirkungen allgemeiner Alterseffekte bei Vergleichen zwischen Teilstichproben unterschiedlichen Alters bzw. bei longitudinalen Analysen zu eliminieren und um eine einheitliche Skalierung aller berichteten Indikatoren herbeizuführen.

In *Abschnitt 3.2* folgen **querschnittliche Vergleiche** zwischen den Erwartungswerten der Gruppe unauffälliger Kinder und dem vereinten kinderpsychiatrischen Patientenkollektiv, den einzelnen untersuchten Diagnosegruppen sowie direkte Gegenüberstellungen der HKS- und Tic-Gruppen. Dabei wird zunächst auf die bei der neuropsychologischen Testung gezeigten Leistungen eingegangen *(Abschnitt 3.2.1)* und danach auf die psychophysiologischen Indikatoren der ereignisbezogenen elektrischen Hirnaktivität *(Abschnitt 3.2.2)*. Das neuropsychologische Leistungsprofil der Patienten mit umschriebenen Frontalhirnläsionen wird in *Abschnitt 3.2.1.3* angesprochen.

Anschließend wird in **Längsschnittanalysen** der Frage nachgegangen, wie sich die bei der Erstuntersuchung an Patienten erhobenen Befunde ein bzw. zwei Jahre danach verändert haben *(Abschnitt 3.3)*. Dabei wird der Verlauf der neuropsychologischen Indikatoren *(Abschnitt 3.3.1)* ebenso berücksichtigt wie auch die weitere Entwicklung der anfangs registrierten psychophysiologischen Parameter *(Abschnitt 3.3.2)*.

Die zentrale Fragestellung der Studie wird in *Abschnitt 3.4* behandelt. Anhand von Korrelationsanalysen wird zunächst geprüft, inwieweit sich der spätere **Verlauf der psychopathologischen Symptomatik** durch die einzelnen eingangs gemessenen neuropsychologischen Leistungen bzw. psychophysiologischen Parameter vorhersagen läßt. Dabei wird wiederum zunächst auf die neuropsychologische Ebene *(Abschnitt 3.4.1)* eingegangen. Eine Gegenüberstellung des relativen prädiktiven Werts von frontalhirnsensitiven Funktionsmaßen und unspezifischen allgemeinen Leistungsmerkmalen bzw. psychosozialen Ressourcen erfolgt durch multiple Regressionsanalysen in *Abschnitt 3.4.1.3*. Mit dem Vorhersagewert der psychophysiologischen Merkmale für den weiteren Verlauf der kinderpsychiatrischen Symptomatik beschäftigt sich schließlich *Abschnitt 3.4.2*.

3.1 Alterseffekte

Schon im Methodenteil wurden zur Gruppencharakterisierung Mittelwerte der erhobenen Variablen für jeweils 2-Jahres-Intervalle umfassende Untergruppen der Normstichprobe vorgestellt, die einen groben Eindruck der Altersproblematik vermitteln konnten. Für eine sorgfältige Überprüfung und gegebenenfalls statistische Eliminierung von systematischen allgemeinen Entwicklungseffekten waren die dort gebildeten Altersgruppen jedoch zu heterogen und undifferenziert. Angesichts der beabsichtigten Vergleiche zwischen Patientengruppen unterschiedlichen Alters sowie der geplanten Längsschnittanalysen bestand die Notwendigkeit, dem individuellen Alter mit einer wesentlich feineren Auflösung Rechnung zu tragen - andernfalls war zu befürchten, dass unbemerkte und unzureichend kontrollierte allgemeine Alterseffekte die Ergebnisse der hier vorgenommenen Auswertungen kontaminieren.

3.1.1 Alterseffekte und Alterskorrektur bei neuropsychologischen Variablen

Wie bereits in *Abschnitt 2.3.2* beschrieben, zeigten die meisten neuropsychologischen Leistungsindikatoren deutliche Alterseffekte. Wie in der Normgruppe unauffälliger Kinder und Jugendlicher festgestellt worden war, ergaben sich bei den Rohwerten mit zunehmendem Alter niedrigere Fehlerzahlen oder -anteile und kürzere Bearbeitungs- oder Reaktionszeiten. Keine bzw. nur geringfügige allgemeine Entwicklungseffekte zeigten erwartungsgemäß Variablen, bei denen zuvor bereits eine altersspezifische Normierung erfolgt war (C-Werte des PSB) oder bei denen altersbedingte Variabilität durch die gemeinsame Verrechnung von zwei Einzelleistungen (Stroop T-Selektivität) auf anderem Wege bereits eliminiert worden war.

Tabelle 3.1 gibt für die 13 (auch in die faktorenanalytisch vorgenommene Datenreduktion eingehenden) ausgewählten Leistungsindikatoren der neuropsychologischen Ebene an, wie hoch ihre Korrelationen mit dem individuellen Alter (in Monaten gemessen) in der Normgruppe ausfielen. Für sämtliche Rohwerte ergeben sich dabei hochsignifikante negative Koeffizienten, die von einer generellen Verringerung dieser Fehler- oder Zeitwerte mit zunehmendem Alter zeugen. Lediglich die PSB-C-Werte und der Selektivitäts-T-Wert weisen (als positiv gepolte Indikatoren) positive Korrelationen auf, deren Höhe allerdings aufgrund der bereits vorher stattgefundenen Altersrelativierung sehr gering ausfällt - weshalb diese Indikatoren auch keiner zusätzlichen statistischen Alterskorrektur unterzogen wurden.
Die weiteren Spalten geben darüber Auskunft, wie gut und mit welchen Regressionsgewichtungen sich die betreffende Leistungsvariable aus dem Prädiktor **1/Alter** vorhersagen läßt (Alterskorrigierter Erwartungswert = B / Alter + Konstante). Division der Differenz von beobachtetem Wert und alterskorrigiertem Erwartungswert durch die ganz rechts mitgeteilte Streuung der Residuen ermöglicht die Bildung von einheitlich

skalierten, z-ähnlichen Abweichungswerten zur jeweils altersgemäß zu erwartenden Leistung.

Tab. 3.1 : Alterskorrektur der neuropsychologischen Leistungsvariablen

Variablen	Korr. mit Alter	Güte R^2	Güte p_F	Regressionsparameter B	Regressionsparameter Konstante	Regressionsparameter S_{Resid}
PSB: C-Reasoning	.185 *	.031	.029 *	-200.90	8.23	1.38
C-Sprache	.087	.005	.380	-98.30	6.35	1.69
C-Raum	.121	.015	.126	-165.44	7.30	1.62
MFFT: Score	-.291 ***	.093	.001 ***	834.04	-2.17	3.16
Reaktionszeit: Tonreize	-.407 ***	.164	.001 ***	26480.89	103.46	72.92
CPT: Rz bei Richtigen	-.455 ***	.219	.001 ***	31670.78	140.42	72.86
AMT: Rz bei Richtigen	-.436 ***	.209	.001 ***	76048.38	716.18	180.02
Fehlersumme	-.420 ***	.211	.001 ***	3574.21	-14.79	8.43
Zrep.: Abw.ohne Mod.w.	-.304 ***	.098	.001 ***	1596.46	6.78	5.91
Mod.wechseleffekt	-.285 ***	.066	.001 ***	1331.10	-8.65	6.12
Stroop: Rohwert FWL	-.648 ***	.437	.001 ***	3925.95	8.29	5.42
T-Selektivität	.035	.003	.504	-340.09	54.61	7.68
KFT: Perseverat.score	-.290 ***	.078	.001 ***	2920.59	1.00	12.19

*** $p \leq .001$; * $p \leq .05$ (S_{resid} = Standardabweichung der Residuen)

3.1.2 Alterseffekte und Alterskorrektur von psychophysiologischen Parametern

In *Abschnitt 2.4.3* wurde bei der Stichprobenbeschreibung anhand der Mittelwerte von jeweils zwei Jahrgänge zusammenfassenden Untergruppen bereits gezeigt, dass auch die erhobenen psychophysiologischen Parameter der hirnelektrischen Aktivität mit zunehmendem Alter z.T. erhebliche stetige Veränderungen erfahren. Aus Tabelle 3.2 kann entnommen werden, dass die CNV1 mit dem Älterwerden kleiner (d.h. weniger negativ, daher positive Korrelation mit Alter) wird. Mit zunehmendem Alter verlagerten sich auch die maximalen Amplituden der PINV und der Nd entlang der anterior-posterioren Achse: Da die Cz-Fz-Differenz für die PINV unter Kontroll- wie auch Nicht-Kontrollbedingungen mit höherem Alter stärker positiv (bzw. weniger negativ) wurde, bedeutet dies eine entwicklungsbegleitende topographische Verlagerung dieser negativ gepolten Welle von zentralen zu frontalen Amplitudenmaxima, so dass bei älteren Kindern eher eine stärkere Negativität über Fz als über Cz anzutreffen ist. Umgekehrt verhalten sich die Nd-Welle und die MMN-Welle,

Tab. 3.2 : Alterskorrektur der psychophysiologischen Parameter

Variablen	Korr. mit Alter	Güte R^2	Güte p_F	Regressionsparameter B	Regressionsparameter Konstante	Regressionsparameter S_{Resid}
CNV1 (Kontrolle)						
Fz	.378 ***	.151	.001 ***	-1693.02	-.67	4.90
Cz-Fz	-.157 ^{T}	.028	.075 ^{T}	503.70	-1.69	3.62
CNV2 (Kontrolle)						
Fz	-.095	.008	.349	411.06	-10.65	5.66
Cz-Fz	-.011	.000	.828	76.51	-1.29	4.56
PINV						
Fz (Kontrolle)	-.126	.013	.234	638.43	-4.57	6.91
Fz (Nicht-Kontrolle)	-.062	.004	.516	313.51	-5.20	6.64
Cz-Fz (Kontrolle)	.360 ***	.134	.001 ***	-1910.00	10.19	5.91
Cz-Fz (Nicht-Kontrolle)	.273 **	.073	.003 **	-1526.65	10.15	6.87
MMN (non-attended)						
Fz	-.001	.000	.934	10.48	-.81	1.81
Cz-Fz	-.154 ^{T}	.025	.075 ^{T}	173.51	-1.16	1.38
Nd						
Fz	.129	.020	.114	-223.78	-.62	2.02
Cz-Fz	-.182 *	.032	.041 *	240.54	-1.05	1.67
P300 (attended)						
P3	-.096	.008	.319	247.75	3.98	3.55
P4	.080	.006	.394	-206.94	5.40	3.47

*** $p \leq .001$; ** $p \leq .01$; * $p \leq .05$; ^{T} $p \leq .10$ (S_{resid} = Standardabweichung der Residuen)

deren Cz-Fz-Differenzwerte bei älteren Kindern stärker negativ (bzw. weniger positiv) ausfallen und damit topographisch einen Rückgang der zunächst deutlicheren frontalen Akzentuierung im Laufe des Älterwerdens anzeigen. Für anschließende Berechnungen wurden auch diese Variablen (CNV1 bei Fz, Cz-Fz-Differenzen von PINV und Nd) einer regressionsanalytischen Alterskorrektur mit dem Prädiktor 1/Alter unterzogen, um nur noch Abweichungen vom entsprechenden Alters-Erwartungswert in die weiteren Analysen eingehen zu lassen. Alle anderen psychophysiologischen Parameter zeigten in der untersuchten Normgruppe vernachlässigbare allgemeine Entwicklungseffekte und wurden daher lediglich durch einfache z-Transformationen auf eine einheitliche Skalierung (Mittelwert = 0, Standardabweichung = 1) gebracht.

3.2 Querschnittsvergleiche

3.2.1 Neuropsychologische Leistungen

In allen hier mitgeteilten quer- und längsschnittlichen Auswertungsergebnissen werden die Mittelwerte der neuropsychologischen Leistungsindikatoren anhand von z-ähnlichen Werten ausgedrückt, die angeben, wieviel Standardabweichungen eine Gruppe im Durchschnitt über oder unter den altersgemäßen Erwartungswerten liegt. Bei Einzelvariablen erhält die Normgruppe daher hier immer exakt den Wert Null; aggregierte Variablen (wie z.B. die berechneten Faktorscores) können aufgrund einzelner fehlender Werte und dadurch bedingter Stichprobenschwankungen auch in der Normgruppe von diesem altersbereinigten Erwartungswert abweichen. Die Polung sämtlicher in den Tabellen aufgeführter neuropsychologischer Variablen wurde so vereinheitlicht, dass positive Werte einer überdurchschnittlich guten (fehlerarmen, schnellen), negative Werte dagegen einer unterdurchschnittlichen (fehlerbehafteten, langsameren, ungenaueren) Leistung entsprechen. Um eine Rückrechnung der angegebenen z-ähnlichen Werte in die gewohnten jeweils üblichen Größeneinheiten zu ermöglichen, werden in den Tabellen zusätzlich Erwartungswerte für einen fiktiven 10 Jahre alten Probanden sowie die als Streuungsschätzung verwendete Standardabweichung der Residuen mitgeteilt.

So läßt sich in Tabelle 3.3 aus dem angegebenen standardisierten Wert von -.369 für die AMT-Reaktionszeit der Patientengruppe zunächst durch Multiplikation mit der Streuung (180.02) ausrechnen, dass der Gruppenmittelwert um 66.4 msec schlechter (die Reaktionszeit also länger) ausfiel als unter Berücksichtigung des jeweiligen Alters anhand der Daten der Normgruppe zu erwarten gewesen wäre. Auf das in der Tabelle mitgeteilte Alter von genau 10 Jahren bezogen hieße dies, dass die Patientengruppe im Durchschnitt eine Reaktionszeit von 1416.3 msec (also 1349.9 + 66.4 msec) gezeigt hätte, wenn sämtliche Probanden genau 10 Jahre alt gewesen wären.

3.2.1.1 Globale Vergleiche (Normgruppe vs. alle psychiatrischen Patientengruppen)

Die gesamte Patientengruppe erzielte schlechtere Leistungen im PSB, wobei besonders die Reasoning-Werte deutlich unter den Normwerten blieben (Tabelle 3.3). Im MFFT zeigen Patienten mit ihrem schlechteren MFFT-Impulsivitätsscore einen impulsiveren, fehlerbehafteteren Arbeitsstil; auch im AMT (längere Reaktionszeiten, mehr Fehler) und bei dem Stroop-Untertest FWL (Farbwörter lesen: längere Bearbeitungszeit), nicht aber im kombinierten Stroop-Selektivitätswert erzielten Patienten schlechtere Werte. Der in der Gesamtgruppe signifikant schlechtere KFT-Perseverationsscore deutet auf eine unterdurchschnittlich ausgeprägte kognitive Flexibilität.

Tab. 3.3 : Querschnitt Neuropsychologie: Globale Vergleiche Norm vs. alle kinderpsychiatrische Patienten (H / T / A)

Variablen	Erwartungs-werte (10 Jahre)	s	Norm N=156 x̄	Alle Pat. N=126 x̄	U-Test (zweiseitig) p
PSB: C-Reasoning	6.93	1.40	.000	-.766	.001 ***
C-Sprache	5.71	1.69	.000	-.365	.017 *
C-Raum	6.23	1.64	.000	-.246	.033 *
MFFT: Score	4.78	3.16	.000	-.936	.001 ***
Reaktionszeit: Tonreize	324.13	72.92	.000	-.161	.352
CPT: Rz bei Richtigen	404.35	72.86	.000	-.085	.661
AMT: Rz bei Richtigen	1349.91	180.02	.000	-.369	.001 ***
Fehlersumme	14.99	8.43	.000	-.738	.001 ***
Zrep.: Abw.ohne Mod.wechsel	20.09	5.91	.000	-.340	.107
Modalitätswechseleffekt	2.44	6.12	.000	.181	.097 T
Stroop: Rohwert FWL	41.01	5.42	.000	-.693	.010 **
T-Selektivität	52.40	7.69	.000	-.081	.246
KFT: Perseverationsscore	25.34	12.19	.000	-.379	.002 **
Faktorscores:					
FS1: Allgem. Leistungsniveau	.26	.92	.255	-.124	.003 **
FS2: Allgem. Leistungstempo	.11	.86	.110	.102	.993
FS3: Kognitive Flexibilität	.18	.92	.181	-.142	.015 *
FS4: Impulskontrolle	.23	.60	.226	-.205	.006 **
FS5: Interferenzkontrolle	-.01	.84	-.010	-.050	.477
FS6: Intermodale Integration	-.10	1.04	-.097	.163	.029 *

*** $p \leq .001$; ** $p \leq .01$; * $p \leq .05$; T $p \leq .10$ (zweiseitige Mann-Whitney U-Tests)

Keine auffälligen Leistungen ergeben sich bei einfachen Reaktionszeiten, Reaktionszeiten im CPT und hinsichtlich der Genauigkeit von Zeitreproduktionen, die bei Patienten durch einen Modalitätswechsel sogar weniger leidet als in der Normgruppe.

Die hier in den Einzelvariablen deutlich gewordenen Gruppenunterschiede finden sich auch in den Faktorscores wieder, die nach der faktorenanalytischen Datenreduktion gebildet wurden: Für kinderpsychiatrische Patienten ergaben sich signifikante Leistungsminderungen sowohl bezüglich ihres allgemeinen Leistungsniveaus (FS1) als auch in den frontalhirnsensitiven Faktoren der kognitiven Flexibilität (FS3) und Impulskontrolle (FS4). Ebenfalls signifikante, jedoch entgegen der erwarteten Richtung von der Norm abweichende Gruppeneffekte zeigten sich für die intermodale Integration (cross-modale Zeitreproduktion; FS6), die von den kinderpsychiatrischen Patienten eher besser bewältigt wurde. Keine bedeutsamen Unterschiede der vereinten Patientengruppe zur unauffälligen Normstichprobe zeigten sich für Geschwindigkeitsfaktor (FS2, Speed = Allgemeines Leistungstempo) und Interferenzkontrolle (FS5, Stroop-Selektivität).

3.2.1.2 Diagnosenspezifische Vergleiche (Normgruppe vs. einzelne psychiatrische Patientengruppen)

Vergleiche der neuropsychologischen Leistungen zwischen der Normgruppe und den einzelnen Diagnosegruppen werden in Tabelle 3.4 angestellt.

In der **HKS-Gruppe** sind sowohl der Reasoning-Wert als auch die sprachlichen Untertests des PSB signifikant erniedrigt, nicht dagegen Leistungen, die das räumlich-bildliche Vorstellungsvermögen betreffen. Ferner zeigen sich für die HKS-Patienten auffälligere Werte im MFFT (kürzere Zeiten und häufigere Fehler führen zu einem deutlich erhöhten Impulsivitätsscore) und AMT (längere Reaktionszeiten, mehr Fehler). Die Genauigkeit von Zeitreproduktionen in der einfacheren Bedingung ohne Modalitätswechsel bleibt hinter der Leistungsgüte der Normgruppe, verschlechtert sich aber nicht zusätzlich in der Bedingung mit Modalitätswechsel. Auch das Lesen von Farbwörtern im Stroop-Test gelingt HKS-Patienten wesentlich langsamer, im besonders interessierenden Interferenz-spezifischen Selektivitätswert gleichen sie jedoch den Leistungen der Normgruppe. Keine statistisch bedeutsamen Unterschiede ergeben sich für einfache Reaktionszeiten auf Tonreize und im CPT. Einen Hinweis auf schlecht ausgeprägte exekutive Funktionen (geringere kognitive Flexibilität) und stärkere Perseverationstendenzen in der HKS-Gruppe liefert der signifikant schlechtere Wert im KFT-Perseverationsscore.
Wie in der Gesamtgruppe finden sich auch für die HKS-Gruppe signifikant schlechtere Werte in den Faktorscores "Allgemeines Leistungsniveau", "Kognitive Flexibilität" und "Impulskontrolle", während der Faktorscore "Intermodale Integration" hier ebenfalls entgegen den Erwartungen bessere Leistungen anzeigt als in der Normgruppe.

Tab. 3.4 : Querschnitt Neuropsychologie: Diagnosenspezifische Vergleiche (Norm vs. einzelne Diagnosegruppen)

Variablen	Erwartungswerte (10 Jahre)	s	Norm N=156 $\bar{x}$	HKS N=42 $\bar{x}$	TIC N=42 $\bar{x}$	ANO N=42 $\bar{x}$	N vs. H U-Test p	N vs. T U-Test p	N vs. A U-Test p	H vs. T U-Test p
PSB: C-Reasoning	6.93	1.40	.000	-1.360	-.826	-.154	.001 ***	.001 ***	.647	.133
C-Sprache	5.71	1.69	.000	-1.117	-.378	.346	.001 ***	.035 *	.050 *	.006 **
C-Raum	6.23	1.64	.000	-.210	-.532	.006	.178	.002 **	.962	.065 T
MFFT: Score	4.78	3.16	.000	-1.451	-.379	-.966	.012 *	.146	.002 **	.193
Reaktionszeit: Tonreize	324.13	72.92	.000	-.353	.008	-.134	.326	.944	.319	.445
CPT: Rz bei Richtigen	404.35	72.86	.000	-.335	-.082	.162	.199	.634	.393	.478
AMT: Rz bei Richtigen	1349.91	180.02	.000	-.507	-.453	-.152	.002 **	.008 **	.363	.601
Fehlersumme	14.99	8.43	.000	-1.241	-.799	-.189	.001 ***	.010 **	.101	.172
Zrep.: Abw.ohne Mod.wechsel	20.09	5.91	.000	-.704	-.093	-.233	.008 **	.984	.519	.078 T
Modalitätswechseleffekt	2.44	6.12	.000	.270	.212	.067	.151	.206	.467	.821
Stroop: Rohwert FWL	41.01	5.42	.000	-1.976	-.495	.239	.001 ***	.026 *	.136	.025 *
T-Selektivität	52.40	7.69	.000	-.071	-.291	.121	.332	.082 T	.757	.588
KFT: Perseverationsscore	25.34	12.19	.000	-.377	-.420	-.339	.043 *	.015 *	.056 T	.856
Faktorscores:										
FS1: Allgem. Leistungsniveau	0.26	0.92	.255	-.421	-.363	.357	.001 ***	.001 ***	.515	.635
FS2: Allgem. Leistungstempo	0.11	0.86	.110	-.043	.234	.082	.780	.369	.517	.466
FS3: Kognitive Flexibilität	0.18	0.92	.181	-.382	-.044	-.051	.018 *	.291	.098 T	.207
FS4: Impulskontrolle	0.23	0.60	.226	-.623	.030	-.115	.002 **	.266	.117	.075 T
FS5: Interferenzkontrolle	-0.01	0.84	-.010	.133	-.180	-.063	.912	.208	.830	.366
FS6: Intermodale Integration	-0.10	1.04	-.097	.256	.064	.189	.050 *	.348	.104	.404

*** $p \leq .001$; ** $p \leq .01$; * $p \leq .05$; T $p \leq .10$ (zweiseitige Mann-Whitney U-Tests)

Tic-Patienten weisen zwar insgesamt geringere, aber immer noch deutliche Minderleistungen beim PSB auf, wobei zusätzlich zu den Reasoning- und sprachlichen Untertests auch die räumlichen Aspekte betroffen sind.
Weniger deutlich als bei HKS-Patienten, aber ebenfalls signifikant verschlechterte Werte zeigen Kinder und Jugendliche mit Tic-Störungen bei den Wahl-Reaktionsaufgaben des AMT (langsame Reaktionszeiten, mehr Fehler) und in dem eher das allgemeine Leistungs- und Lesetempo wiedergebenden Stroop-Untertest FWL. Während bei jungen Tic-Patienten der Stroop-Selektivitätswert nur tendenziell erniedrigt ist, zeigen diese im KFT einen signifikant schlechteren Perseverationsscore als die Normgruppe. Nach dem Gewichten und Aufsummieren der Einzelvariablen zu Faktorscores stellt sich nur für das allgemeine Leistungsniveau (FS1) ein deutlich erniedrigter Wert heraus.

Bei direkten Vergleichen mit der HKS-Gruppe (**HKS vs. TIC**) ergeben sich für Tic-Patienten relativ bessere Leistungen in den sprachlichen PSB-Untertests; in den räumlichen Aspekten der PSB-Intelligenz schneiden Tic-Patienten jedoch tendenziell schlechter ab als die HKS-Gruppe. Bessere Ergebnisse als HKS-Patienten zeigen Kinder mit Tic-Störungen dagegen bei der Genauigkeit ihrer intramodalen Zeitreproduktionen (tendenziell) sowie in der signifikant rascheren Bearbeitung des Stroop-Untertests "Farbwörter lesen".
Auf der aggregierten Ebene der Faktorscores unterscheidet sich die Tic-Diagnosegruppe von HKS-Patienten lediglich durch einen tendenziell weniger auffälligen Impulsivitätswert (FS4).

Im Gegensatz zu diesen beiden Gruppen zeigen **Anorexie-PatientInnen** allgemein eher überdurchschnittliche Leistungen, besonders in den sprachlichen Untertests des PSB. Deutlich schlechtere Werte als in der Normgruppe ergeben sich jedoch für den MFFT, bei dem ein signifikant erhöhter MFFT-(Impulsivitäts-)Score registriert wurde. Ferner besteht ein tendenziell schlechterer Perseverationsscore (=Anteil der Perseverationsfehler an der Gesamt-Fehlerzahl) im KFT, der sich auch als Tendenz in erniedrigten Faktorscores des Faktors "Kognitive Flexibilität" niederschlägt. Alle sonstigen Faktorscores entsprechen den Normwerten.

3.2.1.3 Vergleiche zwischen Normgruppe und Patienten mit Schädigungen des Frontalhirns

Die ursprüngliche Absicht, eine Validierung der als frontalhirnsensitiv betrachteten Parameter anhand einer Stichprobe von Patienten mit umschriebenen Frontalhirn-Schädigungen (FHS) vorzunehmen, konnte aufgrund der geringen Anzahl sowie der Heterogenität der rekrutierten FHS-Patienten nicht realisiert werden. In Tabelle 3.5

werden einige Gruppencharakteristika der FHS-Gruppe, die von diesen Patienten bei der neuropsychologischen Testung gezeigten Leistungen sowie Vergleiche mit den Werten der unauffälligen Normgruppe wiedergegeben.

Tab. 3.5 : Querschnittsvergleiche Norm vs. FHS-Gruppe : Soziodemographische Angaben und neuropsychologische Leistungen

Variablen	Erwartungswerte (10 Jahre)	s	**Norm** N=156 $\bar{x}$	**FHS** N=16 $\bar{x}$	**U-Test** (zweiseitig) p
Alter (Monate)	--	--	159.1	169.4	ns
Geschlecht (m / f)	--	--	75 / 81	8 / 8	(χ^2: ns)
Schicht (1...5)	--	--	3.7	2.5	.001 ***
IQ (PSB)	--	--	111.5	87.6	.001 ***
PSB: C-Reasoning	6.93	1.40	.000	-2.021	.001 ***
C-Sprache	5.71	1.69	.000	-1.365	.001 ***
C-Raum	6.23	1.64	.000	-1.056	.001 ***
MFFT: Score	4.78	3.16	.000	-1.710	.002 **
Reaktionszeit: Tonreize	324.13	72.92	.000	-1.151	.002 **
CPT: Rz bei Richtigen	404.35	72.86	.000	-1.282	.001 ***
AMT: Rz bei Richtigen	1349.91	180.02	.000	-1.125	.001 ***
Fehlersumme	14.99	8.43	.000	-1.750	.001 ***
Zrep.: Abw.ohne Mod.wechsel	20.09	5.91	.000	-1.185	.003 **
Modalitätswechseleffekt	2.44	6.12	.000	.043	ns
Stroop: Rohwert FWL	41.01	5.42	.000	-2.598	.001 ***
T-Selektivität	52.40	7.69	.000	.078	ns
KFT: Perseverationsscore	25.34	12.19	.000	-.955	.004 **
Faktorscores:					
FS1: Allgem. Leistungsniveau	.26	.92	.255	-1.019	.001 ***
FS2: Allgem. Leistungstempo	.11	.86	.110	-.707	.027 *
FS3: Kognitive Flexibilität	.18	.92	.181	-.736	.008 **
FS4: Impulskontrolle	.23	.60	.226	-.337	ns
FS5: Interferenzkontrolle	-.01	.84	-.010	.271	ns
FS6: Intermodale Integration	-.10	1.04	-.097	-.014	ns

*** p ≤ .001 ; ** p ≤ .01 ; * p ≤ .05 ; ns = nicht signifikant (zweiseitige Mann-Whitney U-Tests)

Die hier beschriebene Gruppe von 16 FHS-Patienten unterscheidet sich hinsichtlich Durchschnittsalter und Geschlechtsverteilung nicht wesentlich von der Normgruppe, stammt jedoch von einem signifikant niedrigeren sozioökonomischen Hintergrund ab. Sowohl der Gesamt-IQ als auch die einzelnen Intelligenz-Aspekte (Reasoning, sprachliche und räumlich-figurale Untertests) sind hochsignifikant erniedrigt. Abgesehen von zwei (üblicherweise als frontalhirnsensitiv angesehenen) Leistungsmaßen, dem Modalitätswechseleffekt bei Zeitreproduktionen sowie dem Stroop-Selektivitätswert, erbringt die FH-Gruppe bei allen neuropsychologischen Parametern deutlich unterdurchschnittliche Leistungen. Auf dem aggregierten Niveau der Faktorscores zeigen sich hauptsächlich bei den unspezifischen Leistungsfaktoren (Allgemeines Leistungsniveau und -tempo) gegenüber der Norm erheblich schlechtere Werte. Von den als spezifisch frontalhirnsensitiv bezeichneten Faktoren ist bei diesen Patienten lediglich die kognitive Flexibilität beeinträchtigt, die anderen drei Faktorscores unterscheiden sich nicht signifikant von den Erwartungswerten der Normstichprobe.

3.2.2 Psychophysiologische Parameter

Ausgehend von den in der Normgruppe festgestellten, teilweise altersabhängigen Werten der psychophysiologischen Parameter wurden die globalen und diagnosespezifischen Querschnittsvergleiche, wie bereits erläutert, nicht mit Rohwerten, sondern mit (falls erforderlich zuvor auch alterskorrigierten) z-Werten vorgenommen. Wie bei den neuropsychologischen Variablen geben die Zahlen in den Tabellen auch hier an, um wieviel Standardabweichungen jeder Gruppenmittelwert über oder unter dem Erwartungswert der unauffälligen Normgruppe liegen würde, nachdem eventuell beobachtete allgemeine Entwicklungseffekte regressionsanalytisch eliminiert wurden. Das Vorzeichen der mitgeteilten Werte wurde unverändert gelassen, und gibt daher die jeweils in den ursprünglichen Rohamplituden enthaltenen Polungen wieder.

3.2.2.1 Globale Vergleiche

Für die vereinte, aus Kindern und Jugendlichen mit Hyperkinetischem Syndrom, Tic-Störungen und Anorexia nervosa bestehende kinderpsychiatrische Patientengruppe zeigten sich in den hier berichteten Parametern (Tabelle 3.6) keinerlei bedeutsame Abweichungen zur unauffälligen Normgruppe.

Tab. 3.6 : Psychophysiologische Parameter: Globale Vergleiche Norm vs. alle untersuchten kinderpsychiatrischen Patienten (H / T / A)

(Als frontalhirnsensitiv betrachtete Variablen wurden fett hervorgehoben)

Variablen	Erwartungs-werte in µV (10 Jahre)	s	**Norm** N=129 $\bar{x}$	**Alle Pat.** N=111 $\bar{x}$	**U-Test** (zweiseitig) p
CNV1 (Kontrolle)					
Fz	-14.78	4.90	.000	.178	.211
Cz-Fz	1.58	3.68	.000	.089	.314
CNV2 (Kontrolle)					
Fz	-7.98	5.68	.000	.100	.572
Cz-Fz	-0.79	4.56	.000	.170	.423
PINV					
Fz (Kontrolle)	**-0.43**	**6.95**	**.000**	**-.016**	**.975**
Fz (Nicht-Kontrolle)	**-3.14**	**6.66**	**.000**	**-.021**	**.802**
Cz-Fz (Kontrolle)	**-5.73**	**5.91**	**.000**	**-.038**	**.420**
Cz-Fz (Nicht-Kontrolle)	**-2.57**	**6.87**	**.000**	**-.018**	**.929**
MMN (non-attended)					
Fz	**-0.74**	**1.81**	**.000**	**.124**	**.193**
Cz-Fz	**-0.01**	**1.40**	**.000**	**.114**	**.431**
Nd					
Fz	**-2.09**	**2.04**	**.000**	**.108**	**.553**
Cz-Fz	**0.95**	**1.67**	**.000**	**-.002**	**.748**
P300 (attended)					
P3	5.62	3.56	.000	-.199	.154
P4	4.04	3.48	.000	-.167	.154

3.2.2.2 Diagnosenspezifische Vergleiche

Die durchschnittlichen Ausprägungen der psychophysiologischen Parameter bei der Erstuntersuchung werden in Tabelle 3.7 für die einzelnen Diagnosegruppen mitgeteilt und verglichen. Auch in dieser Tabelle wurden altersabhängige Werte zuvor jeweils alterskorrigiert; berichtet werden generell nur die z-skalierten Abweichungen zur Normgruppe. Die absolute Höhe in der üblichen Größeneinheit Mikrovolt (µV) läßt sich wiederum aus den Erwartungswerten für 10jährige sowie der ebenfalls in der Tabelle mitgeteilten Standardabweichung erschließen (vgl. Beispielrechnung in *Abschnitt 3.2.1*).

Tab. 3.7 : Psychophysiologische Parameter: Diagnosenspezifische Vergleiche Norm vs. Patientengruppen
(als frontalhirnsensitiv betrachtete Variablen wurden fett hervorgehoben)

Variablen	Erwartungswerte (10 Jahre)	s	**Norm** N=129 $\bar{x}$	**HKS** N=37 $\bar{x}$	**TIC** N=37 $\bar{x}$	**ANO** N=37 $\bar{x}$	**N vs. H** U-Test p	**N vs. T** U-Test p	**N vs. A** U-Test p	**H vs. T** U-Test p
CNV1 (Kontrolle)										
Fz	-14.78	4.90	.000	.095	.291	.144	.603	.145	.519	.520
Cz-Fz	1.58	3.68	.000	.215	.229	-.160	.299	.156	.762	.882
CNV2 (Kontrolle)										
Fz	-7.98	5.68	.000	-.011	-.019	.315	.648	.963	.104	.891
Cz-Fz	-0.79	4.56	.000	.056	.355	.092	.868	.141	.974	.306
PINV										
Fz (Kontrolle)	**-0.43**	**6.95**	**.000**	**.108**	**-.252**	**.101**	**.403**	**.183**	**.643**	**.126**
Fz (Nicht-Kontrolle)	**-3.14**	**6.66**	**.000**	**-.120**	**-.092**	**.122**	**.492**	**.652**	**.594**	**.850**
Cz-Fz (Kontrolle)	**-5.73**	**5.91**	**.000**	**-.159**	**.312**	**-.270**	**.472**	**.298**	**.045 ***	**.164**
Cz-Fz (Nicht-Kontrolle)	**-2.57**	**6.87**	**.000**	**-.056**	**.232**	**-.232**	**.970**	**.210**	**.149**	**.379**
MMN (non-attended)										
Fz	**-0.74**	**1.81**	**.000**	**.412**	**-.016**	**-.024**	**.036 ***	**.542**	**.997**	**.149**
Cz-Fz	**-0.01**	**1.40**	**.000**	**.046**	**.247**	**.049**	**.719**	**.229**	**.942**	**.496**
Nd										
Fz	**-2.09**	**2.04**	**.000**	**.256**	**-.094**	**.162**	**.180**	**.434**	**.499**	**.108**
Cz-Fz	**0.95**	**1.67**	**.000**	**-.184**	**-.037**	**.217**	**.437**	**.968**	**.160**	**.466**
P300 (attended)										
P3	5.62	3.56	.000	-.114	-.244	-.239	.536	.284	.202	.758
P4	4.04	3.48	.000	-.195	-.265	-.042	.340	.128	.624	.670

* $p \leq .05$ (zweiseitige Mann-Whitney U-Tests)

Während sich bei den **HKS-Patienten** im CNV/PINV-Paradigma keine statistisch bedeutsamen Unterschiede zur Normgruppe feststellen ließen, zeigte sich ein signifikant erhöhter (positiverer) Wert für die Amplitude der MMN über dem frontalen Ableiteort Fz, der für diese negative Auslenkung der ereignisbezogenen elektrischen Hirnaktivität eine frontal verminderte Amplitude dokumentiert.

Für **Tic-Patienten** ergaben sich weder im Vergleich zur Normgruppe noch bei der direkten Gegenüberstellung zu den Werten der HKS-Gruppe signifikante Abweichungen der hier berichteten Parameter.

In der **Anorexie-Gruppe** zeigte sich lediglich bei der topographischen Verteilung (Differenz Cz - Fz) der PINV unter Kontrollbedingungen ein signifikanter Unterschied zur unauffälligen Normgruppe: Die niedrigeren Differenzwerte dieser Patienten belegen eine geringere frontale (bzw. stärkere zentrale) Akzentuierung der (negativ gepolten) PINV.

3.3 Längsschnittbefunde

Die in den folgenden Tabellen mitgeteilten Ergebnisse der Längsschnittanalysen berichten die (in der vereinten Patientengruppe und in den einzelnen Diagnosegruppen) beobachteten Veränderungen gegenüber den Werten bei der Erstuntersuchung (A) sowie Verläufe zwischen dem zweiten (B) und dritten (C) Untersuchungszeitpunkt. Bei Variablen, für die sich allgemeine Entwicklungseffekte nachweisen ließen, wurde die Auswirkung des bei Nachuntersuchungen höheren Alters durch die durchgeführte Alterskorrektur rechnerisch eliminiert. Sämtliche Werte zeigen wiederum an, um wieviel Standardabweichungen die betreffende Gruppe im Durchschnitt über oder unter den jeweils altersspezifischen Erwartungswerten liegt.

Da nicht für alle Patienten Daten zu allen drei Untersuchungszeitpunkten (A, B und C) vorlagen, finden sich in den Tabellen - wegen der verschieden großen und unterschiedlich zusammengesetzten Stichproben mit vorhandenen Werten zu den beiden jeweils verglichenen Untersuchungsterminen - für den gleichen Zeitpunkt z.T. voneinander abweichende Mittelwerte.

3.3.1 Verlauf neuropsychologischer Leistungsindikatoren

Aus Platzgründen und zur Vermeidung von Redundanzen werden Veränderungen der Leistungen bei den durchgeführten neuropsychologischen Tests nicht anhand von einzelnen Variablen, sondern nur auf dem aggregierten Niveau der Faktorscores mitgeteilt (Tabellen 3.8 bis 3.10).

Tabelle 3.8 gibt Auskunft über die Entwicklung der berechneten Faktorscores zwischen **A- und B-**Erhebungen. In dem Gesamtkollektiv aller untersuchten kinderpsychiatrischen Patienten verbesserte sich zwischen der Erstuntersuchung und dem B-Termin ca. ein Jahr später lediglich der Faktorscore des "Allgemeinen Leistungsniveaus" signifikant, was hauptsächlich auf den in diesem Zeitintervall und bei diesem Faktor starken Anstieg in den Werten der Tic-Patienten zurückzuführen ist. Bei HKS-Patienten sowie in der Anorexie-Gruppe ergaben sich keine bedeutsamen Veränderungen der Faktorscores.

Der längerfristige Verlauf (**A nach C**) von der Ersterhebung bis hin zu dem etwa 2 Jahre später stattgefundenen insgesamt dritten Untersuchungstermin zeigt, wie in Tabelle 3.9 zu sehen ist, ein ähnliches Muster. Unter den meist von A nach C ansteigenden Faktorscore-Werten, die sich somit in Richtung eines relativen Leistungsanstiegs verändern, treten lediglich beim Faktor "Allgemeines Leistungsniveau" signifikante Verbesserungen auf, und zwar wiederum in der Gesamtgruppe und bei den Patienten mit Tic-Störungen. Für die Anorexie-Gruppe kann derart langfristig außerdem auch eine Verbesserung im Faktor "Kognitive Flexibilität" nachgewiesen werden.

Vereinzelte späte Leistungsverbesserungen zeigten sich auch im direkten Vergleich (**B vs. C**) zwischen der Zweit- und Drittuntersuchung (Tabelle 3.10). Der Faktor "Kognitive Flexibilität" erfuhr im Gesamtkollektiv einen signifikanten Anstieg, der sich in den einzelnen Diagnosegruppen jedoch lediglich in einem tendenziell zunehmenden Faktorscore bei der Anorexie-Stichprobe ausdrückte. Ebenfalls in der Anorexie-Gruppe wurde eine deutliche Zunahme der Interferenzkontrolle (FS5: Stroop-Selektivität) festgestellt. Werte der HKS- und Tic-Patienten veränderten sich in diesem späten Zeitintervall nicht wesentlich.

Tab. 3.8 : Neuropsychologie-Faktorscores: Längsschnitt A nach B
(Faktorscores aus alterskorrigierten z-Werten; hohe positive Werte = gute Leistungen)

Variablen	Erwartungs-werte		H / T / A (N=76)			HKS (N=26)			TIC (N=24)			ANO (N=26)		
			A	**B**	**A vs. B**	**A**	**B**	**A vs. B**	**A**	**B**	**A vs. B**	**A**	**B**	**A vs. B**
(Faktorscores)	(10 Jahre)	s	$\bar{x}$	$\bar{x}$	p	$\bar{x}$	$\bar{x}$	p	$\bar{x}$	$\bar{x}$	p	$\bar{x}$	$\bar{x}$	p
FS1: Allgem. Leistungsniveau	0.26	0.92	-.02	.14	.020 *	-.42	-.28	.137	-.50	-.11	.003 **	.69	.67	.799
FS2: Allgem. Leistungstempo	0.11	0.86	.08	.10	.712	-.08	.04	.748	.22	.07	.259	.09	.16	.799
FS3: Kognitive Flexibilität	0.18	0.92	-.13	-.01	.342	-.29	-.24	.968	-.13	-.05	.931	-.02	.19	.211
FS4: Impulskontrolle	0.23	0.60	-.25	.03	.319	-.47	.11	.228	.01	.10	.822	-.30	-.08	.677
FS5: Interferenzkontrolle	-0.01	0.84	.11	.13	.863	.32	.40	.630	-.14	-.07	.591	.17	.08	.545
FS6: Intermodale Integration	-0.10	1.04	.20	.13	.889	.31	.28	.904	-.08	-.07	.664	.34	.20	.658

** $p \leq .01$; * $p \leq .05$ (zweiseitige Wilcoxon-Tests)

Tab. 3.9 : Neuropsychologie-Faktorscores: Längsschnitt A nach C
(Faktorscores aus alterskorrigierten z-Werten; hohe positive Werte = gute Leistungen)

Variablen (Faktorscores)	Erwartungswerte (10 Jahre)	s	H/T/A (N=57) A $\bar{x}$	C $\bar{x}$	A vs. C p	HKS (N=23) A $\bar{x}$	C $\bar{x}$	A vs. C p	TIC (N=20) A $\bar{x}$	C $\bar{x}$	A vs. C p	ANO (N=14) A $\bar{x}$	C $\bar{x}$	A vs. C p
FS1: Allgem. Leistungsniveau	0.26	0.92	.01	.26	.024 *	-.49	-.09	.084 T	-.13	.28	.004 **	.80	.64	.178
FS2: Allgem. Leistungstempo	0.11	0.86	.10	.01	.347	-.08	-.09	.944	.26	.13	.421	.08	-.03	.510
FS3: Kognitive Flexibilität	0.18	0.92	.00	.28	.117	-.04	-.23	.382	-.09	.26	.198	.17	.92	.036 *
FS4: Impulskontrolle	0.23	0.60	-.33	-.10	.997	-.62	-.11	.493	.09	-.10	.213	-.56	-.08	.638
FS5: Interferenzkontrolle	-0.01	0.84	.01	.30	.066 T	-.06	.38	.247	-.05	.20	.376	.17	.35	.246
FS6: Intermodale Integration	-0.10	1.04	.31	.09	.274	.31	.17	.587	.17	-.08	.445	.52	.23	.638

** $p \leq .01$; * $p \leq .05$; T $p \leq .10$ (zweiseitige Wilcoxon-Tests)

Tab. 3.10 : Neuropsychologie-Faktorscores: Längsschnitt B nach C
(Faktorscores aus alterskorrigierten z-Werten; hohe positive Werte = gute Leistungen)

Variablen	Erwartungs-werte		H / T / A (N=49)			HKS (N=19)			TIC (N=16)			ANO (N=14)		
			B	C	B vs. C	B	C	B vs. C	B	C	B vs. C	B	C	B vs. C
(Faktorscores)	(10 Jahre)	s	$\bar{x}$	$\bar{x}$	p	$\bar{x}$	$\bar{x}$	p	$\bar{x}$	$\bar{x}$	p	$\bar{x}$	$\bar{x}$	p
FS1: Allgem. Leistungsniveau	0.26	0.92	.19	.19	.951	-.46	-.28	.278	.26	.25	.777	.85	.64	.246
FS2: Allgem. Leistungstempo	0.11	0.86	-.02	-.08	.897	-.02	-.28	.408	-.02	.10	.496	-.02	-.03	.975
FS3: Kognitive Flexibilität	0.18	0.92	-.12	.22	.037 *	-.59	-.39	.535	-.06	.22	.256	.36	.92	.056 ᵀ
FS4: Impulskontrolle	0.23	0.60	-.02	-.10	.447	.01	-.04	.606	.09	-.16	.192	-.18	-.08	.471
FS5: Interferenzkontrolle	-0.01	0.84	.23	.30	.135	.66	.32	.959	.12	.23	.650	-.16	.35	.014 *
FS6: Intermodale Integration	-0.10	1.04	.06	-.02	.388	.03	-.06	.680	.01	-.21	.281	.14	.23	.925

* $p \leq .05$; ᵀ $p \leq .10$ (zweiseitige Wilcoxon-Tests)

3.3.2 Verlauf psychophysiologischer Parameter

Zwischen der Eingangsuntersuchung und der ca. ein Jahr späteren ersten Nachuntersuchung (**A vs. B**) ergaben sich bei den registrierten psychophysiologischen Parametern weder im kinderpsychiatrischen Gesamtkollektiv noch in den einzelnen Diagnosegruppen der HKS- und Tic-Patienten statistisch bedeutsame Veränderungen (Tabelle 3.11).

In der Anorexie-Gruppe zeigte sich dagegen im Verlauf eine Reihe von signifikanten Entwicklungen: Die in der Kontrollbedingung abgeleitete frühe CNV (CNV1) über Fz verringerte sich im Vergleich zur ersten Messung, was angesichts der negativen Polung der CNV einer Vergrößerung ihrer (negativen) Amplitude gleichkommt. Bei der ebenfalls in der Kontrollbedingung gemessenen späten CNV (CNV2) verlagerte sich die anterior-posteriore Topographie der Amplituden in Richtung einer zunehmenden zentralen Akzentuierung, da die Differenz Cz-Fz kleiner (negativer) wurde. Die frontal gemessene PINV erhöhte sich bis zur Nachuntersuchung, d.h. die Amplitude der ebenfalls negativ gepolten PINV wurde (bei Nicht-Kontrolle signifikant) über frontalen Bereichen kleiner. Dies ging einher mit einer nur als Tendenz beobachteten topographischen Verlagerung der maximalen PINV-Negativität von frontal nach zentral. Eine weitere, aus Tabelle 3.11 zu entnehmende Veränderung bei Anorexie-Patienten zeigte sich für die frontal abgeleitete Nd-Welle, deren (absolut höherer) Wert bei der zweiten Messung tendenziell eine verminderte (negative) Amplitude reflektierte.

Entsprechende Verlaufsberechnungen für das längere Zeitintervall von Erstuntersuchung bis zur dritten Ableitung (**A vs. C**) werden in Tabelle 3.12 wiedergegeben. Mit Ausnahme von tendenziell negativer (also größer) werdenden Fz-Amplituden der CNV1 und CNV2 bei HKS-Patienten zeigten sich über diese ca. 2 Jahre umfassende Zeitspanne hinweg keine bedeutsamen Veränderungen.

Gleiches gilt für die in Tabelle 3.13 enthaltenen direkten Vergleiche zwischen **B- und C-Untersuchung**: In keiner der betrachteten Gruppen konnten hier signifikante Veränderungen der Amplitudenmaße bzw. der als topographische Indikatoren angesehenen Cz-Fz-Differenzwerte festgestellt werden.

Tab. 3.11 : Psychophysiologische Parameter: Längsschnitt A nach B
(als frontalhirnsensitiv betrachtete Variablen wurden fett hervorgehoben)

Variablen	Erwartungswerte (10 Jahre)	s	H/T/A (N=59-64) A $\bar{x}$	B $\bar{x}$	A vs. B p	HKS (N=16-21) A $\bar{x}$	B $\bar{x}$	A vs. B p	TIC (N=21) A $\bar{x}$	B $\bar{x}$	A vs. B p	ANO (N=22) A $\bar{x}$	B $\bar{x}$	A vs. B p
CNV1 (Kontrolle)														
Fz	-14.78	4.89	.28	.20	.283	.41	.63	.493	.12	.11	.591	.33	-.03	.027 *
Cz-Fz	1.58	3.68	.04	-.15	.137	-.04	-.14	.832	.35	-.05	.131	-.18	-.26	.447
CNV2 (Kontrolle)														
Fz	-7.98	5.68	.20	.13	.805	.39	.20	.723	.03	.05	.639	.22	.17	.523
Cz-Fz	-0.79	4.56	.18	-.11	.101	-.16	.02	.587	.43	.05	.205	.19	-.35	.025 *
PINV														
Fz (Kontrolle)	**-0.43**	**6.95**	**.11**	**.26**	**.521**	**.24**	**.43**	**.982**	**.06**	**.03**	**.931**	**.05**	**.35**	**.191**
Fz (Nicht-Kontrolle)	**-3.14**	**6.66**	**-.10**	**.17**	**.097** T	**-.16**	**-.05**	**.757**	**-.18**	**.01**	**.664**	**.02**	**.49**	**.031** *
Cz-Fz (Kontrolle)	**-5.73**	**5.91**	**-.11**	**-.32**	**.300**	**-.38**	**-.51**	**.688**	**.17**	**-.01**	**.639**	**-.18**	**-.45**	**.202**
Cz-Fz (Nicht-Kontrolle)	**-2.57**	**6.87**	**-.06**	**-.12**	**.354**	**-.18**	**-.16**	**.796**	**.17**	**.16**	**.931**	**-.19**	**-.34**	**.067** T
MMN (non-attended)														
Fz	**-0.74**	**1.81**	**.20**	**.17**	**.734**	**.57**	**.60**	**.931**	**-.04**	**-.03**	**.768**	**.09**	**-.06**	**.527**
Cz-Fz	**-0.01**	**1.40**	**.02**	**.07**	**.889**	**-.24**	**-.03**	**.742**	**.36**	**.21**	**.849**	**-.06**	**.02**	**.521**
Nd														
Fz	**-2.09**	**2.04**	**.19**	**.32**	**.200**	**.37**	**.06**	**.690**	**-.06**	**.39**	**.290**	**.27**	**.49**	**.058** T
Cz-Fz	**0.95**	**1.67**	**.01**	**-.08**	**.650**	**-.21**	**.06**	**.543**	**.14**	**-.31**	**.664**	**.09**	**-.01**	**.427**
P300 (attended)														
P3	5.62	3.56	-.22	-.28	.365	.01	-.14	.414	-.34	-.33	.876	-.31	-.38	.184
P4	4.04	3.48	-.17	-.23	.647	-.16	-.31	.435	-.28	-.18	.742	-.09	-.22	.517

* $p \leq .05$; T $p \leq .10$ (zweiseitige Wilcoxon-Tests)

Tab. 3.12 : Psychophysiologische Parameter: Längsschnitt A nach C
(als frontalhirnsensitiv betrachtete Variablen wurden fett hervorgehoben)

Variablen	Erwartungswerte (10 Jahre)	s	H/T/A (N=39-51) A $\bar{x}$	C $\bar{x}$	A vs. C p	HKS (N=11-20) A $\bar{x}$	C $\bar{x}$	A vs. C p	TIC (N=14-18) A $\bar{x}$	C $\bar{x}$	A vs. C p	ANO (N=12-13) A $\bar{x}$	C $\bar{x}$	A vs. C p
CNV1 (Kontrolle)														
Fz	-14.78	4.89	.43	.30	.242	.39	-.04	.056 T	.37	.57	.684	.54	.46	.754
Cz-Fz	1.58	3.68	-.09	-.24	.538	.05	-.01	.944	-.18	-.27	.925	-.17	-.54	.183
CNV2 (Kontrolle)														
Fz	-7.98	5.68	.13	-.06	.419	.28	-.42	.076 T	-.15	-.12	.730	.26	.52	.531
Cz-Fz	-0.79	4.56	.06	.05	.943	.00	.18	.759	-.02	.04	.638	.23	-.11	.531
PINV														
Fz (Kontrolle)	**-0.43**	**6.95**	**.14**	**.23**	**.596**	**.60**	**.29**	**.523**	**-.31**	**.08**	**.272**	**.03**	**.33**	**.240**
Fz (Nicht-Kontrolle)	**-3.14**	**6.66**	**.02**	**.20**	**.231**	**.10**	**.13**	**.477**	**-.21**	**.11**	**.364**	**.20**	**.36**	**.601**
Cz-Fz (Kontrolle)	**-5.73**	**5.91**	**-.26**	**-.16**	**.507**	**-.33**	**-.29**	**.982**	**-.16**	**-.15**	**.876**	**-.26**	**.01**	**.308**
Cz-Fz (Nicht-Kontrolle)	**-2.57**	**6.87**	**-.08**	**-.04**	**.989**	**.18**	**.27**	**.790**	**-.25**	**-.26**	**.910**	**-.11**	**-.05**	**.754**
MMN (non-attended)														
Fz	**-0.74**	**1.81**	**.08**	**-.06**	**.366**	**.39**	**-.11**	**.192**	**-.24**	**-.20**	**.648**	**.03**	**.21**	**.701**
Cz-Fz	**-0.01**	**1.40**	**.16**	**.13**	**.993**	**.08**	**.26**	**.456**	**.34**	**.18**	**.712**	**.04**	**-.16**	**.422**
Nd														
Fz	**-2.09**	**2.04**	**.19**	**.38**	**.471**	**.43**	**.15**	**.391**	**-.15**	**.46**	**.112**	**.28**	**.61**	**.279**
Cz-Fz	**0.95**	**1.67**	**-.03**	**-.19**	**.286**	**-.10**	**-.19**	**.551**	**.00**	**-.15**	**.680**	**.05**	**-.24**	**.346**
P300 (attended)														
P3	5.62	3.56	-.13	-.26	.091 T	-.12	-.26	.179	-.05	-.15	.421	-.26	-.40	.402
P4	4.04	3.48	-.16	-.22	.574	-.23	-.32	.682	-.16	-.10	.744	-.06	-.25	.422

T $p \leq .10$ (zweiseitige Wilcoxon-Tests)

Tab. 3.13 : Psychophysiologische Parameter: Längsschnitt B nach C
(als frontalhirnsensitiv betrachtete Variablen wurden fett hervorgehoben)

Variablen	Erwartungswerte (10 Jahre)	s	H/T/A (N=31-40) B $\bar{x}$	C $\bar{x}$	B vs. C p	HKS (N=10-15) B $\bar{x}$	C $\bar{x}$	B vs. C p	TIC (N=8-13) B $\bar{x}$	C $\bar{x}$	B vs. C p	ANO (N=11-12) B $\bar{x}$	C $\bar{x}$	B vs. C p
CNV1 (Kontrolle)														
Fz	-14.78	4.89	.39	.29	.922	.57	.11	.347	.25	.22	1.000	.29	.53	.286
Cz-Fz	1.58	3.68	-.13	-.23	.653	.06	.01	.695	-.03	-.04	.889	-.41	-.62	.790
CNV2 (Kontrolle)														
Fz	-7.98	5.68	.23	-.04	.337	-.06	-.58	.433	.35	.06	.401	.47	.48	.859
Cz-Fz	-0.79	4.56	.01	.00	.876	.35	.32	.814	-.08	-.21	1.000	-.30	-.19	.930
PINV														
Fz (Kontrolle)	**-0.43**	**6.95**	**.35**	**.24**	**.518**	**.34**	**.21**	**.638**	**-.13**	**.02**	**.576**	**.72**	**.43**	**.329**
Fz (Nicht-Kontrolle)	**-3.14**	**6.66**	**.32**	**.23**	**.466**	**-.13**	**-.01**	**.799**	**.34**	**.17**	**.508**	**.68**	**.48**	**.481**
Cz-Fz (Kontrolle)	**-5.73**	**5.91**	**-.22**	**-.22**	**.985**	**-.21**	**-.38**	**.638**	**-.19**	**-.15**	**.780**	**-.25**	**-.11**	**.657**
Cz-Fz (Nicht-Kontrolle)	**-2.57**	**6.87**	**-.05**	**-.13**	**.614**	**.29**	**.00**	**.203**	**.06**	**-.31**	**.203**	**-.42**	**-.09**	**.158**
MMN (non-attended)														
Fz	**-0.74**	**1.81**	**.09**	**.01**	**.952**	**.56**	**.04**	**.281**	**-.29**	**-.21**	**.862**	**-.10**	**.21**	**.224**
Cz-Fz	**-0.01**	**1.40**	**.26**	**.15**	**.582**	**-.04**	**.21**	**.335**	**.59**	**.35**	**.650**	**.27**	**-.15**	**.158**
Nd														
Fz	**-2.09**	**2.04**	**.36**	**.28**	**.697**	**-.05**	**.07**	**.610**	**.60**	**.24**	**.249**	**.61**	**.61**	**.876**
Cz-Fz	**0.95**	**1.67**	**-.07**	**-.10**	**.958**	**.10**	**-.13**	**.395**	**-.40**	**.11**	**.087** T	**.07**	**-.28**	**.240**
P300 (attended)														
P3	5.62	3.56	-.20	-.25	.573	-.08	-.19	.571	-.05	-.17	.279	-.52	-.43	.433
P4	4.04	3.48	-.13	-.20	.862	-.16	-.27	.777	.17	-.03	.464	-.43	-.30	.308

T $p \leq .10$ (zweiseitige Wilcoxon-Tests)

3.4 Vorhersage des Verlaufs der psychopathologischen Symptomatik

3.4.1 Vorhersagewert neuropsychologischer Prädiktoren

Wie in den zuletzt berichteten Verlaufsanalysen mußte auch bei der Prüfung möglicher Zusammenhänge zwischen neuropsychologischen Leistungsmaßen und dem späteren Verlauf der psychopathologischen Symptomatik die Zahl der durchgeführten einzelnen Signifikanztests eingeschränkt werden. Bei der Darstellung der dazu erhaltenen Ergebnisse in den Tabellen 3.14 bis 3.17 werden daher keine Einzelvariablen, sondern ausschließlich die im Rahmen der Datenreduktion gebildeten aggregierten Faktorscore-Maße betrachtet. Eine hohe Ausprägung entspricht dabei stets einer guten Leistung.

Zur Abschätzung des prädiktiven Werts der geprüften Merkmale für die Vorhersage des weiteren Verlaufs allgemeiner und diagnosenspezifischer Psychopathologie wurden die bei der Erstuntersuchung erhobenen Prädiktoren mit den Differenzen der Psychopathologie-Indikatoren korreliert, die sich aus der Subtraktion der gemessenen Werte bei Nachfolgeuntersuchung und Ersterhebung ergeben (B-A). Für die einzelnen Zeitpunkte ist die Polung der Psychopathologiemaße (mit Ausnahme des CGAS-Wertes; s.u.!) stets so gerichtet, dass höhere Werte eine stärkere Verhaltensauffälligkeit ausdrücken. Bei den gebildeten B-A-Differenzwerten führt eine Verringerung der Symptomatik (guter Verlauf) demnach zu negativen (d.h. niedrigen) Ausprägungen, während ein ungünstiger Verlauf und die damit verbundene Zunahme der psychopathologischen Auffälligkeiten mit positiven (größeren) Differenzwerten einhergeht.

Daraus ergibt sich, dass eine negative korrelative Beziehung zwischen dem Prädiktor und dem Psychopathologie-Differenzwert in der Regel zum Ausdruck bringt, dass gute (hohe) Leistungswerte mit einem günstigen (zurückgehenden) Verlauf der Symptomatik zusammenhängen, während bei Vorliegen von positiven Koeffizienten gute Leistungen eher mit einer Verschlechterung der Psychopathologie verbunden sind.

Diese Erläuterungen zur Richtung der berechneten korrelativen Zusammenhänge gelten für fast alle der hier berichteten Psychopathologiemaße - die einzige Ausnahme stellt der CGAS-Wert dar, der keine Auffälligkeiten mißt, sondern das (positiv gepolte) allgemeine psychosoziale Funktionsniveau. Für den CGAS-Wert gelten daher die entgegengesetzten Beziehungen wie für die restlichen Psychopathologiemaße: Variablen, die mit der CGAS-Differenz positiv korrelieren, zeigen bei hohen Ausprägungen einen günstigen CGAS-Verlauf an.

3.4.1.1 Globale Vorhersage des Verlaufs der psychopathologischen Symptomatik

Für das kinderpsychiatrische Gesamtkollektiv ergaben sich nur zwei signifikante Zusammenhänge zwischen den aus den Leistungen bei der Erstuntersuchung gebildeten neuropsychologischen Faktorscores und dem Verlauf der Psychopathologie bis zur ersten Nachuntersuchung (Tabelle 3.14): Einerseits korrelierten die im Faktor "Intermodale Integration" enthaltenen Leistungen mit dem CGAS-Verlauf, während andererseits eine hohe Ausprägung des Faktors "Kognitive Flexibilität" mit einer Verringerung der im CBCL gemessenen externalisierenden Symptomatik einherging. Obwohl beide Beziehungen in die erwartete Richtung wiesen, zeigten sich in der Gesamtgruppe relativ wenig enge Zusammenhänge zwischen den neuropsychologischen Prädiktoren und den Indikatoren des Verlaufs der psychopathologischen Symptomatik.

Tab. 3.14 : Vorhersage des Verlaufs der psychopathologischen Symptomatik (Differenz B-A) durch Neuropsychologie-Faktorscores (alle Patienten)

Variablen (Faktorscores 1-6)	**CGAS** N=75 r	**CBCL-T-Ext** N=72 r	**CBCL-T-Int** N=72 r
Non-FH			
FS1: Allgemeines Leistungsniveau	.07	-.14	-.10
FS2: Allgemeines Leistungstempo	.00	-.06	-.00
FH			
FS3: Kognitive Flexibilität	.02	-.24 *	-.15
FS4: Impulskontrolle	.06	-.02	.00
FS5: Interferenzkontrolle	-.12	.18	.14
FS6: Intermodale Integration	.25 *	-.09	-.19

* $p \leq .05$ (Pearson-Korrelationen; zweiseitig)

3.4.1.2 Diagnosenspezifische Vorhersage des Verlaufs der psychopathologischen Symptomatik

Für die einzelnen untersuchten Diagnosegruppen wurden die gleichen allgemeinen Psychopathologiemaße (CGAS, CBCL-Werte für externalisierendes und internalisierendes Problemverhalten) geprüft, je nach Störungsart ergänzt durch zusätzliche Indikatoren zur Messung der diagnosenspezifischen Symptomatik.

Für die HKS-Gruppe zeigte sich, dass hohe Ausprägungen des allgemeinen Leistungsniveaus (FS1) und besonders eine gut ausgeprägte kognitive Flexibilität (FS3) mit einem günstigen Verlauf der im CBCL berichteten externalisierenden Psychopathologie zusammenhängen (Tabelle 3.15). Überdurchschnittliche kognitive Flexibilität korrelierte tendenziell auch mit einer Verringerung der Conners-Punktsumme. Die internalisierende Symptomatik im CBCL entwickelte sich in dieser Stichprobe günstiger, wenn auf dem Interferenzkontrolle-Faktorscore anfangs niedrige Werte vorgelegen hatten.

Tab. 3.15 : Vorhersage des Verlaufs der psychopathologischen Symptomatik (Differenz B-A) bei *HKS-Patienten* durch Neuropsychologie-Faktorscores

Variablen (Faktorscores 1-6)	**CGAS** N=21 r	**CBCL-T-Ext** N=20 r	**CBCL-T-Int** N=20 r	**Conners** N=20 r
Non-FH				
FS1: Allgemeines Leistungsniveau	-.04	-.51 *	-.30	-.29
FS2: Allgemeines Leistungstempo	-.00	-.20	-.04	-.15
FH				
FS3: Kognitive Flexibilität	.26	-.65 **	-.37	-.38 T
FS4: Impulskontrolle	.32	-.13	.20	-.30
FS5: Interferenzkontrolle	-.22	.29	.44 *	.13
FS6: Intermodale Integration	-.20	.34	.29	.26

** $p \leq .01$; * $p \leq .05$; T $p \leq .10$ (Pearson-Korrelationen; zweiseitig)

Während auch bei Tic-Patienten ein hohes allgemeines Leistungsniveau tendenziell mit einer vorteilhafteren Entwicklung externalisierender Symptomatik einherging (Tabelle 3.16), führte in dieser Gruppe eine gut ausgeprägte kognitive Flexibilität eher zu einer Verschlechterung der Tic-spezifischen Auffälligkeiten im TSSS sowie (als Tendenz) auch im TSGS-Tic-Score. Signifikant korrelierte dagegen eine gut ausgeprägte Fähigkeit zur Impulskontrolle (FS4) mit einem günstigen Verlauf internalisierender Auffälligkeiten im CBCL.

Tab. 3.16 : Vorhersage des Verlaufs der psychopathologischen Symptomatik (Differenz B-A) bei *Tic-Patienten* durch Neuropsychologie-Faktorscores

Variablen (Faktorscores 1-6)	CGAS N=27 r	CBCL-T- Ext N=26 r	CBCL-T- Int N=26 r	TSGS-Tic-Score N=26 r	TSSS-Summe N=26 r
Non-FH					
FS1: Allgemeines Leistungsniveau	.24	-.35 T	-.19	-.04	.12
FS2: Allgemeines Leistungstempo	.14	-.15	-.11	-.03	-.17
FH					
FS3: Kognitive Flexibilität	-.29	-.10	.04	.34 T	.39 *
FS4: Impulskontrolle	.02	-.27	-.44 *	-.10	-.17
FS5: Interferenzkontrolle	.21	-.16	-.31	.03	-.12
FS6: Intermodale Integration	.32	.02	-.22	-.05	-.10

* $p \leq .05$; T $p \leq .10$ (Pearson-Korrelationen; zweiseitig)

In der Anorexie-Gruppe fehlte jeglicher Zusammenhang zwischen der allgemeinen Leistungsgüte (FS1) und dem weiteren Verlauf der psychopathologischen Symptomatik. Bei diesem Patientenkollektiv ergaben sich die einzigen statistisch bedeutsamen Vorhersagequalitäten für den Faktor der intermodalen Integration (FS6), bei dem hohe Werte zu einer günstigen Veränderung des allgemeinen psychosozialen Funktionsniveaus (CGAS) und sowohl der externalisierenden als auch der internalisierenden Probleme im CBCL führten (Tabelle 3.17).

Tab. 3.17 : Vorhersage des Verlaufs der psychopathologischen Symptomatik (Differenz B-A) bei *Anorexie-Patienten* durch Neuropsychologie-Faktorscores

Variablen (Faktorscores 1-6)	**CGAS** N=27 r	**CBCL-T- Ext** N=26 r	**CBCL-T- Int** N=26 r	**EAT-Gesamt** N=25 r	**EDI-Summe** N=24 r
Non-FH					
FS1: Allgemeines Leistungsniveau	.01	-.01	.14	-.07	.14
FS2: Allgemeines Leistungstempo	-.04	.21	.20	-.03	-.33
FH					
FS3: Kognitive Flexibilität	.10	-.07	-.10	-.12	-.28
FS4: Impulskontrolle	-.05	.23	.08	.35 T	-.05
FS5: Interferenzkontrolle	-.30	.35 T	.30	.19	.00
FS6: Intermodale Integration	.41 *	-.46 *	-.45 *	-.12	.03

* $p \leq .05$; T $p \leq .10$ (Pearson-Korrelationen; zweiseitig)

3.4.1.3 Relativer Beitrag frontalhirnsensitiver exekutiver Funktionen zur Verlaufsvorhersage

Die in den vorangehenden Abschnitten mitgeteilten Ergebnisse zum prädiktiven Wert der einzelnen aggregierten Leistungsindikatoren (Faktorscores) bei der Vorhersage des weiteren Verlaufs der psychopathologischen Symptomatik haben deutlich gemacht, dass neben den frontalhirnsensitiven Merkmalen (wie z.B. Interferenzkontrolle, Impulskontrolle, kognitive Flexibilität) auch eher unspezifische Leistungsaspekte (allgemeines Leistungsniveau und -tempo) in der Lage sind, den späteren Verlauf von globaler sowie störungsspezifischer Symptomatik vorherzusagen. Um einen direkten Vergleich zwischen dem Vorhersagewert frontalhirnsensitiver exekutiver Funktionen und allgemeiner Fähigkeitsindikatoren zu ermöglichen, wurde für die verschiedenen untersuchten Stichproben eine Reihe von multiplen Regressionsanalysen berechnet, in der zwei Blöcke mit jeweils zwei Prädiktoren nacheinander zur Vorhersage der als Zielkriterium gewählten Veränderungen der externalisierenden bzw. internalisierenden Symptomatik herangezogen wurden. Durch Berücksichtigung der beiden möglichen Reihenfolgen, in der die zwei Prädiktorenblöcke in die Regressionsgleichung aufgenommen wurden, konnte deren relativer Beitrag zur Vorhersage der Zielvariablen verglichen werden. Außerdem geben die Tabellen 3.18 und 3.19 auch Auskunft über die gesamte, durch beide Prädiktorenblöcke zusammen erreichbare Varianzaufklärung.

Tabelle 3.18 vergleicht den prädiktiven Wert von frontalhirnsensitiven (FH) und allgemeinen Leistungsmerkmalen (FS1: Leistungsniveau, FS2: Leistungstempo), wobei zur Vorhersage blockweise jeweils zwei Faktorscores verwendet wurden. In dem 72 Patienten umfassenden Gesamtkollektiv gelingt eine zwar absolut niedrige, aber statistisch bedeutsame Vorhersage des Verlaufs externalisierender Symptome nur durch die beiden Faktorscores des FH-Blocks (Kognitive Flexibilität, Interferenzkontrolle).
Beide Prädiktorenblöcke eignen sich zur Vorhersage der späteren Zu- oder Abnahme von externalisierenden Auffälligkeiten bei HKS-Patienten, wobei wiederum die eng an das Frontalhirn gekoppelten Aspekte der kognitiven Flexibilität und Interferenzkontrolle einen etwas größeren Beitrag zur Verlaufsprognose leisten. Insgesamt wird bei der HKS-Gruppe eine Varianzaufklärung von 50 % erreicht, nachdem nacheinander beide Blöcke (d.h. zusammen vier Prädiktoren) in die Vorhersagegleichung aufgenommen werden. Weder für die Tic- noch für die Anorexie-Stichprobe kann mit den hier ausgewählten Prädiktoren eine überzufällige Vorhersage getroffen werden.
Eine zuverlässige Prädiktion des Verlaufs der internalisierenden Symptomatik gelingt den hier betrachteten Faktorscores in keiner der untersuchten Stichproben, obgleich der durch die frontalhirnsensitiven Merkmale aufgeklärte Varianzanteil allerdings stets höher ausfällt als der Beitrag der allgemeinen Leistungsfaktoren.

Darüber hinaus galt es auch, den relativen prognostischen Wert von frontalhirnspezifischen exekutiven Funktionen im Vergleich zu psychosozialen Risikofaktoren zu prüfen (FH vs. PS). Dazu wurde das bereits genannte Paar aus den Faktorscores "Kognitive Flexibilität" und "Interferenzkontrolle" einem zweiten Prädiktorenblock (Summenwert des Family Adversity Index, Anzahl belastender Lebensereignisse) aus dem psychosozialen Merkmalsbereich gegenübergestellt (Tabelle 3.19).
Verglichen mit den belastenden Risikofaktoren konnte für die beiden Prädiktoren des FH-Blocks in der vereinten Patientengruppe - und besonders bei den HKS-Patienten - auch hier wieder ein relativ bedeutenderer Beitrag zur Vorhersage des weiteren Verlaufs externalisierender Symptome aufgezeigt werden. Der Verlauf von internalisierender Symptomatik ließ sich dagegen (nur) bei Tic-Patienten anhand der Ausprägungen der psychosozialen Risikomerkmale vorhersagen, während dies in den anderen betrachteten Stichproben durch keinen der beiden Prädiktorenblöcke, noch durch deren gemeinsame Berücksichtigung gelang.

Tab. 3.18 : Blockweise Regressionsanalysen zur Verlaufsvorhersage (Differenz B-A) von externalisierender und internalisierender Symptomatik (CBCL-T-Werte) durch ausgewählte aggregierte (frontalhirnsensitive und unspezifische allgemeine) neuropsychologische Leistungsparameter

Prädiktorenblöcke: **FH** = Frontalhirnsensitive Parameter: Faktorscore "Kognitive Flexibilität", Faktorscore "Interferenzkontrolle"

vs. **AL** = Allgemeine Leistungsparameter: Faktorscore "Allgemeines Leistungsniveau", Faktorscore "Allgemeines Leistungstempo"

Zielvariable :	**Verlauf von CBCL-T-External**						**Verlauf von CBCL-T-Internal**					
	erst FH		**erst AL**		**zusammen**		**erst FH**		**erst AL**		**zusammen**	
Stichproben	R^2	sig F	R^2	sig F	R^2	sig F	R^2	sig F	R^2	sig F	R^2	sig F
Alle Patienten (N=72)	.083	.050 *	.026	ns	.100	ns	.040	ns	.011	ns	.045	ns
HKS (N=20)	.430	.009 **	.334	.032 *	.500	.027 *	.257	.080 ᵀ	.096	ns	.264	ns
TIC (N=26)	.034	ns	.138	ns	.191	ns	.098	ns	.045	ns	.178	ns
ANO (N=26)	.133	ns	.048	ns	.153	ns	.105	ns	.095	ns	.156	ns

** $p \leq .01$; * $p \leq .05$; ᵀ $p \leq .10$; ns = nicht signifikant

Tab. 3.19 : Blockweise Regressionsanalysen zur Verlaufsvorhersage (Differenz B-A) von externalisierender und internalisierender Symptomatik (CBCL-T-Werte) durch ausgewählte frontalhirnsensitive Leistungsparameter und psychosoziale Risikofaktoren

Prädiktorenblöcke: **FH** = Frontalhirnsensitive Parameter: Faktorscore "Kognitive Flexibilität"
Faktorscore "Interferenzkontrolle"

vs. **PS** = Psychosoziale Risikofaktoren: Family Adversity Index (FAI-Summe)
Anzahl belastender Lebensereignisse

Zielvariable :	**Verlauf von CBCL-T-External**						**Verlauf von CBCL-T-Internal**					
	erst FH		**erst PS**		**zusammen**		**erst FH**		**erst PS**		**zusammen**	
Stichproben	R^2	sig F	R^2	sig F	R^2	sig F	R^2	sig F	R^2	sig F	R^2	sig F
Alle Patienten (N=72)	.083	.050 *	.065	.098 T	.137	.041 *	.040	ns	.063	ns	.094	ns
HKS (N=20)	.430	.009 **	.040	ns	.497	.028 *	.257	.080 T	.029	ns	.326	ns
TIC (N=26)	.034	ns	.098	ns	.101	ns	.098	ns	.488	.001 ***	.533	.003 **
ANO (N=26)	.133	ns	.140	ns	.190	ns	.105	ns	.123	ns	.157	ns

*** $p \leq .001$; ** $p \leq .01$; * $p \leq .05$; T $p \leq .10$; ns = nicht signifikant

3.4.2 Vorhersagewert psychophysiologischer Parameter

Ähnlich wie bei den neuropsychologischen Leistungsmaßen sollte auch für die gemessenen psychophysiologischen Indikatoren der hirnelektrischen Aktivität geprüft werden, ob und inwiefern sie sich zur Vorhersage des späteren Psychopathologie-Verlaufs eignen. Dazu erfolgte zunächst erneut eine globale Betrachtung des gesamten kinderpsychiatrischen Kollektivs, gefolgt von entsprechenden diagnosenspezifischen Analysen der einzelnen Patientengruppen.

3.4.2.1 Globale Vorhersage des Verlaufs der psychopathologischen Symptomatik

In der Gesamtgruppe aller untersuchten Patienten zeigten sich signifikante Zusammenhänge hauptsächlich zum Verlauf des allgemeinen psychosozialen Funktionsniveaus (CGAS), das sich umso günstiger entwickelte, je größer bei der Ersterhebung die im P300-Zeitfenster gemessene Amplitude am Ableiteort P3 ausgefallen war. Wie die gefundene signifikant negative Korrelation anzeigt, ging eine stärkere zentrale Akzentuierung der (negativ ausgerichteten) PINV-Amplitude bei Nicht-Kontrolle ebenfalls mit einer Verbesserung des CGAS-Wertes einher (Tabelle 3.20). Keiner der geprüften Prädiktoren war für das Gesamtkollektiv in der Lage, den Verlauf externalisierender Verhaltensauffälligkeiten vorherzusagen. Als bedeutsamer Prädiktor für eine spätere vorteilhafte Veränderung der internalisierenden Symptomatik stellte sich eine an Fz abgeleitete kleine Amplitude der späten CNV (CNV2) heraus: Je höher (d.h. je weniger negativ) die Amplitude dieser negativ gepolten Welle, umso stärker reduzierte sich der CBCL-Internal-Wert bis zur Nachuntersuchung.

Tab. 3.20 : Vorhersage des Verlaufs der psychopathologischen Symptomatik (Differenz B-A) durch psychophysiologische Parameter *(alle Patienten)*

	Variablen	**CGAS** N=71-76 r	**CBCL-T-Ext** N=69-73 r	**CBCL-T-Int** N=69-73 r
Non-FH	CNV1, Kontrolle: Fz	.04	-.08	-.09
	CNV1, Kontrolle: Cz-Fz	.10	-.22 T	-.13
	CNV2, Kontrolle: Fz	-.06	-.08	-.27 *
	CNV2, Kontrolle: Cz-Fz	.03	.05	.20 T
	P300 (attended): P3	.23 *	-.18	-.15
	P300 (attended): P4	.16	-.17	-.15
FH	MMN (non-attended): Fz	.07	.07	.08
	MMN (non-attended): Cz-Fz	.04	-.02	-.11
	Nd (Δ attended,non-att.): Fz	.00	.03	-.06
	Nd (Δ attended,non-att.): Cz-Fz	.04	-.12	-.21 T
	PINV, Kontrolle: Fz	-.01	-.09	-.06
	PINV, Nicht-Kontrolle: Fz	.11	-.11	-.15
	PINV, Kontrolle: Cz-Fz	-.05	-.02	-.01
	PINV, Nicht-Kontrolle: Cz-Fz	-.24 *	-.05	.06

* $p \leq .05$; T $p \leq .10$ (Pearson-Korrelationen; zweiseitig)

3.4.2.2 Diagnosenspezifische Vorhersage des Verlaufs der psychopathologischen Symptomatik

Wie Tabelle 3.21 verdeutlicht, ergaben sich bei der HKS-Stichprobe wesentliche Zusammenhänge lediglich zum Verlauf internalisierenden Problemverhaltens. Je positiver (weniger negativ = kleiner) die über Fz in der Nicht-Kontroll-Bedingung abgeleitete PINV-Amplitude war und je mehr die anterior-posteriore Verteilung in Richtung einer eher zentral als frontal ausgeprägten Negativität verlagert war, umso günstiger gestaltete sich hier die weitere Entwicklung der internalisierenden Symptomatik, während eine stärker frontal akzentuierte Negativität eher mit einem ungünstigen Verlauf verbunden war. Auch eine größere (d.h. positivere) Amplitude der parietal abgeleiteten P300-Welle erwies sich bei den HKS-Patienten als signifikanter Prädiktor für eine gute Prognose der internalisierenden Symptome.

Tab. 3.21 : Vorhersage des Verlaufs der psychopathologischen Symptomatik (Differenz B-A) bei *HKS-Patienten* durch psychophysiologische Parameter

	Variablen	**CGAS** N=18-23 r	**CBCL-T-Ext** N=18-22 r	**CBCL-T-Int** N=18-22 r	**Conners** N=18-22 r
Non-FH	CNV1, Kontrolle: Fz	-.20	.16	-.12	.02
	CNV1, Kontrolle: Cz-Fz	.43 T	-.40 T	-.17	-.18
	CNV2, Kontrolle: Fz	-.09	.08	-.35	-.00
	CNV2, Kontrolle: Cz-Fz	.08	.07	.37 T	.12
	P300 (attended): P3	.22	-.31	-.42 *	-.15
	P300 (attended): P4	.27	-.29	-.47 *	-.16
FH	MMN (non-attended): Fz	-.20	.28	.08	.05
	MMN (non-attended): Cz-Fz	.29	-.10	-.21	.06
	Nd (Δ att.,non-att.): Fz	-.33	.12	.04	.27
	Nd (Δ att.,non-att.): Cz-Fz	.31	-.13	-.22	.00
	PINV, Kontrolle: Fz	.11	-.01	-.21	-.06
	PINV, Nicht-Kontrolle: Fz	.37	-.23	-.54 *	-.30
	PINV, Kontrolle: Cz-Fz	-.08	.01	.01	.31
	PINV, Nicht-Kontrolle: Cz-Fz	-.37	.19	.50 *	.26

* $p \leq .05$; T $p \leq .10$ (Pearson-Korrelationen; zweiseitig)

In der Tic-Stichprobe konnte nur für die P300 eine Beziehung zum daraufhin gezeigten Psychopathologie-Verlauf festgestellt werden; Patienten mit großen (positiven) an der Elektrodenposition P3 gemessenen P300-Amplituden wiesen einen günstigen Verlauf des psychosozialen Funktionsniveaus (CGAS-Wert) und des TSGS-Tic-Scores auf (Tabelle 3.22).

Tab. 3.22 : Vorhersage des Verlaufs der psychopathologischen Symptomatik (Differenz B-A) bei *Tic-Patienten* durch psychophysiologische Parameter

	Variablen	CGAS N=26-27 r	CBCL-T-Ext N=25-26 r	CBCL-T-Int N=25-26 r	TSGS-Tic-Score N=24-26 r	TSSS-Summe N=25-26 r
Non-FH	CNV1, Kontrolle: Fz	-.04	-.08	.06	-.01	.07
	CNV1, Kontrolle: Cz-Fz	-.09	-.30	-.32	.29	.22
	CNV2, Kontrolle: Fz	-.26	.04	-.19	.35 T	.20
	CNV2, Kontrolle: Cz-Fz	.18	-.00	.15	-.16	-.04
	P300 (attended): P3	.40 *	-.16	-.05	-.42 *	-.20
	P300 (attended): P4	.14	-.21	-.13	-.31	-.04
FH	MMN (non-attended): Fz	.07	-.15	-.07	-.04	-.26
	MMN (non-attended): Cz-Fz	-.07	.21	.07	-.18	-.06
	Nd (Δ att.,non-att.): Fz	-.11	-.04	-.07	.31	.03
	Nd (Δ att.,non-att.): Cz-Fz	-.28	-.07	-.26	.07	-.02
	PINV, Kontrolle: Fz	.04	-.09	.02	.01	-.06
	PINV, Nicht-Kontrolle: Fz	.25	.08	.05	.08	.06
	PINV, Kontrolle: Cz-Fz	-.02	-.03	-.08	-.11	.21
	PINV, Nicht-Kontrolle: Cz-Fz	-.34 T	-.08	-.09	.27	.26

* $p \leq .05$; T $p \leq .10$ (Pearson-Korrelationen; zweiseitig)

Bei den untersuchten Anorexie-Patienten zeigte sich ein signifikanter Zusammenhang zwischen einer frontal gering ausgeprägten Nd-Negativität und einem im Verlauf gebesserten CGAS-Funktionsniveau (Tabelle 3.23). In dieser Diagnosegruppe ergab sich ferner eine statistisch bedeutsame Beziehung zwischen der frontal abgeleiteten Amplitude der späten CNV2 und der Veränderung der externalisierenden Symptomatik (CBCL): Kleinere, also weniger negative CNV2-Amplituden gingen dabei eher mit einer vorteilhaften Entwicklung einher.

Tab. 3.23 : Vorhersage des Verlaufs der psychopathologischen Symptomatik (Differenz B-A) bei *Anorexie-Patienten* durch psychophysiologische Parameter

	Variablen	CGAS N=26-27 r	CBCL-T-Ext N=26-27 r	CBCL-T-Int N=26-27 r	EAT-Gesamt N=24-25 r	EDI-Summe N=23-24 r
Non-FH	CNV1, Kontrolle: Fz	.31	-.34 T	-.23	.06	.02
	CNV1, Kontrolle: Cz-Fz	-.03	.15	.10	.03	.21
	CNV2, Kontrolle: Fz	.12	-.39 *	-.31	-.14	-.03
	CNV2, Kontrolle: Cz-Fz	.02	.11	.12	.02	-.07
	P300 (attended): P3	.10	-.07	.07	-.14	.12
	P300 (attended): P4	.11	-.05	.21	-.09	.28
FH	MMN (non-attended): Fz	.18	.25	.26	.22	.28
	MMN (non-attended): Cz-Fz	-.06	-.14	-.23	-.03	-.16
	Nd (Δ att.,non-att.): Fz	.40 *	-.09	-.25	.05	-.34
	Nd (Δ att.,non-att.): Cz-Fz	.00	-.24	-.23	-.18	.07
	PINV, Kontrolle: Fz	-.21	-.17	-.01	-.02	.21
	PINV, Nicht-Kontrolle: Fz	-.18	-.22	-.05	-.10	.11
	PINV, Kontrolle: Cz-Fz	.16	.02	.03	.16	.00
	PINV, Nicht-Kontrolle: Cz-Fz	.12	-.23	-.21	-.11	-.12

* $p \leq .05$; T $p \leq .10$ (Pearson-Korrelationen; zweiseitig)

3.4.2.3 Relativer Beitrag frontalhirnsensitiver EKP-Parameter zur Verlaufsvorhersage

Die Unterteilung in frontalhirnsensitive und unspezifische Indikatoren auf der neurophysiologischen Datenebene konnte weniger eindeutig vorgenommen werden als bei den neuropsychologischen Leistungsvariablen. Trotzdem wurde versucht, die relativen Beiträge von üblicherweise mit Frontalhirnfunktionen in Verbindung gebrachten Prädiktoren zur Verlaufsprognose mit anderen, weniger frontalhirnspezifischen Parametern zu vergleichen. Zu diesem Zweck wurden für einen FH-Prädiktorenblock drei

Tab. 3.24 : Blockweise Regressionsanalysen zur Verlaufsvorhersage (Differenz B-A) von externalisierender und internalisierender Symptomatik (CBCL-T-Werte) durch ausgewählte psychophysiologische Parameter

Prädiktorenblöcke: **FH** = Frontalhirnsensitive Parameter: Nd (Cz-Fz), MMN (non-attended, Cz-Fz), PINV (Nicht-Kontrolle, Cz-Fz)

vs. **NFH** = Nicht-frontalhirnsensitive Parameter: CNV1 (Kontrolle, Cz-Fz), CNV2 (Kontrolle, Cz-Fz), P300 (attended, P3)

Zielvariable :	**Verlauf von CBCL-T-External**						**Verlauf von CBCL-T-Internal**					
	erst FH		**erst NFH**		**zusammen**		**erst FH**		**erst NFH**		**zusammen**	
Stichproben	R^2	sig F	R^2	sig F	R^2	sig F	R^2	sig F	R^2	sig F	R^2	sig F
Alle Patienten (N=65)	.048	ns	.103	.083 ^{T}	.114	ns	.076	ns	.088	ns	.131	ns
HKS (N=16)	.213	ns	.391	ns	.454	ns	.477	.045 *	.326	ns	.536	ns
TIC (N=24)	.056	ns	.112	ns	.143	ns	.103	ns	.156	ns	.213	ns
ANO (N=25)	.086	ns	.069	ns	.301	ns	.135	ns	.051	ns	.386	ns

* $p \leq .05$; ^{T} $p \leq .10$; ns = nicht signifikant

eher frontalhirnrelevante Indikatoren ausgewählt (jeweils Cz-Fz-Differenzen der Nd, der PINV bei Nicht-Kontrolle, sowie der Mismatch Negativity=MMN) und einem zweiten Block von Prädiktoren (NFH) gegenübergestellt, die kaum in Zusammenhang mit frontokortikalen Verarbeitungsprozessen gebracht werden (Cz-Fz-Differenzen von CNV1 und CNV2, P300-Amplitude am parietalen Ableiteort P3; s. Tabelle 3.24). Die Reihenfolge, in der diese beiden Blöcke in die durchgeführten Regressionsanalysen eingingen, wurde wiederum variiert, um anschließend die relative Vorhersagekraft für die Prognose des Psychopathologie-Verlaufs beurteilen zu können.

Wie Tabelle 3.24 erkennen läßt, konnte generell nur ein relativ kleiner Anteil der Varianz des Zielkriteriums (B-A-Differenz von externalisierender bzw. internalisierender Symptomatik) durch die gewählten Prädiktoren aufgeklärt werden. Für externalisierendes Problemverhalten ergab sich keine einzige überzufällige Vorhersage; dagegen konnte der Verlauf internalisierender Symptome bei HKS-Patienten durch den FH-Block signifikant vorhergesagt werden.

4 DISKUSSION

4 DISKUSSION

4.1 Allgemeines

Ausprägung und Verlauf einer kinderpsychiatrischen Symptomatik werden von verschiedenen Faktoren beeinflußt (z.B. soziales Netzwerk, "expressed emotion", Einhalten eines konstanten Biorhythmus, kognitive Leistungsfähigkeit, körperliche Randbedingungen, therapeutische Interventionen). Ein schon bei Kindern besonders wichtiger Faktor sind die eigenen kognitiven Fähigkeiten. Diese wurden in dem genannten Zusammenhang bisher lediglich auf die allgemeine kognitive Leistungsfähigkeit bezogen und z.B. mittels eines Intelligenztests gemessen.
In den letzten Jahren hat sich aber herausgestellt, dass wesentliche spezielle kognitive Fähigkeiten damit nicht erfaßt werden und nur mittels gesonderter Verfahren zugänglich sind. Es handelt sich dabei um Untersuchungsinventare, die die sogenannten exekutiven Funktionen (z.B. kognitive Flexibilität, Interferenzkontrolle, Impulskontrolle, selektive Aufmerksamkeit, Planungsvermögen, Problemlöseverhalten) abbilden. Letztere stehen in enger Beziehung zur Funktionsfähigkeit des Frontalhirns, das, unter Mitnutzung weiterer neuronaler Systeme, diese exekutiven Funktionen wesentlich prägt und sie zur Steuerung und Kontrolle von Denken, Fühlen und Handeln einsetzt. Im Falle kinderpsychiatrischer Störungen kommen diesbezügliche Aktivitäten vor allem zur Kompensation psychopathologischer Merkmale in Frage. An diesem Punkt setzte unsere Studie an.
Wohlwissend, dass bereits mit Beginn kinderpsychiatrischer Auffälligkeiten derartige Kompensationsmechanismen greifen und das Störungsbild modifizieren, ist es doch theoretisch und praktisch wichtig, zum Zeitpunkt der Vorstellung eines kranken Kindes bei Fachleuten den Zusammenhang zwischen exekutiven Funktionen und Psychopathologie zu kennen. Denn falls exekutive Funktionen tatsächlich eine wesentliche Bedeutung bei der Entstehung, der Ausprägung und dem Verlauf von kinderpsychiatrischen Störungsbildern besitzen, gewinnen wir damit eine zentrale diagnostische Information, die für die Gestaltung der Beratung, der Elternarbeit und des Behandlungsprogramms für die Kinder von großer Wichtigkeit sein kann.

So war das Ziel dieses Projektes, der Bedeutung zentralnervöser Kontrollmechanismen bei kinderpsychiatrischen Störungen nachzugehen. Dies sollte durch Untersuchungen sowohl im Querschnitt als auch im Längsschnitt erfolgen. Da die erwähnten Kontrollmechanismen wesentlich von Frontalhirnfunktionen bestimmt werden, wurden zu deren Erfassung zum einen mit frontalhirnsensitiven neuropsychologischen Verfahren die sog. exekutiven Funktionen sowie mittels psychophysiologischer Paradigmen (z.B. Zwei-Stimulus-Reaktionszeitparadigma zur Darstellung der sogenannten Post-Imperativen Negativen Variation) die aufgabenbezogene hirnelektrische Aktivität frontokortikaler Neuronenverbände registriert. Im Ergebnis hat sich insgesamt die vermutete große Bedeutung von Frontalhirnfunktionen für den Verlauf der Symptomatik bei psychiatrisch auffälligen Kindern bestätigt.

Nachfolgend sollen nun im einzelnen die Erarbeitung der methodischen Voraussetzungen zur Prüfung unserer Hypothesen beschrieben sowie die datengeleitete Diskussion der erhaltenen Ergebnisse vorgenommen werden.

4.2 Neuropsychologie

Zur Überprüfung der Hypothesen sollten aufgrund des Studiendesigns zwei Voraussetzungen erfüllt sein, eine individuelle Berücksichtigung des Alters der Kinder und Jugendlichen und eine Reduktion der zahlreichen erhobenen neuropsychologischen Daten.

4.2.1 Alterskorrektur

Da sich für die neuropsychologischen Daten im Altersbereich von 9 bis 17 Jahren deutliche Alterseffekte ergaben (siehe Methodenteil), mußte für diese Parameter eine Alterskorrektur durchgeführt werden. Sämtliche in der Diskussion genannten Ergebnisse beruhen deshalb auf alterskorrigierten neuropsychologischen Ausgangsvariablen.

4.2.2 Datenreduktion

Da - wie im Einleitungskapitel dargestellt - die Erfassung des Spektrums exekutiver Funktionen nur durch eine Vielfalt von Inventaren gewährleistet werden kann, führten die Kinder und Jugendlichen eine Reihe neuropsychologischer und psychophysiologischer Aufgaben durch, zu deren erfolgreicher Bewältigung in einem möglichst großen Umfang solche Funktionen und Leistungen einzubringen waren, die eng mit Frontalhirnaktivitäten verbunden sind. Nur dadurch erschien es möglich, verschiedenste Aspekte (bzw. hypothetische Teilfunktionen) dieser exekutiven Funktionen näherungsweise zu erfassen. Um den Nachteil dieses Vorgehens - eine sehr große Anzahl erhobener Parameter - einzugrenzen, war eine Reduktion der Daten notwendig (siehe Methodenteil).

Ziel dieser Bearbeitung war die Bildung sog. Frontalhirn-Faktorscores, mit deren Hilfe insbesondere der Voraussagewert exekutiver Funktionen auf den Verlauf kinder- und jugendpsychiatrischer Störungen, gemessen anhand der Veränderungen allgemeiner und störungsspezifischer psychopathologischer Merkmale, zu bestimmen war.

Durch die Datenreduktion konnten zwei allgemeine Leistungsfaktoren - allgemeines Leistungsniveau und allgemeines Leistungstempo - und vier "spezifische" Frontalhirn-Faktoren - Impulskontrolle, Interferenzkontrolle, Intermodale Integration und Kognitive Flexibilität - gebildet werden. Somit waren inhaltlich die als wesentlich erachteten "Frontalhirn-Konstrukte" mit ansteigender Komplexität (siehe Einleitung) weitgehend abgedeckt.

4.2.3 Querschnittsvergleiche

Hypothese 1a: Bezüglich der Frontalhirn-Funktionen weisen die Patientengruppen schlechtere Werte auf als die Gruppe gesunder Kinder und Jugendlicher.

Hypothese 1b: Innerhalb der Patientengruppen zeigen die Kinder mit HKS schlechtere Werte der Frontalhirn-Funktionen als Kinder mit TIC und diese wiederum schlechtere Werte als Patienten mit ANO.

Gesamtgruppe

Die Annahme, dass psychiatrisch gestörte Kinder und Jugendliche im Gegensatz zu Gesunden über generell schlechtere neuropsychologisch gemessene exekutive Funktionen verfügen, trifft nicht zu. Bei der benutzten Faktoren-Lösung fielen zwar die Faktorscores Kognitive Flexibilität und Impulskontrolle niedriger aus, der Faktorscore Intermodale Integration lag hingegen sogar signifikant höher als in der Normgruppe. Bezüglich des Faktors Interferenzkontrolle zeigte sich kein Unterschied. Dies weist darauf hin, dass eine summarische Betrachtung von Frontalhirnfunktionen nicht angebracht ist und daher auch "die klinische Diagnose eines Frontalhirnsyndroms" psychopathologisch und neuropsychologisch differenziert werden muß. Der erste Teil der ersten Hypothese kann somit in der generellen Fassung nicht bestätigt werden. Festzuhalten bleibt aber, dass sich ein differenziertes Bild bezüglich der vier Frontalhirn-Faktoren ergab und eben nicht alle geprüften Aspekte in gleichem Maße niedrigere Werte, d.h. schlechtere Ergebnisse, in der Gesamtgruppe kinderpsychiatrischer Patienten aufwiesen.

Zudem muß bedacht werden, dass die hier untersuchte Gesamtgruppe psychiatrisch auffälliger Kinder und Jugendlicher nicht als repräsentativ für eine kinder- und jugendpsychiatrische Population angesehen werden kann, da sie nur aus drei verschiedenen Störungsbildern besteht, wenngleich diese zentrale kinderpsychiatrische Störungsdimensionen darstellen (HKS: Motorik, Externalisation; TIC: Motorik; ANO: Somatisation, Internalisation)

Da diese "Querschnitt"-Hypothese nicht generell bestätigt werden konnte, könnte dies ein erster Anhaltspunkt dafür sein, dass die Bedeutung exekutiver Funktionen für den Verlauf kinder- und jugendpsychiatrischer Störungen ebenfalls nicht als allgemein gültig angenommen werden darf. Die zentrale Hypothese dieser Studie - Patienten mit besseren Werten der exekutiven Funktionen zum ersten Untersuchungszeitpunkt haben einen günstigeren Verlauf ihrer Störung als Patienten mit schlechteren Ausgangswerten der exekutiven Funktionen - dürfte somit unterschiedliche Ergebnisse für die einzelnen Diagnosegruppen und evtl. auch für die einzelnen Frontalhirn-Faktoren erwarten lassen (siehe später), d.h. eine globale prädiktive Bedeutung sämtlicher bestimmbarer exekutiver Funktionen unabhängig vom zugrundeliegenden Störungsbild war schon jetzt als wenig wahrscheinlich anzunehmen. So ist dieses Ergebnis zu Hypothese 1a eine Aufforderung, im weiteren eine differenzierte Betrachtungsweise sowohl auf Seiten der psychopathologischen als auch auf Seiten der neuropsychologischen Merkmale zu berücksichtigen.

Untergruppen

Bezüglich des zweiten Teils der ersten Hypothese ließen sich zwar tendenzielle Unterschiede zwischen den einzelnen Patientengruppen aufzeigen, allerdings ergab sich dabei nur für das *allgemeine Leistungsniveau* ein klares Bild. Es zeigten besonders die HKS-, aber auch noch die Tic-Patienten schlechtere Leistungen. Im Gegensatz dazu war bei den Anorexie-PatientInnen keine Einschränkung des allgemeinen Leistungsniveaus zu finden: Kinder mit HKS erbrachten schlechtere allgemeine Leistungen als Kinder mit Tic-Störung und diese wiederum schlechtere Werte als Patienten mit Anorexia nervosa. Die eher niedrigen Leistungen bei HKS und die eher hohen bei Anorexia nervosa sind zwar aus der klinischen Praxis bekannt, die Ergebnisse bei Tic-Störungen sind dagegen neu und dürften durch begleitende hyperkinetische Merkmale bedingt sein (Rothenberger et al. 1994, Harris et al. 1995).

Für die als wesentlich angesehenen *exekutiven Funktionen* ergaben sich bei den HKS-Patienten erniedrigte Scores für die Faktoren Flexibilität und Impulskontrolle, der Faktor Intermodale Integration zeigte hingegen höhere Ausprägungen. Ein sehr ähnliches Ergebnismuster zeigte sich in der Gesamt-Patientengruppe, so dass die globalen Unterschiede gegenüber der Normgruppe dort überwiegend durch die Werte der HKS-Patienten bedingt sein sollten. Dies wird gestützt durch die Ergebnisse der Frontalhirn-Faktorscores der Tic-Patienten, die gegenüber der Normgruppe nicht erniedrigt waren. Danach scheinen bei Patienten mit dieser Störung keine Einschränkungen der von uns neuropsychologisch gemessenen exekutiven Funktionen zu bestehen. Dies stimmt mit jüngeren neuropsychologischen (Pennington & Ozonoff 1996) und psychophysiologischen (z.B. Yordanova et al. 1997) Studien überein, auch wenn vereinzelt eine leichte Beeinträchtigung neuropsychologischer Fähigkeiten bei Patienten mit Tourette-Syndrom (TS) berichtet wurde (z.B. verminderte Aufmerksamkeit, aber normale Ergebnisse im WCST bei Harris et al. 1995, verminderte Wortflüssigkeit bei Schuerholz et al. 1996, oder mangelnde visuomotorische Integration in Schultz et al. 1999). Diese auffälligen Befunde relativieren sich allerdings, wenn motorische Aspekte beim Sprechen sowie subklinische Merkmale eines HKS in die Überlegungen mit einbezogen werden. Auch die Ergebnisse der Patienten mit Anorexia nervosa entsprachen bis auf eine Tendenz zu einem erniedrigten Faktorscore für kognitive Flexibilität, der auf einen tendenziell schlechteren Anteil der Perseverationsfehler im KFT an der Gesamt-Fehlerzahl zurückzuführen war, denen der Normgruppe.

Die gruppenspezifische Hypothese kann demnach nur soweit bejaht werden, als dass Kinder mit HKS schlechtere exekutive Funktionen als Kinder mit Tic-Störung oder Anorexia nervosa zeigen. Allerdings gilt dies nur für die beiden Frontalhirn-Faktorscores der kognitiven Flexibilität und der Impulskontrolle, nicht aber für die Faktorscores Interferenzkontrolle und Intermodale Integration.

Im Gegensatz hierzu berichteten Seidman et al. (1997a) sowohl für jüngere (< 15 Jahre) als auch ältere (> 15 Jahre) Kinder mit HKS im Vergleich zu Gesunden neben signifikant schlechteren Ergebnissen im WCST und im Rey-Osterrieth Complex Figure Test auch über signifikant schlechtere Leistungen im Stroop-Test. Die Autoren folgerten, dass Langzeituntersuchungen nötig seien, um eine mögliche Persistenz dieser neuropsychologischen Dysfunktionen weiter abzuklären.

Zu beachten ist auch ein möglicher Einfluß des Geschlechts auf die Ausprägung exekutiver Funktionen. So konnten in einer vorläufigen Studie mit noch geringer Fallzahl (Seidman et al. 1997 b) bei Mädchen mit HKS weniger ausgeprägte Defizite als bei Jungen mit HKS aufgezeigt werden. Diese ebenfalls auf der Grundlage von Faktorscores erarbeiteten Ergebnisse unterstreichen, dass bei Kindern mit HKS kein "globales Frontalhirn-Defizit" vorliegt (letzteres war noch von Satterfield 1990, sowie Kuperman et al. 1990 angenommen worden). Demgegenüber trifft eher die Einschätzung zu, die schon auf dem Niveau der differenzierten Ergebnisse einzelner neuropsychologischer Testergebnisse formuliert werden konnte (Rothenberger 1992, Robbins 1996). Da nur bestimmte Teilfunktionen des exekutiven Systems betroffen sind, könnte man deshalb von einem *"differenzierten Frontalhirn-Defizit"* sprechen.

Für unsere pathophysiologische *Modellbildung* könnte das Vorliegen eines "differenzierten Frontalhirn-Defizites" bedeuten, dass aufgrund der (als neurobiologische Grundlage) zu postulierenden "partiellen Dysfunktion frontokortikaler Neuronensysteme" die HKS-Patienten ihre ebenfalls bestehenden "Beeinträchtigungen subkortikaler Neuronensysteme (Basalganglien)" wegen der verminderten Frontalhirn-Ressourcen nicht ausreichend durch Aktivitäten frontokortikaler Neuronensysteme zu kompensieren vermögen (Rothenberger 1995). Die funktionelle Bedeutung zusammenhängender neuronaler Systeme von präfrontalem Kortex und Basalganglien ("fronto-striatales System") wird durch Vergleiche struktureller Parameter (MRT) und neuropsychologischer Leistungen zunehmend erhellt. So konnten für Kinder mit HKS positive Korrelationen zwischen der Größe dieser Strukturen (präfrontaler Kortex, N. caudatus, Globus pallidus) und ihren Leistungen in Inhibitionsaufgaben (Response inhibition) aufgezeigt werden (Casey et al. 1997). Inhibitionsdefizite könnten somit auf unzureichenden neuronalen Verschaltungen dieser fronto-striatalen Neuronensysteme beruhen.

Diese Annahme läßt von Seiten der Defizite exekutiver Funktionen durchaus eine differenzierte qualitative Betrachtungsweise offen. Im Hinblick auf die durch exekutive Funktionen möglichen Kompensationsvorgänge wurden aber bisher nur quantitative Unterschiede (d.h. mehr oder weniger Kompensation) in Betracht gezogen.

Da bezüglich der Pathogenese sowie des spontanen Verlaufs kinder- und jugendpsychiatrischer Störungen immer auch die mögliche Rolle einer Entwicklungsverzögerung des zentralen Nervensystems (hier insbesondere des frontalen Kortex; siehe Rubia et al. 2000) zu diskutieren ist, bleibt zu klären, ob es im Rahmen eines Nachreifens neuronaler Systeme (Woerner et al. 1987, Rothenberger et al. 1987, klinische Effekte siehe bei Schmidt & Moll 1995) zu einer Verbesserung der Quantität und Qualität exekutiver Funktionen kommt. Die Klärung solcher Veränderungen im weiteren Entwicklungs- bzw. Behandlungsverlauf ist auch deshalb wichtig, da die therapeutischen Interventionen zu einer Verbesserung (Zunahme und/ oder bessere Nutzung) der exekutiven Funktionen führen und damit "indirekt", d.h. durch bessere Selbstregulationsmöglichkeiten, eine Abnahme psychopathologischer Auffälligkeiten bedingen könnten.
Im Hinblick auf die Gruppe der FH-Patienten, bei der (im Sinne der Validierung) die Werte der Frontalhirn-Funktionen im Vergleich zur allgemeinen geistigen Leistungsfähigkeit besonders umschrieben und gering ausgeprägt sein sollten, wurden die Erwartungen leider nicht erfüllt. Es fand sich vielmehr bei fast allen untersuchten neuropsychologischen Variablen ein signifikant niedriger Wert. Es ist also davon auszugehen, dass scheinbar umschriebene FH-Läsionen bei Kindern auch Auswirkungen auf die Funktionen anderer neuronaler Systeme haben bzw. auch dort Läsionen stattfanden, die aber mittels CCT/NMR nicht erfaßt werden konnten.

4.2.4 Längsschnittliche Betrachtung

Hypothese 2: Während der Behandlungsperiode verbessern sich die Werte der Frontalhirn-Funktionen der Patientengruppen.

Gesamtgruppe

Während sich im Längsschnittverlauf vom ersten zum zweiten Untersuchungszeitpunkt bei der Gesamtgruppe der Patienten eine Verbesserung der allgemeinen Leistungsmerkmale ergab, fand sich eine solche nicht bei den Frontalhirn-Faktorscores. Erst im weiteren Verlauf vom zweiten zum dritten Untersuchungszeitpunkt (welcher aber nicht für die hier vorgenommenen Vorhersage-Berechnungen verwendet wurde) konnte eine gewisse Verbesserung des Faktorscores Interferenzkontrolle sowie eine signifikante Verbesserung des Faktorscores Kognitive Flexibilität festgestellt werden. Letztere war in erster Linie durch die tendenziell seltener gewordenen KFT-Perseverationsfehler bedingt.

Bei einem Direktvergleich zwischen dem ersten und dritten Untersuchungszeitpunkt ergaben sich ebenfalls nur für die allgemeinen Leistungsmerkmale bedeutsame Verbesserungen, tendenziell allerdings auch für die Faktorscores Interferenzkontrolle und Flexibilität. Auffallend war, dass die allgemeinen kognitiven Leistungen im zweiten Jahr nicht weiter zunahmen, während exekutive Funktionen (Flexibilität, Interferenzkontrolle) sich altersunabhängig verbesserten (Längsschnitt von B nach C). Ob dies bedeutet, dass allgemeine kognitive Faktoren eine Voraussetzung für die Gestaltung von exekutiven Funktionen sind, müßte näher geprüft werden.
Damit sind zumindest für manche neuropsychologischen Merkmale bei psychiatrisch auffälligen Kindern dieses Altersbereichs, neben allgemeinen reifungsbezogenen Aktivierungen/Zunahmen, noch zusätzliche Entwicklungsspurts möglich, wie wir sie auch von der hirnelektrischen Reifung kennen (Woerner et al. 1987, Rothenberger et al. 1987, Thatcher 1991). Da die psychopathologischen Merkmale (ähnlich wie die allgemeinen kognitiven Leistungsmerkmale) sich im ersten Jahr deutlich verbessern, im zweiten Jahr aber nur geringfügige Änderungen erkennen lassen, können offenbar nach therapeutisch erfolgreicher Symptomreduktion zuerst die allgemeinen kognitiven Ressourcen mobilisiert werden, die wiederum zur Symptomreduktion genutzt werden können. Hingegen könnte es (evtl. auch durch limitierte Hirnreifungsprozesse) länger dauern, bis exekutive Funktionen weiterentwickelt bzw. besser eingesetzt werden können. Ob diese Reihenfolge bedeutet, dass zuerst und vorrangig allgemeinere/gröbere Ressourcen zur Krankheitsbewältigung benutzt bzw. gebraucht werden und erst mit später vermehrter Einbeziehung der exekutiven Funktionen eine Art Feinabstimmung in Gang gesetzt wird, bleibt vorerst Spekulation.

Untergruppen

Die diagnosespezifischen Auswertungen erbrachten für die Gruppe der *HKS-Patienten* keine sicheren Veränderungen neuropsychologischer Faktoren während des Verlaufs vom ersten zum zweiten Untersuchungszeitpunkt. Für einen etwa doppelt so langen Zeitraum, von der ersten bis zur dritten Untersuchung, konnte aber eine Verbesserung der allgemeinen Leistungsmerkmale aufgezeigt werden. Da auch zwischen zweitem und drittem Untersuchungszeitpunkt keine Veränderungen nachweisbar waren, scheint also ein Zeitraum größer als ein Jahr notwendig, um eine Zunahme zumindest der allgemeinen kognitiven Leistungsfähigkeiten deutlich werden zu lassen. Dies ist am ehesten im Sinne einer Entwicklungsverzögerung zu interpretieren.

Deutliche Verbesserungen erzielte die Gruppe der *Tic-Patienten* im ersten Jahr, die allerdings nur auf die allgemeinen Leistungsmerkmale begrenzt blieben (im zweiten

Untersuchungsintervall keine Veränderungen). Diese Verbesserungen zeigten sich auch im Vergleich zwischen erstem und drittem Untersuchungszeitpunkt, wobei auch eine Tendenz zur Verbesserung der kognitiven Flexibilität sichtbar wurde. Ein Vergleich der Patienten mit HKS und Tic-Störung gibt somit Hinweise dafür, dass bei Kindern mit HKS die Entwicklung allgemeiner kognitiver Leistungsfähigkeiten offenbar langsamer vonstatten geht und unterstützt somit die Hypothese einer zentralnervösen Reifungsverzögerung bei hyperkinetischen Kindern.

Da bei den Tic-Patienten keine Frontalhirn-Defizite im Querschnittsvergleich auffielen und auch auf neurobiologischer Seite keine Dysfunktionen frontokortikaler Netzwerke postuliert werden (Rothenberger 1991, Yordanova et al. 1997), war es nicht verwunderlich, dass auch keine (alterskorrigierte) Veränderung der exekutiven Funktionen über die Zeit beobachtet wurde.

Einige positive Veränderungen der von uns gebildeten Faktorscores fanden sich bei den Patienten mit *Anorexia nervosa*, obwohl diese Gruppe schon bei der Erstuntersuchung durch überdurchschnittliche Leistungen auffiel. Im weiteren Verlauf konnte eine Verbesserung aufgezeigt werden, die die Faktoren Interferenzkontrolle und Flexibilität betraf. Im Direktvergleich zwischen erstem und drittem Untersuchungszeitpunkt ergab sich eine statistisch signifikante Verbesserung des Faktors Flexibilität; hier hatte sich vor Behandlungsbeginn als einzige Auffälligkeit im Vergleich zur Normgruppe ein tendenziell erniedrigter Faktorscore ergeben. Diese Dynamik der kognitiven Flexibilität kann bei den anfangs noch deutlich psychisch auffälligen Patienten (erster Untersuchungszeitpunkt) gut mit dem klinischen Bild eines rigiden Denkstils, eines zwanghaft anmutenden Eßverhaltens sowie mit der darauffolgenden Besserung der klinischen Symptomatik in Verbindung gebracht werden. Der fehlende positive Effekt im ersten Jahr weist auf die Chronizität der Erkrankung hin.

Bei den Patienten handelte es sich in den meisten Fällen um Erstmanifestationen einer Anorexia nervosa. So kann erwartet werden, dass sich die Neuronensysteme bis dahin weitgehend regelhaft ausgebildet haben. Obwohl im Verlauf der Störung - außer bei schwerer Abmagerung - keine ausgeprägten Defizite der allgemeinen kognitiven Leistungsfähigkeiten entstehen (Blanz et al. 1997) besagt das nicht, dass die Leistungen nicht bereits einer krankheitsbedingten Reduktion unterliegen. Bei nachlassenden Selbststeuerungsfunktionen könnte es sein, dass zumindest Teile frontokortikaler Neuronensysteme defizitär arbeiten und sich erst im Verlauf der Behandlung langsam wieder erholen.

Es stellte sich also für *alle drei Störungsbilder* die wichtige Frage, ob die Ausprägungen der exekutiven Funktionen zum ersten Untersuchungszeitpunkt generell von prädiktiver Bedeutung im Hinblick auf die Veränderung der psychopathologischen Auffälligkeiten sind, oder ob "nur" ein korrelativer Zusammenhang zwischen bestimmten

Parametern und bestimmten Störungsbildern existiert. Diese Fragen sollen im Rahmen der dritten Hypothese beantwortet werden.

4.2.5 Vorhersagewert einzelner kognitiver Merkmale

Hypothese 3: Patienten mit besseren Werten der Frontalhirn-Funktionen zum ersten Untersuchungszeitpunkt haben einen günstigeren Verlauf ihrer kinderpsychiatrischen Störung als Patienten mit schlechteren Ausgangswerten der Frontalhirn-Funktionen.

In dieser zentralen Hypothese war der Vorhersagewert der eingangs neuropsychologisch gemessenen exekutiven Funktionen, die nach Durchführung der Datenreduktion auf vier Faktoren - Impulskontrolle, Interferenzkontrolle, Intermodale Integration und Kognitive Flexibilität - begrenzt werden konnten, auf den Verlauf der kinderpsychiatrischen Störungsbilder zu überprüfen. Als Zielgrößen zur Bestimmung der Störungsverläufe wurden dabei allgemeine (d.h. für alle drei Gruppen gemeinsam) und störungsspezifische (d.h. für jede der drei Gruppen separate) klinisch relevante Psychopathologie-Indikatoren festgesetzt und deren Veränderungen über die Zeit bestimmt. Dazu wurde der Differenzwert aus dem Ergebnis zum zweiten und zum ersten Untersuchungszeitpunkt betrachtet; je größer diese Differenz wurde, um so besser war der Störungsverlauf ausgefallen.

Neben diesen Frontalhirn-bezogenen kognitiven Faktoren war ebenfalls der Vorhersagewert allgemeiner kognitiver Leistungsmerkmale zu überprüfen. Damit sollte abgeklärt werden, welchen Beitrag allgemeine kognitive Leistungsfaktoren (z.B. gemessen mit einem Intelligenztest) zu einer Verbesserung der klinisch-psychiatrischen Symptomatik leisten. Nach der Modellvorstellung sollten eher hohe "exekutive Funktionen" (Frontalhirn-Faktorscores) zum ersten Untersuchungszeitpunkt einen günstigen Verlauf der Störung vorhersagen, während dies weniger für eine allgemein gute "Intelligenz"- oder "Geschwindigkeits"-Leistung erwartet wurde. Denn gerade die exekutiven Funktionen sollten - alleine oder unter Nutzung der allgemeinen kognitiven Leistungsfaktoren - nötig sein, um klinische Verbesserungen zu bewirken. Von Seiten der neurobiologischen Grundlagen bzw. der zugrundeliegenden neuronalen Verschaltungsnetze aus betrachtet ist zu dieser "Gegenüberstellung" allgemeiner und exekutiver Funktionen aber einzuwenden, dass in die Hervorbringung "allgemeiner" kognitiver Leistungen sowohl frontokortikale Neuronensysteme und andererseits bei Aktivierung exekutiver Funktionen auch nicht-frontokortikale neuronale Netzwerke mit einbezogen sind, was neurobiologisch auch durch die zahlreichen - u.a. frontoparietalen bzw. fronto-temporalen - Verbindungen innerhalb des Kortex widergespiegelt wird (siehe auch Quintana & Fuster 1999, Buckner et al. 1999).

Nach dieser Hypothese wurde also erwartet, dass im Gegensatz zu einem geringen oder fehlenden Effekt allgemeiner Leistungsmerkmale spezifische Effekte durch die mittels Frontalhirn-Faktorscores bestimmten exekutiven Funktionen auf den Störungsverlauf ausgeübt werden. Die Richtung dieser Effekte war klar vorgegeben, eine stärkere Abnahme der psychopathologischen Auffälligkeiten sollte durch hohe (= gut ausgeprägte) exekutive Funktionen zum Ausgangszeitpunkt bestimmt sein.

Gesamtgruppe

Auf den ersten Blick auffallend ist bei Betrachtung der Zusammenhänge des Psychopathologie-Verlaufs mit den Faktorscores, dass die Richtung der Korrelationen weitgehend im Sinne der Hypothese vorliegt. Gute exekutive Funktionen, d.h. hohe Frontalhirn-Faktorscores korrelieren mit Verbesserungen der Psychopathologie-Indikatoren, also mit einer guten Prognose.

Insbesondere bestehen signifikante Zusammenhänge zwischen zwei unterschiedlichen Frontalhirn-Faktoren (Flexibilität sowie Intermodale Integration) und zwei unterschiedlichen Psychopathologie-Indikatoren, die einmal die Ausprägung externaler Verhaltensauffälligkeiten (CBCL-Externalisierende Symptomatik) sowie die Einschätzung des allgemeinen psychosozialen Funktionsniveaus (CGAS) betreffen.

Inhaltlich läßt sich der Zusammenhang zwischen dem Faktor Flexibilität und den Veränderungen des CBCL-External-Wertes gut im Sinne der Modellvorstellung interpretieren. Denn danach versetzen gute exekutive Funktionen, die hier besonders das Konstrukt der kognitiven Flexibilität beinhalten, die Patienten in die Lage, sowohl ihr jeweiliges Verhalten besser zu kontrollieren als auch ihren wechselnden Verhaltensauffälligkeiten besser entgegenzusteuern ("Kompensation"). Und gerade mit dem CBCL-External-Wert werden ja Auffälligkeiten auf der Ebene des "ungebremst-ausufernden" Verhaltens beschrieben.

Auch läßt sich inhaltlich ein günstiger Zusammenhang zwischen dem Faktor Intermodale Integration und dem CGAS-Wert aufzeigen. Intermodale Integration als basale Fähigkeit dürfte sich gerade in komplexen multisensorischen Alltagssituationen positiv bemerkbar machen.

Beachtet und gefragt werden muß, warum für die Faktoren Interferenzkontrolle und Impulskontrolle, die einen wesentlichen Bereich des Konstruktes exekutive Funktionen abdecken sollten, hier keine signifikanten Zusammenhänge bestanden. Die Antwort muß derzeit offen bleiben.

Untergruppen

Für die ***HKS-Gruppe*** erfährt die Modellvorstellung und Hypothese zu den *exekutiven Funktionen* durch den Zusammenhang zwischen dem Faktorscore Flexibilität und dem CBCL-External-Wert eine große Stütze. Denn dies zeigt, dass die Verbesserungen externalisierender Symptombereiche um so stärker ausfallen, je besser die mit dem Faktor Flexibilität erfaßten exekutiven Funktionen zum ersten Untersuchungszeitpunkt waren.

Obgleich also die mit dem Faktor Kognitive Flexibilität erfaßten Frontalhirn-Ressourcen, wie die Querschnittsvergleiche zeigten, bei den Kindern mit HKS vermindert sind, können - im Sinne unseres Modells - gerade diese Funktionen eine wesentliche Bedeutung für die Möglichkeiten der Kinder einnehmen, ihren Exzessen und Defiziten auf der Verhaltensebene durch Steuerungs- und Kontrollmechanismen entgegenzuwirken.

Dieses Ergebnis wird zusätzlich unterstützt durch den gleichsinnigen tendenziellen Zusammenhang mit dem Conners-Score.

Auf der anderen Seite war für den Faktor Intermodale Integration, der (im Querschnittsvergleich) bei der HKS-Gruppe sogar eine höhere Ausprägung als in der Normgruppe aufwies, kein statistisch signifikanter Zusammenhang zu finden, so dass den durch diesen Faktor bestimmten exekutiven Funktionen - im Gegensatz zur Gesamtgruppe - hier kein Vorhersagewert zugeschrieben werden kann.

Die von uns ausgewählte intermodale Zeitschätzung zur Erfassung zeitlicher Integrationsleistungen scheint daher bei HKS nur näherungsweise geeignet, diesen für die Organisation und Kontrolle von Verhalten als wesentlich erachteten Bereich abzubilden, mit dem auch eine Strukturierung von Verhalten auf der Grundlage zeitlich verschiedener, aber gegenseitig abhängiger Informationseinheiten möglich wird (Fuster 1984, 1987, 1999, Rubia et al. 1999).

Aufgrund dieser "Muster" liegt es nahe, bei Kindern mit HKS nicht nur ein "differenziertes Frontalhirn-Defizit", sondern auch ein "differenziertes Frontalhirn-Kompensationsvermögen" anzunehmen, wobei die kognitive Flexibilität offenbar die wichtigste Rolle spielt.

Da sich für die Gruppe der 28 Kinder mit HKS für keinen der Faktoren exekutiver Funktionen (auch nicht für die Faktoren allgemeiner Leistungsmerkmale) signifikante Veränderungen vom ersten zum zweiten Untersuchungszeitpunkt ergaben, waren die im gleichen Intervall beobachteten psychopathologischen Verbesserungen nicht durch eine mögliche entwicklungsbedingte und/oder therapeutisch bewirkte Zunahme (d.h. Verbesserung) der exekutiven Funktionen zu erklären.

Die zwei weiteren Faktoren exekutiver Funktionen zeigten hingegen keine statistisch signifikanten Beziehungen zu den Veränderungen in der Psychopathologie, andererseits galten die Zusammenhänge für den Faktor kognitive Flexibilität nicht für alle verwendeten Psychopathologie-Indikatoren. Somit ist eine differenzierte Sichtweise erforderlich. Dabei kann zu den beiden exekutiven Faktoren ohne prädiktive Bedeutung aufgeführt werden:
Der Faktor Impulskontrolle wurde von einer Kernvariable, dem kombinierten MFFT-Score (100 * (Fehler+1) / Zeit) bestimmt. Der MFFT ist zur Messung der kognitiven Impulsivität (als Gegenpol zu einem reflexiven Arbeitsstil) bei Kindern mit HKS anerkannt. Er stellt aber auch teilweise ein Maß für eines der drei Kardinalsymptome dar, nämlich Impulsivität (gegliedert in motorische, kognitive und emotionale Impulsivität). So hätte diese Variable auch als Zielvariable, d.h. als Psychpathologie-Indikator, eingesetzt werden können. Zudem ist dieser Test nicht ausreichend, um die Funktion der Impulskontrolle umfassend abzudecken, da er lediglich den kognitiven Aspekt reflektiert.

Unerwartet war hingegen eine fehlende prädiktive Bedeutung des Faktors Interferenzkontrolle, der aus Messgrößen des Stroop-Farbe-Wort-Interferenztests extrahiert wurde. Mittels dieses Tests sollte wegen des dabei nötigen Wechsels des "perceptual sets" in Übereinstimmung mit wechselnden Anforderungen die Fähigkeit zur Hemmung einer gelernten oder habituierten Antwort zugunsten einer neuen Antwort, somit also die Interferenzkontrolle, geprüft werden. Kinder mit HKS und schlechter Interferenzkontrolle sollten ihr Verhalten nur ungenügend steuern und kontrollieren können, da sie unangemessene oder unwichtige Störeinflüsse nicht ausreichend unterdrücken. Bei Durchführung dieses Tests konnten in PET-Studien besonders in orbito-frontalen Teilen des frontalen Kortex Aktivierungen aufgezeigt werden (Bench et al. 1993, Vendrell et al. 1993), also in Regionen, in denen statistisch signifikante zerebrale Volumenverminderungen bei Kindern mit HKS beschrieben wurden (Castellanos et al. 1994, Casey et al. 1997, Filipek et al. 1997). In fast allen Untersuchungen wurden bei Kindern mit HKS gegenüber gesunden Kindern deutlich schlechtere Ergebnisse im Stroop-Test erzielt (Barkley et al. 1992, Carter et al. 1993, Leung & Connolly 1996, Pennington et al. 1993), wobei aber meistens nur die Bearbeitungsgeschwindigkeit und nicht der Selektivitätsfaktor berücksichtigt wurde.

Festzuhalten ist, dass für den Faktor *allgemeines Leistungsniveau* ebenfalls ein signifikanter Zusammenhang mit dem CBCL-External-Wert bestand. Dass es sich hierbei aber eher um nachfolgend erwähnte allgemeine Effekte handeln könnte, läßt sich aus dem fehlenden Zusammenhang zwischen den Faktorscores der allgemeinen Leistungsmerkmale und dem störungsspezifischen Psychopathologie-Indikator (Conners-Score) schließen.

Dass auch allgemeinen kognitiven Leistungsmerkmalen eine wichtige Bedeutung für die globale seelische Entwicklung von Kindern sowie für den Verlauf kinder- und jugendpsychiatrischer Auffälligkeiten zukommen kann, wurde u.a. aus den Ergebnissen der Kauai-Studie deutlich (u.a. Werner & Smith 1992). Hier konnte gezeigt werden, dass sich trotz sozioökonomisch sehr ungünstiger Bedingungen ein großer Teil der Kinder dennoch zu kompetenten jungen Erwachsenen entwickelte; als Voraussetzungen dafür wurden gut ausgebildete kompensatorische Möglichkeiten der Kinder angenommen, wobei die Ergebnisse dieser Studie als protektive Faktoren "gute kognitive Leistungsfähigkeit", "positives Bindungsverhalten innerhalb der Familie" mit guter kognitiver und emotionaler Unterstützung und "positive soziale Unterstützung außerhalb der Familie" herausstellten. Gegenstand war dort allerdings die allgemeine Entwicklung einer repräsentativen Kohorte von Kindern in der Kommune.

Natürlich sind auch hierbei Einflüsse solcher Faktoren wichtig, die als "gute kognitive Leistungsfähigkeit" oder wie in der vorliegenden Studie als "allgemeines Leistungsniveau" und "allgemeines Leistungstempo" beschrieben werden können. Es ist aber zu fragen, ob diese nicht vorrangig auf die allgemeine Entwicklung positive Effekte ausüben. Denn auch bei Vorliegen einer kinder- und jugendpsychiatrischen Störung sind über die Zeit nicht nur der Verlauf der entsprechenden Symptomatik, sondern auch die in diesem Zeitraum vor sich gehenden "allgemeinen" alterstypischen Entwicklungsfortschritte sowie die Interaktion zwischen beiden Aspekten zu berücksichtigen; ein Punkt, der im klinischen Alltag wohl bedacht werden muß.

Für die Gruppe der Patienten mit ***Tic-Störungen*** wurde ein gutes "Kompensationsvermögen des Frontalhirns" erwartet. Bei ihnen fanden sich zwar zwischen einzelnen Faktorscores und psychopathologischen Merkmalen tendenzielle Zusammenhänge, allerdings überraschte teilweise die Richtung der Befunde, die weiterer Klärung bedarf. Vorerst bleibt unklar, warum eine höhere kognitive Flexibilität bei der Erstuntersuchung eher mit einer Zunahme der Tic-Symptomatik nach einem Jahr verbunden sein soll. Hier steht eine empirische Überprüfung an. Andererseits konnte man - wie angenommen - bei anfänglich hoher Impulskontrolle und guter allgemeiner kognitiver Leistungsfähigkeit später weniger allgemeine psychiatrische Auffälligkeiten feststellen.

Die letztgenannten Zusammenhänge sind deshalb relevant, weil bei Kindern mit Tic-Störung neben HKS-Merkmalen auch ausgeprägte emotionale Auffälligkeiten i.S. von Zwanghaftigkeit und ängstlich-depressiven Merkmalen vorliegen können (Stichwort "Komorbidität", Rothenberger 1996 a + b, Moll & Rothenberger 1999). Falls die Kinder über gute kognitive Steuerungsmöglichkeiten verfügen, sollte dies auch zu einer Verbesserung der internalisierenden Auffälligkeiten führen können. Aufgeführt werden kann hier von neurobiologischer Seite, dass über einen frontokortikal-limbischen Regelkreis eine kognitive Steuerung und Regulation von Emotionen ausgeübt werden kann (Barbas 1995). Von psychopathologischer Seite kann dies unterstützt werden, da bei den Patienten bezüglich der internalisierenden Merkmale auch signifikante Verbesserungen im Verlauf der Störung aufzeigbar waren. So dürften die gut ausgeprägten exekutiven Funktionen als Basis der Eigensteuerung für die Tic-Patienten nützlich sein, da auf die Länge bei dieser chronischen Erkrankung der adäquate Umgang mit der neuropsychiatrischen Störung zu einem immer wichtigeren Faktor wird (Stichwort "Krankheitsbewältigung"), damit eine gute Lebensqualität erreicht werden kann, ohne dauerhaft auf Hilfe von außen zu reflektieren.

Bezüglich der Patienten mit ***Anorexia nervosa*** ergab sich - neben dem Zusammenhang des Faktorscores Flexibilität und dem CBCL-External-Wert bei Kindern mit HKS - eine zweite Übereinstimmung zwischen der Gesamt- und einer einzelnen Störungsgruppe, hier zwischen dem Faktorscore Intermodale Integration und CGAS-Wert bzw. CBCL-Werten. Je besser die exekutiven Funktionen, die mit dem Faktor Intermodale Integration erfaßt und gemessen werden, zum ersten Untersuchungszeitpunkt bei Patienten mit Anorexia nervosa ausgebildet waren, um so größer waren die Verbesserungen im psychosozialen Funktionsniveau. Darüber hinaus galt dies auch für den Verlauf der Psychopathologie-Zielvariablen des CBCL (sowohl External- als auch Internal-Wert).

Hierzu sind zwei Punkte anzumerken. Zum einen verfügten die PatientInnen mit Anorexia nervosa zum ersten Untersuchungszeitpunkt über ein durchschnittliches bis überdurchschnittliches neuropsychologisches Leistungsvermögen. Sie wiesen auch (gegenüber der Normgruppe) keine wesentlichen Beeinträchtigungen der exekutiven Funktionen auf. Zum anderen bildeten diese Patienten eine Gruppe, die ausgeprägtere psychopathologische Auffälligkeiten sowohl im Bereich externalisierender als auch (besonders) internalisierender Merkmale hatte und die im Verlauf die geringsten mittleren Verbesserungen auf beiden Symptombereichen aufwies.

So bleibt nur zu folgern, dass vor Behandlungsbeginn diejenigen Patienten mit hohen exekutiven Funktionen, die mittels des Faktors Intermodale Integration erfaßbar sind, die besten Möglichkeiten zu haben scheinen, eine allgemeine Verbesserung kinder- und jugendpsychiatrischer Auffälligkeiten (sowohl externaler als auch internaler Symptome) sowie eine positive Veränderung ihres psychosozialen Funktionsniveaus zu erreichen. Von einer "störungsspezifischen Kompensation" kann dabei kaum gesprochen werden.

Insgesamt wurde aus den für die Gesamt-Patientengruppe und für die drei einzelnen Störungsbilder aufgezeigten Beziehungen zwischen den Frontalhirn-Faktoren und den Veränderungen der Psychopathologie-Indikatoren deutlich, dass die entscheidenden signifikanten Ergebnisse zum einen für die Störungsgruppe HKS, zum anderen für die Zielvariable CBCL-External aufgezeigt werden konnten; aber auch die allgemeine kognitive Leistungsfähigkeit kann einen prädiktiven Wert für den Verlauf kinderpsychiatrischer Störungen besitzen. Deshalb sollte post-hoc geprüft werden, ob grundsätzlich allgemeine oder frontalhirnsensitive neuropsychologische Indikatoren besser in der Lage sind, den Verlauf psychopathologischer Merkmale vorauszusagen.

Allgemeine kognitive Leistungsmerkmale vs. exekutive Funktionen

Sowohl die allgemeinen kognitiven Leistungsmerkmale als auch die exekutiven Funktionen können im Sinne der Hypothese den Verlauf globaler Psychopathologie-Indikatoren vorhersagen. Deshalb war weiter abzuklären, welcher dieser beiden Prädiktorbereiche einen größeren Einfluß auf den Verlauf der Störung, geprüft für externalisierende und internalisierende Symptome, ausübt.
Da in den hierfür durchgeführten Regressionsberechnungen aus methodischen Gründen für beide Prädiktorenblöcke die gleiche Anzahl von Variablen zur Vorhersage eingesetzt werden sollte, mußte bei zwei allgemeinen Leistungsmerkmalen (Allgemeines Leistungsniveau und Geschwindigkeit) eine Auswahl von zwei Faktoren der exekutiven Funktionen erfolgen. Der Prädiktorblock "exekutive Funktionen" wurde dabei nach inhaltlichen Gesichtspunkten gebildet. Eindeutig war aufgrund der o.g. Ergebnisse die Wahl des ersten Faktors. Denn der WCST als Grundlage des KFT (mit der Messgröße Anzahl der Perseverationsantworten oder -fehler) gilt als aussagekräftigster Indikator zum Nachweis einer Schädigung des Frontalhirns (Tranel et al. 1994). Als zweiter Faktor wurde die Interferenzkontrolle (trotz Fehlens einer prädiktiven Bedeutung für den Verlauf der psychopathologischen Auffälligkeiten) gewählt, da die Interferenzkontrolle bzw. eine Minimierung von Interferenzen einen entscheidenden Teilbereich der exekutiven Funktionen darstellt und für die kontextabhängige flexible Regulation des Informationsflusses bei vielen Aufgaben wesentlich ist. Dies ist besonders wichtig, wenn adäquates Verhalten durch die Umgebungssituation unvollständig festgelegt ist (Jouandet & Gazzaniga 1979).
Sehr deutlich für die Gesamtgruppe und etwas weniger ausgeprägt für die HKS-Patienten, fiel die Vorhersage *externalisierender* Symptombereiche besser durch den Prädiktorblock der exekutiven Funktionen als durch den Prädiktorblock der allgemeinen kognitiven Funktionen aus. Gerade für die Psychopathologie-Indikatoren, die Auffälligkeiten auf der Ebene des sichtbaren Verhaltens beschreiben, sind also Funktionen, die zur Planung, Steuerung, Kontrolle und Regulation des Verhaltens von Kindern und Jugendlichen eingesetzt werden können, bedeutsam, aber auch allgemeine Leistungsmerkmale wie allgemeines Leistungsniveau und hohe Geschwindigkeit in der Ausführung von Aufgaben sind hier wesentlich und schließen an die entsprechenden Befunde der Kauai-Studie (Werner & Smith 1992, 1995) an.

Unerwartet war das Ergebnis zur Vorhersage *internalisierende*r Symptombereiche. Denn hier war die Vorhersage des Verlaufs besser durch die exekutiven Funktionen als durch die allgemeinen kognitiven Leistungsmerkmale möglich. Dies bedeutet, dass sich insbesondere der Verlauf von Auffälligkeiten im Hinblick auf Stimmung/ Affekt und Angst, die beiden wichtigsten internalen Dimensionen, nicht gut durch die

Ausprägung des allgemeinen Leistungsniveaus vorhersagen läßt. Die demgegenüber relativ größere prädiktive Bedeutung exekutiver Funktionen kann durch neuropsychologische und neurobiologische Erkenntnisse gestützt werden. So wurde in fast allen Modellen exekutiver Funktionen deren Bedeutung für die Steuerung, Modulation und Regulation emotionaler Prozesse sowie für Inhibitionsprozesse nicht nur auf Verhaltens-, sondern auch auf emotionaler Ebene betont (Luria 1966, Fuster 1989, Damasio 1995). Auch muß eine alleinige, über frontokortikale Neuronensysteme erfolgende Steuerung und Kontrolle kognitiver und motorischer Prozesse nicht ausreichend sein für eine erfolgreiche Bewältigung problemlösender Aufgaben auch in komplexen Situationen. Denn hierzu ist u.a. auch eine Verhaltensantizipation auf emotionaler Ebene erforderlich, um die affektiven Konsequenzen verschiedener Verhaltensweisen für bestimmte Situationen vorwegzunehmen, zu prüfen sowie in Angleichung an somatische und sensomotorische Prozesse über längere Zeitstrecken zu repräsentieren (Nauta 1971, 1972, Bechara 1999). Neurobiologisch ist diesbezüglich ein für die Regulation emotionaler Inhalte als grundlegend angesehener Regelkreis beschrieben. Über diesen Regelkreis zwischen Neuronen des präfrontalen Kortex und Neuronen der für emotionale Inhalte grundlegenden Gehirnbereiche (insbesondere limbischer Strukturen) sollte ein zentralnervöser Regulationsmechanismus möglich sein, über den u.a. emotionale Erregtheit, Angst, oder Traurigkeit durch kognitive Aktivitäten vermindert werden kann (Mayberg et al. 1999, Wiedemann et al. 1999). Mittels solcher "kognitiv-emotionaler Interaktionen" könnte durch gut ausgebildete exekutive Funktionen der Verlauf bzw. die Prognose internalisierender Symptombereiche günstig beeinflußt werden.

Das Vorliegen internalisierender Symptombereiche wie Angst und Depressivität bzw. komorbider Störungen wie Depression oder Angst - die bei Kindern mit HKS häufig zu wenig beachtet werden - gilt als wesentlicher Faktor für einen ungünstigen Verlauf der Störung (Biederman et al. 1992, 1996). Deshalb könnten die positiven Wirkungen exekutiver Funktionen auf den Verlauf auch über bessere Fähigkeiten zur Regulation und Modulation emotionaler Prozesse (z.B. auch emotionale Impulskontrolle) vermittelt sein.

Will man - trotz der nicht signifikanten Ergebnisse für *Tic-Störungen* bzw. *Anorexia nervosa* - einen Eindruck von den vorliegenden Zahlen ableiten, so scheinen bei Tic-Patienten gute allgemeine Leistungsmerkmale sich eher günstig auf externalisierende Verhaltensweisen und gute exekutive Funktionen sich eher vorteilhaft auf internalisierende Merkmale sowie das psychosoziale Funktionsniveau auszuwirken. Bei den Jugendlichen mit Anorexia nervosa gibt es einen Vorteil für eine Seite (hier bezogen auf exekutive Funktionen) wohl nur bei dem psychosozialen Funktionsniveau.

Insgesamt bedeutet dies, dass beide Prädiktorenbereiche (allgemeines kognitives Leistungsniveau, exekutive Funktionen) einen Einfluß auf beide Bereiche des kindlichen Verhaltens (externalisierend, internalisierend) haben, allerdings bei den speziellen Störungsbildern mit unterschiedlicher Gewichtung und Verteilung.

4.2.6 Vorhersagewert exekutiver Funktionen vs. psychosozialer Ressourcen

Hypothese 4: Die zentralnervösen Ressourcen (gemessen mittels der Frontalhirn-Funktionen) haben einen stärkeren Einfluß auf den Verlauf der kinderpsychiatrischen Störung als psychosoziale Ressourcen.

Mit Prüfung der Hypothese 4 ging es um eine weitere im klinischen Alltag wichtige Frage, nämlich, ob - wie vielfach vermutet - alleine psychosoziale Ressourcen (i.S. eines anamnestisch und aktuell guten sozialen Netzwerks) wesentlich für den weiteren Verlauf kinderpsychiatrischer Störungen sind, oder ob die dem Kind eigenen Steuerungsmöglichkeiten (z.B. durch gut ausgeprägte exekutive Funktionen) demgegenüber einen Vorteil aufweisen.

Gesamtgruppe

Exekutive Funktionen eignen sich offenbar als Verlaufsprädiktoren für externalisierendes Verhalten, während psychosoziale Faktoren dafür offenbar weniger tauglich sind. Damit scheinen sich die beiden geprüften Prädiktorbereiche in erster Linie auf die Entwicklung von Verhaltensstilen des Kindes und weniger auf dessen Erlebenswelten auszuwirken.

Untergruppen

Durch ein den o.g. Regressionsberechnungen - allgemeines Leistungsniveau vs. exekutive Funktionen - entsprechendes Vorgehen wurde auch für die Gruppe der Kinder mit ***HKS*** ein Vergleich der Prädiktorwertigkeit exekutiver Funktionen gegenüber psychosozialen Merkmalen vorgenommen. Durch die Regressionsberechnungen konnten für den externalisierenden Symptombereich insgesamt 50%, für den internalisierenden 33% der Varianz des Psychopathologie-Verlaufs vorhergesagt werden. Dabei war die Vorhersage der externalisierenden Symptombereiche wesentlich besser durch die exekutiven Funktionen als durch die psychosozialen Merkmale möglich. Dieser Unterschied fand sich auch im Hinblick auf die Vorhersage internalisierender Symptombereiche, wenngleich in geringerer Ausprägung.

Dies besagt, dass für den Beobachtungszeitraum von etwa einem Jahr bei Kindern mit HKS die Ausprägung exekutiver Funktionen (hier bestimmt durch die beiden Faktoren Flexibilität und Interferenzkontrolle) einen deutlich größeren prädiktiven Wert für die zu erwartende seelische Situation besitzt als die Ausprägung psychosozialer Merkmale.

Kinder mit einer ***Tic-Störung*** können dagegen besonders gut von günstigen psychosozialen Faktoren profitieren. Dies wird eindeutig im Hinblick auf die weitere internalisierende Symptomatik, während der Verlauf externalisierender Symptome sich insgesamt weniger gut vorhersagen läßt. Da die betroffenen Kinder bekanntermaßen immer wieder wegen ihrer Tics gehänselt werden und dadurch die Gefahr einer reaktiven emotionalen Störung besteht, weist o.g. Befund auf die Wichtigkeit günstiger psychosozialer Bedingungen für eine erfolgreiche Krankheitsbewältigung hin. Neuropsychologisch-exekutive Ressourcen sind bei jungen Tic-Patienten zwar auch in diesem Rahmen von Vorteil, werden aber vorrangig zur Kontrolle der Tics benötigt und eingesetzt (Rothenberger 1991).

Bei Patienten mit ***Anorexia nervosa*** waren die aufgeklärten Varianzanteile insgesamt gering, ohne dass sich ein nennenswerter Unterschied zwischen den beiden geprüften Prädiktorbereichen finden ließ. Wagt man dennoch eine Spekulation hinsichtlich der Voraussage, so dürften "Frontalhirn-sensitive" neuropsychologische Ausgangsleistungen eher den Verlauf der Gewichtszunahme voraussagen. Um dies zu erreichen, muß nämlich von den Patienten in erster Linie eine Änderung im Sinne von Steuerung und Kontrolle des Eßverhaltens aufgebracht werden. Psychosoziale Merkmale hingegen lassen eher einen Effekt auf den Verlauf der "Einstellung zum Essen" erwarten, wobei hier vorwiegend Bereiche der Wahrnehmung, der Gefühle oder der Erlebensweisen angesprochen werden. Diese Vermutungen können mit klinischen Erfahrungen in Einklang gebracht werden, wonach durch intensive verhaltenstherapeutische Bemühungen zwar innerhalb mehrerer Wochen und Monate deutliche Zunahmen des Körpergewichtes und nach "Ausschleichen" der Außensteuerung erste Verbesserungen des Eßverhaltens erreichbar sind, die Einstellungen zum Essen und insbesondere zum Körper ("Körperschema-Störung") aber nur längerfristig zu ändern sind. Wenn in diesen Bereichen, häufig auch durch frühzeitige Behandlungsabbrüche bedingt, durch multimodale therapeutische Maßnahmen keine Fortschritte erzielt werden können, muß die Prognose - evtl. trotz gut ausgebildeter exekutiver Funktionen - als ungünstig gewertet werden.

4.3 Psychophysiologie

In der Diskussion zu dieser Untersuchungsebene wird nicht nur auf die im Ergebnisteil berichteten Daten zurückgegriffen. Vielmehr werden oft Befunde zitiert, die bereits von unserer Arbeitsgruppe andernorts veröffentlicht wurden. Es handelt sich dabei teilweise um andere Gruppenvergleiche als die hier vorgestellten.

4.3.1 Alterskorrektur

Es ist bekannt und konnte auch in dieser Studie anhand von EEG-Frequenzanalysen nachgewiesen werden, dass sich die hirnelektrische Aktivität vom Kindes- zum Jugendalter deutlich weiter entwickelt. So kommt es zu einem Anstieg des okzipitalen Alpha/Theta-Quotienten von etwa 2 im Alter von 8 Jahren auf etwa 4 im Alter von 13 Jahren (Woerner et al. 1987). Parallel dazu findet z.B. eine Zunahme der Amplitude des visuell evozierten Potentials statt (Rothenberger et al. 1987).

Es war daher wichtig, die hier verwendeten EKP-Parameter (EKP: Ereigniskorrelierte Potentiale) auf Alterseffekte zu prüfen und (insbesondere im Hinblick auf die Längsschnittuntersuchungen) gegebenenfalls einer Alterskorrektur zu unterziehen (siehe Methodik), um bei Gruppenvergleichen auf eine Parallelisierung nach dem Alter verzichten und dennoch den allgemeinen Entwicklungseffekt als Einflußgröße auf unsere Ergebnisse ausschließen zu können.

CNV / PINV

Diejenigen Komponenten, die am ehesten mit Orientierung und Kontingenzevaluation assoziiert sind (CNV1, PINV) wiesen einen Alterseffekt auf, während die (eher mit Erwartung und motorischer Vorbereitung verbundene (CNV2) dies nicht zeigte. Mit dem Älterwerden der Kinder wurden die Amplituden dieser negativ gepolten EKP-Komponenten weniger negativ, also kleiner.
Wenn es zutrifft, dass hirnelektrische Negativität ein Zeichen neuronaler Fazilitation darstellt, so dürften ältere Kinder (1) weniger Fazilitation benötigen als jüngere, um die gleiche Aufgabe zu lösen, und hätten (2) möglicherweise mehr fazilitatorische Leistungsreserven zur Verfügung (z.B. für höhere kognitive Leistungsanforderungen).

Der Unterschied zwischen den Entwicklungsmustern von CNV1/PINV und CNV2 hängt wahrscheinlich damit zusammen, dass der neuronale motorische Regelkreis im Alter von 9 Jahren schon weitgehend ausgereift ist, während Kognitionen sich noch in einer deutlichen Ausgestaltungsphase befinden und, metabolisch gesehen, im Frontalhirnbereich Erwachsenenwerte erst um das 16. Lebensjahr erreicht werden (Zitate bei Rothenberger 1998 b). Dafür spricht auch, dass im Hinblick auf die PINV-Amplituden-Differenz Cz - Fz im Laufe der Entwicklung eine topographische Verlagerung des negativen Amplitudenmaximums von Cz nach Fz, d.h. eine frontale Fokussierung, erfolgt.

MMN, Nd, P300

Für die Amplitude der P300-Welle ergaben sich in dem untersuchten Altersbereich von 9 - 17 Jahren keine allgemeinen Entwicklungseffekte. Eine Erklärung dafür muß derzeit offenbleiben, denn man würde erwarten, dass diese im aktuellen Ablauf des Informationsverarbeitungsprozesses eher später gelegene Komponente (300-650 msec nach dem Reiz) auch später reift und damit im Laufe der Entwicklung Alterseffekte sichtbar werden. So findet sich in der Regel eine Abnahme der P300-Amplitude im Verlaufe der Hirnreifung, allerdings werden solche Effekte nicht in allen Arbeiten berichtet (Zitate bei Rothenberger 1998 b).

Im Gegensatz zur P300-Welle wiesen die MMN und Nd eine leichte Verringerung der negativen Amplitude, vor allem aber der frontalen Akzentuierung mit zunehmendem Alter auf. Dies wäre, ebenso wie bei CNV1 und PINV, im Sinne einer geringeren neuronalen Fazilitation beziehungsweise Ökonomisierung von Ressourcen, bei gleicher Leistungserbringung im Laufe der kindlichen Entwicklung, zu interpretieren. In diese Richtung weist auch die Aussage von Friedman (1991), dass die EKP-Veränderungen während der kindlichen Entwicklung in erster Linie darlegen, dass das Informationsverarbeitungssystem der Kinder leistungsfähiger wird, wenn sie älter werden. Kürzere Latenzen und niedrigere Amplituden im Laufe der Entwicklung sah er als Indiz für seine Überlegungen an.

4.3.2 Querschnittsvergleiche

Hypothese 1a: Bezüglich der Frontalhirn-Funktionen weisen die Patientengruppen schlechtere Werte auf als die Gruppe gesunder Kinder und Jugendlicher.

Hypothese 1b: Innerhalb der Patientengruppen zeigen die Kinder mit HKS schlechtere Werte der Frontalhirn-Funktionen als Kinder mit Tic-Störungen und diese wiederum schlechtere Werte als Patienten mit Anorexia nervosa.

Vorbemerkung

Die Anwendung psychophysiologischer Parameter in Paradigmen wie in dem von uns benutzten *S1-S2-Reaktionszeitparadigma* ist gut geeignet, den chronometrischen Ansatz der Informationsverarbeitung näher zu beleuchten - und vor allem die Ergebnisse aus reinen Reaktionszeitexperimenten (dabei gibt es lediglich *verhaltensoffene Antworten*) besser zu verstehen, weil bei Registrierung der hirnelektrischen Aktivität auch Informationen über die *verdeckten Verhaltensprozesse* erhalten werden können. So stellt die frühe CNV (CNV1) ein Korrelat für Orientierung und Stimulusevaluation hinsichtlich des Warnreizes dar, während die späte CNV (CNV2) Erwartung, Antwortvorbereitung und Antwortselektion bezüglich des Signalreizes widerspiegelt. Schließlich gibt uns die postimperative negative Variation (PINV) noch Auskunft über die Kontingenzevaluation zwischen Signalreiz und darauf bezogener motorischer Antwort. Die Interpretation dieser psychophysiologischen Maße sollte von einem Informationsverarbeitungsmodell mit mehreren zeitlich aufeinander folgenden Stufen ausgehen, so dass eine feine Auflösung der zeitlichen Organisation kognitiver und motorischer Funktionen erreicht werden kann. Dabei können sowohl im zeitlichen als auch im topographischen Rahmen mögliche Abweichungen bei einer vorgegebenen psychiatrischen Erkrankung lokalisiert werden.

Selektive Aufmerksamkeit bewirkt Unterschiede in den EKPs auf beachtete und unbeachtete Reize. Diese Aufmerksamkeitseffekte umfassen auch Veränderungen, die länger andauern können. Typische Versuchsaufgaben verlangen, dass bestimmte Zielreize innerhalb einer schnellen Reizfolge beachtet werden. Die EKP-Topographie von Aufmerksamkeitseffekten hängt von der Art der Reize ab. Auditorische Aufmerksamkeitsreize sind meist durch zentrale und frontale Negativität ab ca. 80 msec bis 400 msec charakterisiert. Da Aufmerksamkeitseffekte mit der Ähnlichkeit zwischen Standardreiz und Zielreiz zunehmen, werden sie als Maß für die reizbezogene Aufmerksamkeit betrachtet (Brandeis 1995).

Die sogenannte kognitive P300-Komponente tritt nach seltenen, unerwarteten oder für die Aufgabe relevanten Zielreizen auf. Sie wird oft anhand seltener Zielreize untersucht, die zufällig in einer Folge von irrelevanten Reizen auftreten. Die P300-Welle weist eine Latenz von 300-600 msec und topographisch ein parietal positives Amplitudenmaximum auf, welches von der Art des auslösenden Reizes wenig beeinflußt wird. Ihre Amplitudenhöhe scheint den energetischen Aufwand für Wahrnehmung und Entscheidung, die Latenz ihres Amplitudengipfels dagegen die Verarbeitungsdauer ohne motorische Anteile anzuzeigen. In Versuchen zur selektiven Aufmerksamkeit tritt die P300 nur nach den Zielreizen auf und wird deshalb als Maß für die antwortbezogene Aufmerksamkeit betrachtet (Brandeis 1995).

Orientierung (CNV1) und Erwartung/Antwortvorbereitung (CNV2)

Gesamtgruppe

In der Arbeit von Yordanova et al. (1996) konnten wir zum einen zeigen, dass die von uns gemessenen langsamen negativen Potentiale (hier: CNV1 und CNV2) trotz eines während des Interstimulusintervalls andauernden Tonreizes nicht exogener sondern primär endogener (d.h. der aktiven Informationsverarbeitung der Kinder und Jugendlichen zuzuordnender) Natur sind. Ferner ließ sich belegen, dass CNV1, Gipfelmessungen der Komponente vorausgesetzt, eine frontal signifikant höhere Amplitude als zentral aufwies, wie dies auch von van Leeuwen et al. (1998) bei einer visuellen CPT-AX-Aufgabe gefunden wurde.

Für die späte CNV (CNV2) waren die Amplitudenwerte zentral höher (d.h. stärker negativ) als frontal; ein Resultat, wie es von anderen Untersuchungen bei Kindern und Erwachsenen erwartet werden durfte (van Leeuwen et al. 1998). Diese allgemeinen Befunde führten aber nicht dazu, dass sich in unserer Gesamtstichprobe gesunde Kinder von psychiatrisch auffälligen unterscheiden ließen.

Untergruppen

Die ***hyperkinetischen Kinder*** unterschieden sich im Hinblick auf ihre Amplitudenhöhen von CNV1 und CNV2 nicht von den anderen Gruppen. Dies weist darauf hin, dass hyperkinetische Kinder in der Lage waren, quantitativ ausreichend kortikale Aktivität während der Aufgabenbearbeitung zu entwickeln. Entsprechende Ergebnisse finden sich auch in anderen Untersuchungen (z.B. Rockstroh et al. 1990) und hängen möglicherweise mit der festen zeitlichen Vorgabe (konstantes Interstimulusintervall) zusammen.
Dennoch gab es in anderen Gruppenvergleichen (s.u.) qualitativ hinsichtlich der Differenzierung topographischer Muster der CNV2 (bei HKS keine signifikanten Amplitudenunterschiede zwischen Cz und Fz) Abweichungen gegenüber anderen Gruppen, die möglicherweise mit den längeren und variableren Antwortzeiten bei hyperkinetischen Kindern zusammenhängen. Man könnte daher argumentieren, dass die Effizienz kortikaler Aktivierung während der motorischen Vorbereitung und Ausführung (assoziiert mit CNV2) bei hyperkinetischen Kindern gestört ist. Diese Interpretation legt die Verbindung zu klinischen Beobachtungen nahe, die zeigen, dass hyperkinetische Kinder Probleme mit der Selbstregulation ihres Verhaltens haben, und stimmt überein mit der Ansicht, dass hyperkinetische Kinder eine Störung im Bereich des frontalen Kortex aufweisen (Rothenberger 1995, Yordanova et al. 1996, Oades 1998).

Unsere Ergebnisse sorgfältig parallelisierter Gruppen (Yordanova et al. 1996) zeigten über die hier berichteten nicht signifikanten Ergebnisse hinaus, dass Kinder mit einer ***Tic-Störung*** sowohl für CNV1 als auch für CNV2 niedrigere Amplitudenwerte aufwiesen als Kinder ohne eine Tic-Störung.
Bei Erwachsenen wurde die Amplitudenreduktion der CNV1 im Sinne einer zusätzlichen Informationsverarbeitung während des Interstimulusintervalls (d.h. im Sinne eines Ablenkungsreizes) interpretiert. Somit können die niedrigeren, langsamen ereignisbezogenen Potentiale bei Kindern mit einer Tic-Störung ebenfalls einen Hinweis auf zusätzliche Informationsverarbeitung im Interstimulusintervall zwischen Warnreiz und imperativem Stimulus darstellen. Da eine kompensatorische Aktivierung von Frontalhirnbereichen bei Kindern mit einer Tic-Störung vorzuliegen scheint, wenn sie ihre intervenierenden Tics während einer Aufgabe unterdrücken (Rothenberger 1991), könnte eine mögliche hemmende (d.h. positiv gerichtete, Häusler et al. 1995) frontokortikale Aktivität während der S1-S2-RT-Aufgabe die Entwicklung der Negativität von CNV1 und CNV2 beeinflussen und so die Amplituden bei der Patientengruppe mit Tic-Störungen reduzieren.
Andererseits kann eine niedrige EKP-Amplitude auch daher rühren, dass der kortikale Aktivitätsspiegel infolge einer Dysregulation im kortiko-striato-thalamo-kortikalen System mangelhaft ist. Da Tic-Störungen mit mangelnder motorischer Kontrolle in den Basalganglien und dem motorischen Kortex verbunden werden, könnte die niedrigere Amplitude bei Tic-Störungen auch ein Abbild dieser pathophysiologischen Dysregulation sein (Ziemann et al. 1997, Moll et al. 1999).

Allerdings finden wir bei Kindern mit einer Tic-Störung neurodynamisch das frontozentrale topographische Muster langsamer negativer Potentiale, wie wir es von gesunden Kontrollgruppen kennen (Rothenberger 1991, Dumais-Huber 1993). Dies drückt aus, dass junge Tic-Patienten ihre vorbereitenden Aktivitäten topographisch gut organisieren können, so dass hier am ehesten die zusätzliche Aktivität der Tic-Unterdrückung während des Interstimulusintervalls für die niedrigeren CNV1/CNV2-Amplituden verantwortlich zu sein scheint, was sich auch in jüngsten Ergebnissen mit funktioneller Kernspintomographie widerspiegeln dürfte (Peterson et al. 1998)

Bei den Jugendlichen mit ***Anorexia nervosa*** war die CNV1-Amplitude am ausgeprägtesten über Cz. Die zentrale Dominanz der CNV2, wie sie bei den anderen Kindern sichtbar war, konnte bei Anorexie-Patienten nicht gefunden werden. Ähnlich wie bei Kindern mit einer Tic-Störung waren die Amplituden von CNV1 und CNV2 bei Anorexie-Patienten tendenziell weniger negativ als bei gesunden Kontrollen. Der Unterschied zwischen den beiden letztgenannten Gruppen bezog sich hauptsächlich auf die CNV2-Komponente, wobei deren Amplituden etwa gleichermaßen über Fz und Cz ausgeprägt waren.
Das bedeutet, dass CNV1-bezogene Orientierungsprozesse bei Anorexie-Patienten offenbar abgeschwächt sind. Die CNV2-Ergebnisse zeigen an, dass niedergewichtige Anorexie-Patienten gewisse Schwierigkeiten haben, eine adäquate Vorbereitung

für die motorische Antwort zu entwickeln. Nicht vergessen darf man allerdings, dass einige psychopathologische Merkmale mit dem ablaufenden aufgabenbezogenen kognitiven Prozess interferieren könnten (z.B. stetiges Beschäftigtsein mit dem Essen und der Furcht vor der Gewichtszunahme), so dass auch eine gewisse interne Ablenkung den Amplituden-Wert der CNV beeinflußt haben könnte (Rothenberger et al. 1995).

Kontingenzevaluation (PINV)

Gesamtgruppe

Bei allen untersuchten Gruppen verlagerte sich die hirnelektrische Aktivität der PINV unter der Nicht-Kontroll-Bedingung (im Vergleich zur Kontroll-Bedingung) von zentral nach frontal und reflektiert damit eine Aktivierung frontoneuronaler Netzwerke. Die PINV stellt einen wesentlichen Indikator frontokortikaler Regulationsmechanismen dar, dessen Neurodynamik auch bei kinderpsychiatrischen Störungen feststellbar ist.

Untergruppen

Wie verschiedene, hier nicht dargestellte, Parallelgruppenvergleiche zeigten (Übersicht bei Rothenberger 1995), war die hirnelektrische Aktivität ***hyperkinetischer Kinder*** durch eine große PINV charakterisiert, die unter beiden Bedingungen (Kontrolle bzw. Nicht-Kontrolle) zentral (Cz) ihr Amplitudenmaximum behielt, während die Kinder der anderen Gruppen unter der Nicht-Kontroll-Bedingung eindeutig ein frontales Amplitudenmaximum (Fz) entwickeln konnten. Diese Beobachtung weist darauf hin, dass hyperkinetische Kinder ein Defizit bezüglich der Fokussierung hirnelektrischer Aktivität aufweisen, wohingegen Kinder mit einer Tic-Störung offenbar in der Lage sind, ihre frontokortikalen neuronalen Netzwerke effizient und umschrieben zu aktivieren.
Auch diese Befunde unterstützen die Hypothese eines zentralnervösen Defizites hyperkinetischer Kinder, in welches insbesondere die Frontallappen, und hier vor allem die frontokortikalen Fasern, die zum Nucleus caudatus ziehen, eingebunden sind (Rothenberger 1995, Rubia et al. 1999, Baving et al. 1999).

Im Gegensatz dazu konnte bei Kindern mit einer ***Tic-Störung***, z.B. durch pharmakologische Studien, zum einen die Überempfindlichkeit dopaminerger Systeme im Bereich der Basalganglien und der damit verbundene Mangel an subkortikaler motorischer Selbstregulation nachgewiesen werden. Darüber hinaus konnte gezeigt werden, dass dieses neuronale Defizit auf der Verhaltensebene kompensiert werden kann, und zwar durch Aktivierung frontokortikaler Bereiche (Rothenberger 1996 b, Peterson et al. 1998).

Damit zeigten sich bei verschiedenen Untersuchungen der PINV, als generellem Indikator von Frontalhirnfunktionen, klare Effekte sowohl bei Tic-Störungen als auch bei der hyperkinetischen Störung auf die PINV-Amplitude und ihre aufgabenbezogene Reaktivität. So konnte die Hypothese untermauert werde, dass Frontalhirnfunktionen bei den genannten kinderpsychiatrischen Störungen eine Rolle spielen, obwohl auf der Verhaltensebene (angezeigt durch Reaktionszeiten) nur vereinzelt verlängerte Werte für hyperkinetische Kinder gefunden wurden.

Die Effekte von Tic-Störung und HKS auf Frontalhirnprozesse, die mit der PINV verbunden sind, hängen allerdings eng mit den jeweiligen Untersuchungsbedingungen zusammen. Unter der *Bedingung* der Kontrollierbarkeit und konsistenten Kontingenz zwischen motorischer Antwort und deren Ergebnis, wurde kein signifikanter Einfluß von Tic-Störung oder HKS auf die PINV gefunden. Wenn hingegen stetige Nicht-Kontrollierbarkeit ("lack of control") vorlag, ergab sich ein unterschiedlicher Effekt für Tic-Störungen bzw. HKS. Während Tic-Störungen mit reduzierter PINV-Amplitude verbunden waren, zeigte sich beim HKS eine Amplituden-Anhebung. Wenn man die beiden Störungsgruppen miteinander verglich, so ließ sich bei dieser Bedingung die neurodynamische Annahme etablieren, dass Kinder mit einer Tic-Störung, verglichen mit HKS-Patienten, weniger frontale neuronale Aktivität entwickeln müssen, um die stetige Stimulusinterferenz zu kontrollieren. Wenn, andererseits, eine plötzliche Veränderung der Kontingenzbedingungen stattfand ("loss of control"), so erfolgten offensichtlich qualitativ unterschiedliche Abläufe frontalhirnbezogener neuronaler Aktivität - je nachdem, ob eine "reine" Tic-Störung oder ein "reines" HKS vorlag, oder ob die Symptomatik kombiniert vorhanden war (Yordanova et al. 1997).

Anorexie-Patienten unterschieden sich von der gesunden Kontrollgruppe lediglich in ihrer Cz-Fz-Differenz während der Kontrollbedingung; ihre PINV-Amplitude war dabei stärker über Cz ausgeprägt. Während der Nicht-Kontroll-Bedingung war die frontale Prädominanz bei Anorexie-Patienten etwas weniger deutlich als bei Gesunden, ohne dass dies statistisch signifikant wurde.
Insgesamt ließ sich das angenommene Frontalhirn-Defizit bei Anorexia nervosa mit diesem Untersuchungsverfahren nicht belegen.

Selektive Aufmerksamkeit (MMN / Nd / P300)

MMN / Nd

Gesamtgruppe

Für alle untersuchten Gruppen ließ sich die typische topographische Konstellation der MMN/Nd mit ihrem frontozentralen Amplitudenmaximum erkennen. Somit dürften diese Kinder und Jugendlichen im Hinblick auf eine automatische zentralnervöse Unterscheidung der beiden dargebotenen Tonreize qualitativ ähnlich vorgehen.
Dies findet sich auch bei Satterfield (1990) und Jonkman et al. (1997) für die Nd sowie bei Schreiber et al. (1996) für die Nd und MMN und läßt nur noch die Frage nach einem quantitativen Unterschied zwischen den Gruppen offen.

Untergruppen

Hinsichtlich der ***MMN*** ergab sich, dass diese Amplitude bei ***HKS*** niedriger war als bei gesunden Kindern, sich aber für Tic-Störungen bzw. Anorexia nervosa keine Amplitudenveränderungen fanden. Schreiber et al. (1996), der Kinder schizophrener Eltern untersuchte, konnte eine tendenziell niedrigere MMN bei der Risikogruppe zeigen. Trotz der hohen Variabilität möglicher MMN-Effekte lassen sich also bei Kindern mit psychischen Auffälligkeiten bzw. psychosozialen Risiken Defizite in der automatischen, präattentiven Informationsverarbeitung entdecken. Man muß allerdings davon ausgehen, dass diese Befunde nicht störungsspezifisch sind und mit dem Schweregrad der Aufgabe variieren können. Unsere Daten weisen darauf hin, dass bei HKS-Patienten offenbar zeitlich früh stattfindende und Frontalhirnressourcen beanspruchende Informationsverarbeitungsprozesse gestört sind, und damit eine Erschwernis für die weiteren/späteren neuronalen Vorgänge besteht. Niedrigere auditorische PN (processing negativity - entspricht Nd) und niedrigere auditorische Aufmerksamkeitseffekte im Hinblick auf die N1-Welle wurden bei hyperkinetischen Kindern schon früher berichtet (Zambelli et al. 1977, Loiselle et al. 1980, Satterfield et al. 1988, 1990).
Hier müssen auch noch die Befunde von van Woerkom und Mitarbeitern (1988) bei ***Tic-Störungen*** erwähnt werden, obwohl es sich dabei um Erwachsene und nicht um Kinder handelte. Van Woerkom et al. benutzten eine auditorische Aufgabe mit einem häufigen und einem seltenen Reiz. Sowohl in der nicht-motorischen als auch in der motorischen experimentellen Bedingung wiesen Patienten mit einer Tic-Störung normal hohe MMNs aus, aber niedrigere N2b-Amplituden im Vergleich zu gesunden Kontrollen. Diese Resultate sollen dafür stehen, dass bei Tic-Störungen eine volle Integrität des automatischen Aufmerksamkeitsprozesses, wie er durch die MMN reflektiert wird, gegeben ist. Allerdings könnte, so die Autoren, ein Defizit bezüglich

fokussierter Aufmerksamkeit bei Tic-Patienten vorliegen, wenn man die abweichenden N2b-Amplituden-Befunde heranzieht. Interessanterweise war die fokussierte Aufmerksamkeit auf Zielreize deutlicher ausgeprägt, wenn man die motorische Antwortbedingung betrachtete. Dabei war auch die N1-Amplitude bei den Patienten niedriger als bei den gesunden Kontrollen. Dies wurde dahingehend interpretiert, dass die Patienten mit einer höheren hirnelektrischen Hintergrundaktivität arbeiten würden. Ob die Befunde wirklich auf die Tic-Symptomatik zu beziehen sind, muß bezweifelt werden, da die Autoren keine Information darüber gaben, inwieweit hyperkinetische Merkmale mit der Tic-Störung assoziiert waren, wodurch das Ergebnis ohne weiteres erklärt werden könnte.

Jonkman et al. (1997) berichteten von einer niedrigeren Amplitude der PN (200 - 400 msec nach dem Reiz) auf auditorische (allerdings nicht auf visuelle) Standardreize über dem Ableitepunkt Cz bei ***hyperkinetischen Kindern*** im Vergleich zu gesunden (Alter von 7 bis 13 Jahren). Schreiber et al. (1996) fanden eine solche Erniedrigung über Fz bei Kindern schizophrener Eltern, Satterfield et al. (1988, 1990) bei hyperkinetischen Kindern. In unserer Studie war für die ***Nd-Welle*** kein Gruppenunterschied, weder zwischen Gesunden und Patienten noch zwischen Patientengruppen, zu finden. Auch in den Untersuchungen von Zambelli et al. (1977) und Loiselle et al. (1980), bei denen ein vergleichbares auditorisches Paradigma benutzt wurde, konnten keine Differenzen bezüglich dieser Komponente gefunden werden. Allerdings wiesen gesunde Kontrollen im Vergleich zu hyperaktiven Patienten eine größere N1-Amplitude in der "attended"-Bedingung auf. Andererseits berichteten Jonkman et al. (1997), dass sie einen solchen zeitlich früh gelegenen (50 - 175 msec) Aufmerksamkeitseffekt nicht belegen konnten. Sie führten dies auf ein besonders langes Interstimulusintervall (1750 - 2150 msec) im Vergleich zu früheren Studien (etwa 500 - 1500 msec) zurück, da längere Interstimulusintervalle zu einem verspäteten Beginn der PN führen können (Hansen & Hillyard 1984).
Die bei uns fehlende Gruppendifferenzierung im Hinblick auf die Nd-Welle könnte mit zwei Sachverhalten zusammenhängen. Zum einen war bei uns die Differenz der beiden Stimuli relativ groß (1000 versus 1500 Hz), während in anderen Untersuchungen deutlich geringere Unterschiede und daher schwerere Aufgaben vorgegeben wurden (z.B. 1000 versus 1100 Hz). Somit könnte bei uns ein gewisser Deckeneffekt eine Rolle spielen. Außerdem muß bei den anderen Studien ein Entwicklungsfaktor, mindestens bis zum Alter von 10 Jahren, beachtet werden, der in unseren Vergleichen kaum mehr zu Buche schlagen konnte, zumal bei unserer Studie keine Alterseffekte von MMN und Nd zu finden waren. Dies schließt nicht aus, dass eine andere experimentelle Bedingungsvariante solche Defizite im Vergleich zu gesunden Kontrollen oder auch zwischen den Gruppen aufzeigen könnte.

Versucht man die Untersuchungen zur selektiven Aufmerksamkeit von Schreiber et al. (1996), Jonkman et al. (1997) sowie unsere Daten in eine *Zusammenschau* zu bringen, so darf man feststellen, dass die auditorische Informationsverarbeitung von devianten Stimuli schon sehr früh nach dem Reiz beginnt und offenbar zu verschiedenen Zeitfenstern dieses zentralnervösen Organisationsprozesses Abweichungen (im Sinne einer Minderleistung) bei psychiatrisch auffälligen Gruppen (hier insbesondere bei hyperkinetischen Kindern) und Risikopopulationen erkennen läßt. Möglicherweise lassen sich solche Auffälligkeiten entlang der auditorischen Bahnen noch früher feststellen, denn Lahat et al. (1995) fanden sogar auffällige Hirnstammfunktionen (es wurden Hirnstammpotentiale gemessen) bei Kindern mit einer Aufmerksamkeitsstörung. Es bliebe dann die Frage zu klären, ob die im zeitlichen Verlauf später aufgezeigten Defizite Folge dieser frühen Störungen sind oder einen zusätzlichen Beitrag zur Gesamtstörung liefern bzw. im Laufe des gesamten kybernetischen Prozesses einer normalisierenden Modifikation unterliegen können, wie dies aufgrund von Untersuchungen entlang der auditorischen Bahnen bei aphasischen Kindern teilweise zu vermuten ist (Rothenberger 1986).

P300

Gesamtgruppe

Entsprechend den bisher vorliegenden Studien über die P300-Welle bei Kindern und Jugendlichen sowie Erwachsenen fand sich bei allen Gruppen eine ähnliche Kurvenform und eine ähnliche topographische Verteilung mit einem Amplitudenmaximum der Positivität über parietalen Ableitungspunkten.
Es konnte demnach auch bei diesem Parameter, der eher die Funktion des posterioren Aufmerksamkeitssystems reflektiert (van Leeuwen et al. 1998), wohl nur ein quantitativer Unterschied zwischen den Gruppen sichtbar werden. Jonkman et al. (1997) zeigten in ihrer Übersicht bezüglich der P300-Welle bei HKS, dass der Befund einer niedrigen P300-Amplitude bei hyperkinetischen Kindern sich über die benutzten Paradigmen konstant hält, obwohl in einigen Studien P300-Amplituden nur auf Zielreize niedriger waren, während in anderen Studien dies mehr ein generelles Phänomen über alle Stimulustypen darstellte. Bei allen P300-Amplituden auf Zielreize muß besonders beachtet werden, ob die EKP-Kurve der zielreizbezogenen P300-Welle auf der Basis der Stimulusbezogenheit oder der Antwortbezogenheit errechnet wurde. Meistens wurden die EEG-Epochen auf alle Zielreize gemittelt, unabhängig davon, welcher Art die Antwort war (Treffer oder Fehler). In jüngster Zeit versucht man hier zu differenzieren und vor allem die Kurven zu vergleichen, denen eine korrekte Antwort zugrundelag, um somit einen eventuellen Verhaltensunterschied zwischen den Gruppen zu eliminieren. Allerdings war in fast allen Studien ein Unterschied für die P300-Welle im Vergleich zu der normalen Kontrollgruppe zu finden, obwohl, wie Corkum & Siegel (1993) berichteten, Unterschiede in dem Leistungsverhalten nur bei der Hälfte dieser Studien vorlagen.

Untergruppen

Überraschenderweise zeigten ***HKS-Patienten*** in unserer Studie über parietalen Ableitepositionen keine signifikant niedrigere P300-Amplitude. Mit Jonkman et al. (1997) meinen wir daher, dass die existierenden Reizevaluationsprobleme bei hyperkinetischen Kindern auf mangelnde oder anders organisierte Allokationsstrategien verschiedenartiger hirnelektrischer Aktivität zurückzuführen sind. Dies entspricht unserer o.g. Interpretation, dass bei hyperkinetischen Kindern eine mangelnde Fähigkeit zur Fokussierung hirnelektrischer Aktivität die Grundlage ihrer Verhaltensauffälligkeiten sein könnte und stützt auch die psychologische Annahme einer Störung der inhibitorischen Kontrolle bei HKS (Barkley 1997, Rubia et al. 1998, 1999).

Bei ***Tic-Störungen*** fanden sich bisher keine sicheren Auffälligkeiten der P300-Welle (Rothenberger 1991). Dies bestätigte sich bei unseren vorliegenden Daten und unterstützt unsere Ansicht, dass Kinder mit einer reinen Tic-Störung über die gleichen quantitativen und qualitativen kognitiven Steuerungsmöglichkeiten verfügen wie gesunde Kinder.

Bei den ***Anorexie-Patienten*** fanden wir in einem Standard-oddball-Paradigma keine Amplitudenunterschiede vor bzw. nach Gewichtszunahme (Rothenberger et al. 1986). Darüber hinaus wiesen die anorektischen Patienten in der vorliegenden Studie (sowie bei Seeger & Lehmkuhl 1993) ebenfalls über parietalen Bereichen keine veränderten P300-Amplituden auf, so dass die Evaluation kognitiver Stimuli bei Anorexia nervosa als unauffällig gelten kann.

4.3.3 Längsschnittliche Betrachtung

Hypothese 2: Während der Behandlungsperiode verbessern sich die Werte der Frontalhirn-Funktionen der Patientengruppen.

Nach unserer Kenntnis ist dies die erste Untersuchung an Kindern und Jugendlichen mit HKS, Tic-Störung und Anorexia nervosa, die längsschnittlich (hier 2 Jahre) die Veränderung der EKP prüft. Dabei ist wiederum zu beachten, dass nachfolgend nur die Effekte zur Geltung kommen, die unabhängig von der üblichen Altersentwicklung vonstatten gehen.

CNV1 / CNV2

Gesamtgruppe

Es war eine allgemeine Zunahme der EKP-Negativität im Laufe der Zeit zu erkennen. Dies läßt in erster Linie auf eine im Rahmen der allgemeinen Entwicklung verbesserte Möglichkeit schließen, die den EKP zugeordneten neuronalen Verschaltungsmuster zu aktivieren und damit Verhalten zu steuern.

Untergruppen

HKS-Patienten verstärkten im längerfristigen Verlauf offenbar ihre hirnelektrischen Aktivitäten der CNV1 und CNV2 über Fz. Dies spricht dafür, dass sich eine hirnelektrische Fokussierung fortentwickelt, und für die frühzeitige Aufgabenorientierung sowie Vorbereitung zur Antwortregulation möglicherweise verbesserte neuronale Bedingungen entstehen. Den hyperkinetischen Kindern standen somit im Laufe der Zeit bessere Möglichkeiten zur Regulierung der antwortbezogenen Aufmerksamkeit zur Verfügung. Wenn man zusätzlich die vorne berichteten positiven Effekte im Hinblick auf CNV1, VEP und Alpha-Theta-Quotient beachtet, so sprechen diese Befunde durchaus im Sinne einer hirnelektrischen Entwicklungsverzögerung bei HKS-Patienten, die nach und nach aufgeholt wird ("Entwicklungsspurt"). Man muß aber bedenken, dass darüber hinaus Zeichen der hirnelektrischen Entwicklungsabweichung - und hier darf man die mangelnde Fokussierung hirnelektrischer Aktivität hinzuzählen - die Kinder stetig als Risikofaktor begleiten und von ihnen bestimmte zentralnervöse Kompensationsvorgänge verlangen. Letztere sind zwar kurzzeitig möglich ("state"), aber nur bei wenigen Kindern etablieren sie sich nach und nach (im Sinne eines Lernvorganges) als "Trait"-Merkmal und werden dann in einen "ökonomischen/automatisierten" Ablauf überführt.

Bei Kindern mit einer ***Tic-Störung*** waren keine wesentlichen altersunabhängigen Veränderungen im Verlaufe der zwei Jahre für die CNV1/CNV2 festzustellen. Ihre ohnehin gute hirnelektrische Situation folgte lediglich der allgemeinen Reifung.

Am ausgeprägtesten war die altersunabhängige Zunahme der CNV1/CNV2-Negativierung bei ***Anorexia nervosa*** innerhalb des ersten Jahres zu sehen. Die Verlaufsdaten gingen parallel mit einer Zunahme des Körpergewichtes und weisen auf eine Normalisierung der langsamen negativen EKP zum zweiten Untersuchungszeitpunkt hin (s.a. Dumais-Huber 1993, Rothenberger et al. 1995). Offensichtlich bringt die Verbesserung der allgemeinen körperlichen Energiebilanz mehr Möglichkeiten mit sich, neuronale Ressourcen zu mobilisieren und sie für eine bessere Verhaltenskontrolle zu nutzen.

PINV

Im Hinblick auf die PINV war die altersunabhängige Amplitudenveränderung über die Zeit am wenigsten deutlich, und es fanden sich nur bei *Anorexia nervosa* wesentliche Verlaufseffekte. Insbesondere konnte eine Verringerung der Frontalhirnaktivität festgestellt werden. Möglicherweise hängt dies mit einer besseren Ökonomisierung zentralnervöser Regulationsmechanismen zusammen. Insgesamt haben sich aber die Erwartungen auf Verbesserung der Frontalhirnfunktionen im Laufe der Behandlung (über den allgemeinen Hirnreifungseffekt hinaus) bezüglich dieses hirnelektrischen Korrelates nicht erfüllt.

MMN / Nd

Die Amplitude der MMN-Welle bzw. der Nd-Welle veränderte sich bei keiner der untersuchten Gruppen signifikant über das altersbedingte Maß hinaus (lediglich für *Anorexia nervosa* war eine Tendenz zu einer niedrigeren Nd-Welle zu erkennen).

P300

Weder für die *Gesamtgruppe* noch für die Gruppe der psychiatrisch auffälligen Kinder fanden sich wesentliche altersunabhängige Veränderungen über die Zeit.

Insgesamt ist die Interpretierbarkeit von altersunabhängigen Veränderungen der EKP durch deren besonders ausgeprägte Variabilität eingeschränkt. So sind - im Gegensatz zur Psychopathologie und Neuropsychologie - die zum gleichen Zeitpunkt erhobenen Werte der einzelnen (durch die spezielle längsschnittliche Betrachtung entstandenen) Subgruppen deutlich verschieden. Dennoch ist bei hyperkinetischen Kindern eine Verbesserung der hirnelektrischen Aktivität i.S. einer Nachreifung eher im Laufe des zweiten Jahresintervalls erkennbar (vgl. auch Neuropsychologie), wohingegen Kinder mit einer Tic-Störung keine wesentlichen Veränderungen der untersuchten EKP aufwiesen, die über den allgemeinen altersbezogenen Reifungseffekt hinausgingen. Da Kinder mit einer Tic-Störung schon zum Erstuntersuchungszeitpunkt über eine gute Kapazität und Allokation hirnelektrischer Aktivität verfügten, spiegeln die Veränderungen bei HKS-Patienten und die deutlichen Verlaufseffekte bei Jugendlichen mit einer Anorexia nervosa eine Verbesserung in Richtung Normalisierung wider, die einer verbesserten Selbstregulation und damit einer Linderung ihrer Verhaltensschwierigkeiten zugute kommen könnten.

4.3.4 Vorhersagewert einzelner Parameter

Hypothese 3: Patienten mit besseren Werten der Frontalhirn-Funktionen zum ersten Untersuchungszeitpunkt haben einen günstigeren Verlauf ihrer kinderpsychiatrischen Störung als Patienten mit schlechteren Ausgangswerten der Frontalhirn-Funktionen.

In dieser Studie wurde erstmals der Einfluß von Frontalhirnfunktionen (gemessen mittels EKP) auf den Verlauf kinder- und jugendpsychiatrischer Störungen untersucht, um so die Bedeutung komplexer neurodynamischer Vorgänge besser erfassen und verstehen zu können. Wie bereits in der Einführung erläutert, lag deshalb unser Augenmerk auf der frontokortikalen Allokation hirnelektrischer Aktivität und deren Korrelation zu Veränderungen psychopathologischer Merkmale. Dabei wurden MMN, Nd und PINV als eher frontalhirnsensitiv, dagegen CNV1, CNV2 und P300 als eher nicht-frontalhirnsensitiv angesehen.

CNV1 / CNV2

Sowohl die *Gesamtgruppe* als auch die *Untergruppen* der Patienten zeigten keinerlei statistisch signifikanten Zusammenhänge für die *CNV1*-Amplitude, so dass deren Wertigkeit als Prädiktor für den Verlauf der Psychopathologie eher gering einzuschätzen ist. Lediglich bei der *HKS*-Gruppe ergab sich für die CNV1-Amplitudendifferenz Cz - Fz eine Tendenz in dem Sinne, dass eine besser ausgeprägte topographische Differenzierung (hier: deutlichere frontale Fokussierung) zum ersten Zeitpunkt auf eine Verbesserung der externalisierenden Symptomatik sowie der psychosozialen Funktionsfähigkeit im Laufe des nächsten Jahres hinwies.

Für die *CNV2*-Amplitude der *Gesamtgruppe* ergaben sich zwei Zusammenhänge. Zum einen korrelierte eine große, d.h. hochnegative Fz-Amplitude signifikant mit einer Verschlechterung der internalisierenden Symptomatik im CBCL. Zum anderen tendierte eine frontale Fokussierung hirnelektrischer Aktivität korrelativ in gleicher Richtung mit eben diesem CBCL-Merkmal. Beide Befunde weisen darauf hin, dass eine frontokortikal fokussierte hirnelektrische Aktivität dieser Art mit einem ungünstigen Verlauf des internalisierenden Verhaltens verbunden sein kann. Da diese EKP-Komponente ihren Schwerpunkt üblicherweise über zentralen Ableiteregionen aufweist und dann in Zusammenhang mit Erwartung und Vorbereitung einer motorischen Antwort gesehen wird, könnte die Verschiebung des Amplitudenmaximums nach frontal und deren Beziehung zu internalisierenden Verhaltensweisen eventuell reflektieren, dass an dieser Stelle des S1-S2-Paradigmas auch emotionale Vorgänge Einfluß nehmen, zumindest aber die vermehrte frontokortikale Kontrolle ihres

"motorischen Anteils" mitspielt oder einfach ein "allgemeiner Faktor" frontokortikaler CNV2-Aktivierung für einen ungünstigen psychopathologischen Verlauf spricht.
Für die Untergruppen ergaben sich diesbezüglich zwar keine signifikanten Zusammenhänge, so dass eine störungsspezifische Gewichtung nicht möglich ist; die Bedeutung der CNV2-Neurodynamik im Verlauf von kinderpsychiatrischen Störungen wird aber durch die Zunahme der CNV2-Amplitude mit Besserung der klinischen Symptomatik bei Patienten mit Anorexia nervosa deutlich (Rothenberger et al. 1995).

PINV

Bei der PINV-Amplitude, die als empirisch gut belegtes Korrelat von Frontalhirnfunktionen gilt, erhofften wir bei *allen Gruppen* einen deutlichen Vorhersageeffekt auf den weiteren Verlauf psychopathologischer Merkmale. Während der Untersuchungen wurde aber bald klar, dass die interindividuelle Variationsbreite der registrierten Kurven einem eindeutigen Ergebnis entgegenarbeiten würde. Offenbar kam im CBCL deswegen *nur* bei *HKS-Patienten* und lediglich bezüglich der internalisierenden Merkmale ein signifikantes Ergebnis zutage. Der Befund war ähnlich wie bei der CNV2-Amplitude, bezog sich aber alleine auf die Situation der Nicht-Kontrolle, d.h. je kleiner (positiver) die PINV-Amplitude und je weniger sie anfangs über Fz fokussiert war, desto eher bestand die Aussicht, dass internalisierende Verhaltensauffälligkeiten sich im Verlaufe von A nach B besserten. Möglicherweise signalisiert eine solche "ökonomische" Ausgangsbedingung mit entsprechenden inhibitorischen Fähigkeiten, dass noch genug neuronale Reserven zur Mobilisierung im Bedarfsfalle vorhanden sind und so für eventuelle Kompensationsvorgänge zur Verfügung stehen, wie sie als Korrelat der PINV angenommen werden (Rockstroh et al. 1990, Dumais-Huber & Rothenberger 1992).

MMN / Nd

Für die MMN-Welle gab es keinen signifikanten Vorhersageeffekt.
Für die Nd-Welle ließ sich lediglich bei *Anorexia nervosa* beim Vorliegen vergleichsweise kleiner (wenig negativer) Amplituden ein günstiger Voraussageeffekt auf das psychosoziale Funktionsniveau erkennen. Damit dürfte diesen beiden Parametern kaum eine Bedeutung als Prädiktor zukommen.

P300

Ein besonders klarer Vorhersageeffekt ist hingegen der Amplitude der P300-Welle (auf Zielreize) über parietalen Ableitepunkten zuzuordnen. Beide hypermotorischen Gruppen scheinen davon zu profitieren. Je höher (positiver) die P300-Amplitude zu

Anfang ausfiel, desto mehr verbesserten sich psychopathologische Merkmale nach einem Jahr. Für *HKS-Patienten* galt dies ausgeprägt für den CBCL-Wert der internalisierenden Symptome. In der *Tic-Gruppe* war dies für das psychosoziale Funktionsniveau (CGAS) nachweisbar, während sich für *Anorexia nervosa* keine signifikanten Zusammenhänge ergaben.

Es ist demnach wiederum und vor allem die *HKS-Gruppe*, deren EKP nicht nur die eindrucksvollste Entwicklung zeitigte (siehe vorne), sondern auch praktische Bedeutung zu haben scheint, wenn es um den neurobiologischen Hintergrund von Verhaltensveränderungen geht. Nicht nur, dass ihr anteriores Aufmerksamkeitssystem dabei wichtig ist, vielmehr muß auch das posteriore Aufmerksamkeitssystem berücksichtigt und beider Zusammenspiel zukünftig näher beleuchtet werden (van Leeuwen et al. 1998). Inwiefern hier das Cerebellum mit hineinspielt, ist vorerst offen (Berquin et al. 1998). Beeindruckend ist bei der vorliegenden Studie, dass enge Zusammenhänge zwischen CNV2 bzw. P300 und internalisierenden Merkmalen aufleuchteten. Da wir um die Bedeutung emotionaler Faktoren bei HKS wissen (z.B. Jensen et al. 1997, Biederman et al. 1996), sollten uns die vorgestellten EKP-Ergebnisse in der Betreuung von HKS-Patienten vermehrt auf diese Seite des Störungsprofils hinweisen und die entsprechenden Chancen zur zentralnervösen Selbstregulation für die Betroffenen ausloten lassen, z.B mit Hilfe eines Neurofeedback-Trainings (Heinrich et al. 1998).

Prädiktorenblöcke

In Analogie zur neuropsychologischen Untersuchungsebene wurden die wesentlichen psychophysiologischen Variablen zum einen einer allgemeinen (nicht-frontalhirnsensitiven: NFH) Kategorie und zum anderen einer speziellen (frontalhirnsensitiven: FH) Kategorie zugeordnet. Die beiden mit jeweils drei Variablen besetzten Prädiktorenblöcke wurden daraufhin einer Regressionsanalyse unterzogen (siehe Methodik). Die Ergebnisse zeigten, dass (analog zur Neuropsychologie) sowohl NFH (CNV1, CNV2, P300) als auch FH (Nd, MMN, PINV) von prädiktivem Wert sind.

Für die *Gesamtgruppe* scheinen gute NFH zum ersten Untersuchungszeitpunkt am wichtigsten im Hinblick auf die Verbesserung des externalisierenden Verhaltens zu sein. Allerdings ist diese Aussage mit Zurückhaltung aufzunehmen, da insgesamt für den Verlauf externalisierenden Verhaltens nur 11 % und für internalisierendes Verhalten nur 13 % der Varianz aufgeklärt werden konnten.

Für die *HKS-Gruppe* sieht die Sachlage möglicherweise günstiger aus. Die Varianz des Verlaufs ihrer externalisierenden sowie internalisierenden Symptomatik wird zu 45 % - 54 % aufgeklärt. Dabei läßt sich die Besserung internalisierender Merkmale am besten durch die drei FH-Prädiktoren vorhersagen, während der Verlauf externalisierenden Verhaltens eher durch die drei NFH-Prädiktoren abschätzbar ist. Angesichts der kleinen Stichprobenumfänge sind die errechneten statistischen Effekte allerdings nur schwach ausgeprägt, so dass insgesamt die psychophysiologischen Variablen nur als Prädiktoren mit tendenzieller Valenz gewertet werden können. Eine Gemeinsamkeit mit den stärker prädiktiven neuropsychologischen Variablen besteht jedoch darin, dass frontalhirnsensitive Prädiktoren offenbar einen wesentlichen Einfluß auf internalisierende/emotionale Merkmale haben, ein Befund, der primär nicht zu erwarten war, aber durchaus im Rahmen der Bedeutung von frontalhirnsensitiven Funktionen zur Steuerung und Kontrolle verschiedenster Erlebens- und Verhaltensweisen sinnvoll und plausibel erscheint.

4.3.5 Vorhersagewert frontalhirnspezifischer Parameter vs. psychosozialer Ressourcen

Hypothese 4: Die zentralnervösen Ressourcen (gemessen mittels der Frontalhirn-Funktion) haben einen stärkeren Einfluß auf den Verlauf der kinderpsychiatrischen Störung als psychosoziale Ressourcen.

Da die psychophysiologischen Prädiktoren insgesamt nur tendenzielle Effekte erbrachten, wurde auf eine differenzierte Auswertung entsprechend der Hypothese 4 verzichtet, so dass die Diskussion der letzteren entfällt.

4.4 Schlußfolgerung und Ausblick

Der besondere Fokus des Projekts SFB 258/E2 lag auf der Untersuchung von Frontalhirnfunktionen im Zusammenhang mit kinderpsychiatrischen Störungen. Es wurden dabei verschiedene Datenebenen berücksichtigt. So dienten neuropsychologische Tests und psychophysiologische Paradigmen als experimenteller Zugang, während die dritte Datenebene, die Psychopathologie, als Zielkriterium fungierte.
Neben Querschnittsvergleichen war die Betrachtung von Veränderungen zwischen den einzelnen Untersuchungszeitpunkten - der prospektive Verlauf - Kernbestandteil der Studie

Die Herangehensweise an die Erfassung von Frontalhirnfunktionen war daher sehr breit angelegt und in dieser Form noch nicht etabliert. Die dabei angetroffene theoretische und empirische Komplexität stellte eine große Herausforderung dar und machte Anpassungen und neue Überlegungen während der Laufzeit des Projekts notwendig, zumal sich während dieser Zeit (1987-1995) wichtige Fortschritte in der Neuropsychologie der exekutiven Funktionen, der Psychophysiologie der Entwicklung sowie allgemein im Bereich der Kinder- und Jugendpsychiatrie vollzogen. Es wurde daher nach und nach deutlich, dass unseren Messungen, entgegen den anfangs berechtigten Erwartungen, möglicherweise nur ein Teilerfolg beschieden sein könnte.

Ein voller Erfolg wäre zu konstatieren, wenn die berichteten Zusammenhänge höher und vor allem kohärenter aufgetreten wären. Das heißt, dass für die Frontalhirnvariablen der jeweiligen Datenebene prägnant hohe und durchgängige Zusammenhänge mit dem Verlauf der Psychopathologie erwünscht waren, während für die Variablen, die Funktionen anderer Hirnareale bzw. solche kognitive Funktionen abbildeten, die nicht als exekutiv zu bezeichnen sind, durchgängig nur vernachlässigbare Zusammenhänge sichtbar werden sollten. Dadurch wäre unser Modell im Sinne konvergenter und divergenter Validität gut gestützt worden.

Dennoch bietet die vorliegende breite Datenbasis, glücklicherweise, zusammen mit den erworbenen theoretischen Erkenntnissen, eine fruchtbare Grundlage für künftige Vorgehensweisen bei der Erforschung der Bedeutung des Frontalhirns für kinderpsychiatrische Auffälligkeiten. Jüngste Ergebnisse bei Erwachsenen mit Zwangsstörungen stützen unsere Sichtweise. So prüften Sieg et al. (1999) den Therapieerfolg im Lichte neuropsychologischer Minderleistungen. Jene Zwang-Patienten, die sich unter einer kombinierten pharmakologisch-verhaltenstherapeutischen Behandlung am ehesten besserten, wiesen zu Beginn der Intervention weniger neuropsychologische Defizite in frontalhirnsensitiven Testverfahren auf als die “Non-responder”. Psychopathologisch waren beide Gruppen anfangs gleich.

Im folgenden sollen Überlegungen angebracht werden, die als denkbare Erklärungen für fehlende konvergente und divergente Validität gedacht sind und künftige Vorhaben in diesem Bereich stimulieren könnten.

Zunächst ist zu bedenken, dass eine Untersuchung, die mit mehreren Datenebenen arbeitet und Daten im Längsschnitt erhebt, eine sorgfältige *Datenverwaltung* und eine durchdachte Auswertung erfordert.
Die Datenverwaltung gestaltete sich gerade auf der *psychophysiologischen Datenebene* schwierig. Hier ist es heutzutage einfacher, denn die fortschreitende Technologie erlaubt es mittlerweile, die hirnelektrischen Phänomene "online" zu digitalisieren und sofort als Datenbank einschlägigen Statistikprogrammen zugänglich zu machen. Mittels leistungsstarker Rechner ist es dann auch möglich, ohne großen Zeitaufwand alternative Parametrisierungen des EEGs zu evaluieren.
Da wir Kinder und Jugendliche eines sehr breiten Altersbereichs untersuchten, machte die a-priori Definition von Zeitfenstern für die anvisierten EKP-Komponenten einige Schwierigkeiten. Hirnelektrische Phänomene sind nicht nur hinsichtlich ihrer Amplitude, sondern auch in ihrer Latenz Entwicklungseffekten unterworfen. Die Zeitfenster müssen daher hinreichend breit gewählt werden, um die interessierenden Phänomene sowohl bei den jüngeren wie auch bei älteren Probanden gleichermaßen zu bestimmen. Damit geht jedoch der Nachteil einher, dass kürzer dauernde EKP-Komponenten (hohe Amplitude bei kurzer zeitlicher Dauer) bei einer Amplitudenmittelung über ein breites Zeitfenster nicht deutlich genug abgebildet werden können, wodurch eventuelle Entwicklungseffekte verlorengehen. Hier kann möglicherweise ein von uns in der Zwischenzeit fortentwickeltes Verfahren der Single-Sweep-Analyse von EKP-Komponenten (Wavelet-Analysis; siehe Heinrich et al. 1999) weiterführen.

Modernere Hard- und Software hätte es uns frühzeitig ermöglicht, die zeitliche Erstreckung von EKPs in Abhängigkeit vom Alter einfacher zu sichten und dabei die Zeitfenster auf eine notwendige, aber vielleicht geringere Breite zu taxieren. Wir waren aus technischen Gründen auch auf die Ableitung einer geringen Anzahl von EEG-Kanälen begrenzt, so dass eine Modellierung von Dipolen (lokalisierte Generatoren hirnelektrischer Aktivität) oder eine dreidimensionale Darstellung und Auswertung der Parameter nicht mit den heute geltenden methodischen Standards vorgelegt werden kann. Dennoch haben wir versucht, neue Analysemethoden (z.B. die Bestimmung der dimensionalen Komplexität des EEGs; Woerner et al. 1997 a, 1998) und/oder neurodynamische Betrachtungen (z.B. psychophysiogische Bedeutung des Gamma-Bandes; Yordanova et al., eingereicht) in noch laufende Auswertungen einzubeziehen.
Natürlich sollte man von solchen innovativen Ansätzen keinen inflationären Gebrauch machen. Sie hätten aber - falls von vorneherein verfügbar - für unsere Theo-

riebildung auf der Ebene der Psychophysiologie weniger beschränkend gewirkt als die Auswahl an Möglichkeiten, die uns zu Beginn tatsächlich zur Verfügung standen.

Die *Datenauswertung* betreffend wären künftig auch Änderungen vorzunehmen, weil die stringente Testung eines Modells angesichts der Fülle der vorhandenen Daten nicht mehr durch einfache Mittelwertsvergleiche oder simple korrelationsstatistische Verfahren bewerkstelligt werden kann. Die große Anzahl an solchen Einzeltests erhöht erstens die Wahrscheinlichkeit, signifikante Ergebnisse per Zufall zu erreichen (Fehler 1. Art) und zweitens erwies sich das in unserem Modell postulierte Kausalgefüge als nicht mittels bivariater Analysen testbar. Auch die klassische multiple Regression greift hier zu kurz, da in jeder Analyse nur eine abhängige Variable (in unserem Fall eine Psychopathologie-Variable) zugelassen ist.

In letzter Zeit haben sich von der psychometrischen Psychologie ausgehend statistische Methoden etabliert, die Modelltestungen und Kausalbeziehungen mit großen Datenmengen zulassen. Zu nennen sind hier z.B. die "Set-Correlation" (Cohen 1982), welche eine elegante Erweiterung der kanonischen Korrelation darstellt, sowie die sogenannten Pfadanalysen (Bentler 1988), die eine Testung von Zusammenhangshypothesen innerhalb eines komplexen theoretischen Modells ermöglichen. Die genannten Verfahren sind jedoch in den Bereichen der Neuropsychologie und der Psychophysiologie noch nicht etabliert und in unserer Studie waren die Gruppengrößen nicht ausreichend hoch, um solche Verfahren sinnvoll anwenden zu können.

Wir haben daher die klassischen Auswertungsverfahren benutzt, die den Vorteil haben, leichter kommunizierbar zu sein. Zur Vermeidung des o.g. Fehlers 1. Art bieten sich hier Techniken zur *Datenreduktion* an. Die verschiedenen Möglichkeiten einer Datenreduktion haben den Versuch gemeinsam, die interessierende Information vieler einzelner Variablen durch wenige Variablen abzubilden. Die faktorenanalytische Datenreduktion wurde hier auf die *neuropsychologische* Testbatterie angewendet. Auf der Ebene der Psychophysiologie war eine entsprechende Applikation aus inhaltlichen Gründen nicht sinnvoll.
Neben dem potentiellen Vorteil, die Anzahl benötigter Tests zu verringern, bieten datenreduzierende Techniken allgemein den Vorteil, dass die Zuverlässigkeit (Reliabilität) der globaleren Variablen gegenüber den Einzelvariablen verbessert ist.

Nach diesen Bemerkungen zu allgemeinen und psychophysiologischen Aspekten folgen nun Überlegungen, die sich speziell der psychopathologischen bzw. neuropsychologischen Datenebene widmen.

Die systematische Erfassung *psychopathologischer Auffälligkeit* mittels allgemeiner, standardisierter und dimensionierter Inventare (z.B. CBCL-Elternversion), sowie

strukturierter Interviews (z.B. MEI) hat sich bewährt. Die aussagekräftigsten Ergebnisse dieser Studie kamen im Zusammenhang mit dem CBCL zustande. Diese Befragungen sind mittlerweile international ausgebaut worden. So stehen zusätzliche Fragebögen für die Lehrer (Teacher Report Form, TRF) und für die betroffenen Kinder (Youth Self-Report, YSR ab 11 Jahre) in deutscher Sprache zur Verfügung (Arbeitsgruppe Deutsche Child Behavior Checklist, 1994). Ferner ist die Anwendung bzw. Konstruktion von Verfahren im Gange, die trotz ihrer Kürze genug sorgfältige psychopathologische Information liefern, um in großen Gruppen valide Daten zu erfassen (Goodman & Scott 1999, Klasen et al., im Druck).
Die *diagnosenspezifischen* Instrumente sind darüber hinaus unbedingt erforderlich, erscheinen uns jedoch durchaus noch verbesserungswürdig. Zwar haben wir den Eindruck gewonnen, dass mittels dieser Instrumente die psychopathologisch auffälligen Kinder und Jugendlichen von den Gesunden und speziell von anderen Diagnosegruppen unterschieden werden können. Für einen Forschungskontext ist es jedoch wünschenswert, auch innerhalb einer Diagnosegruppe den Phänotyp von Probanden mit mehr oder weniger ausgeprägter Psychopathologie noch feiner unterscheiden zu können, wodurch beim Vorliegen wahrer Zusammenhänge höhere Korrelationen erwartet werden können.

Die *neuropsychologische Testbatterie* ist kaum zu kritisieren. Schließlich haben wir mit den computergestützten Testverfahren theoretisch gut basierte Anwendungen zur Verfügung gestellt, die aufgrund der automatischen aber dennoch zuverlässigen Erfassung von Reaktionszeiten und Fehlern auch heute noch dem Stand des Erreichbaren entsprechen. Inwieweit der Einsatz eines speziellen Tests zum Arbeitsgedächtnis den Prädiktoreffekt bei HKS noch deutlicher gemacht hätte, bleibt offen, auch wenn Séguin et al. (1999) bei aggressiven Jungen mit ADHD berichteten, dass die über drei Jahre "stabil Aggressiven" die schlechtesten exekutiven Funktionen zeigten. Auch sollte man im Angesicht neuerer Hinweise auf ein Parietalhirn-Defizit bei HKS (Sieg et al. 1995, van Leeuwen et al. 1998) neuropsychologische Aufgaben einsetzen, die speziell die Leistungen des rechten Parietallappens herausfordern (Aman et al. 1998).

Kritik ist eher von der theoretischen Seite her zu üben. Es stellt sich die Frage, ob es wirklich zufriedenstellend gelungen ist, alleine auf das Frontalhirn attribuierbare exekutive Funktionen zu messen.
Es wurde bereits vermerkt, dass exekutive Funktionen stets im Kontext anderer kognitiver Handlungen und Hirnregionen ausgeübt werden, so dass schwerlich Instrumente konstruierbar sind, die exekutive Funktionen "pur" messen. Dies führte letztlich zu einem unsystematischen und am untersten Altersbereich orientierten Zusammenstellen verschiedener Tests, von denen man sich versprach, dass sie in Ihrer Summe das gesamte Spektrum exekutiver Funktionen abbildeten. Dabei wurde in Kauf genommen, dass einzelne Tests verschiedene Fähigkeiten zur erfolgreichen Bearbeitung erforderten, die nicht nur Teilaspekte der exekutiven Funktionen waren.

Gleichzeitig wiesen alle Tests zueinander nicht nur Gemeinsamkeiten und Unterschiede im Hinblick auf die exekutiven Funktionen auf, sondern auch hinsichtlich anderer kognitiver Fähigkeiten. Ein Blick auf die Datenreduktion der neuropsychologischen Testbatterie soll diesen Sachverhalt veranschaulichen: Der Stroop-Test verlangt neben der kognitiven Flexibilität auch in nicht unerheblichem Masse sprachliche Fähigkeiten, wie es durch die Nebenladungen des sprachlichen IQ und der Geschwindigkeit beim Farbwort-Lesen deutlich wird.
Es liegt auf der Hand, dass die gemeinsam gemessenen Aspekte in den verschiedenen Tests nur schwer hinsichtlich der Varianz nicht-exekutiver vs. exekutiver kognitiver Funktionen zuschreibbar sind. Ein Vorgehen, bei dem systematisch aus interessierenden Tests die Leistungen bei anderen Instrumenten auspartialisiert werden, birgt aber die Gefahr, auch Informationen über exekutive Funktionen zu unterdrücken (vgl. auch die Methode der Korrektur von Augenbewegungen wegen ihres Einflusses auf das EEG, die wir als eine der ersten Arbeitsgruppen in die psychophysiologischen Untersuchungen von Kindern einführten; Dumais-Huber 1993, Dumais-Huber & Rothenberger 1998).

Für künftige Operationalisierungen sollten daher Konstruktionsprinzipien zur Anwendung gelangen, die es erlauben, die in Frage kommenden kognitiven Fähigkeiten überzeugend zu dekomponieren. Dazu schlagen wir vor, die Fähigkeiten, die mit den Tests zu messen sind, a-priori facettentheoretisch zu klassifizieren. Dabei könnten wie bei Guttman (1965) operative Fähigkeiten und inhalts- bzw. materialgebundene Fähigkeiten unterschieden werden (siehe auch Baddeley 1986; Jäger 1982, Klauer 1993; Shah & Miyake 1996). Eine solche Klassifikation und eine an einem modularen kognitiven Modell orientierte Operationalisierung exekutiver Funktionen haben den Vorteil, einer empirischen Überprüfung zugänglich zu sein, die auch Hinweise auf eine sinnvolle Binnendifferenzierung liefern kann.

Als ein weiterer Schritt in Richtung einer Messung "reiner" exekutiver Funktionen kann im Rahmen eines derartigen Modells sehr effektiv eine Technik zur Anwendung kommen, die auch im Bereich moderner *bildgebender Verfahren* zur Anwendung kommt. Aus der Kenntnis heraus, dass exekutive Funktionen stets im Kontext anderer Fähigkeiten ausgeübt werden, bietet es sich an, Aufgaben zu konstruieren, die genau nur die *nicht-exekutiven* Fähigkeiten messen. Im Anschluß wären solche Aufgaben so zu modifizieren, dass sie zur erfolgreichen Bearbeitung neben der bereits gemessenen nicht-exekutiven Fähigkeit auch umschriebene Aspekte *exekutiver* Funktionen verlangen. In der Auswertung können dann die Baseline-Messungen auspartialisiert werden, so dass das Residuum als valide und "reine" Messung exekutiver Funktionen gelten könnte.

Im Rahmen der bildgebenden Verfahren werden bekanntlich ähnliche Methoden verwendet, um die zuvor neuroanatomisch definierte neuropsychologisch-funktionelle "Region of Interest" (ROI) möglichst prägnant abzubilden und gegenüber sonstiger

Hirnaktivität in den Vordergrund zu rücken. Das Vorgehen besteht darin, eine Hypothese über die allgemeine und spezielle Funktionalität der ROI aufzustellen und dazu zwei Aufgaben zu konstruieren. Zur erfolgreichen Bearbeitung der allgemeinen Aufgabe sollten die speziellen Fähigkeiten, die in der ROI lokalisiert sind, nicht notwendig sein. In der zweiten Aufgabe sind dann alle Fähigkeiten gefragt, d.h. die in der ersten allgemeinen Aufgabe notwendigen – und *zusätzlich* die spezielle Fähigkeit, die der ROI zugeschrieben wird. Im resultierenden Bild sind die Aktivationsindizes (z.B. Metabolismusraten) der beiden Aufgaben voneinander subtrahiert, so dass prüfbar ist, ob die erwarteten Aktivationsunterschiede tatsächlich der ROI zugeschrieben werden können.

Zusätzlich sei hier ein Beispiel aus der *kognitiven Psychologie* angeführt. Aufbauend auf dem Arbeitsgedächtnismodell von Baddeley (1986) versuchte Baddeley (1996) eine Messung "reiner" exekutiver Funktionen durch die Applikation von Doppelaufgaben zu gewinnen. Dabei wurden einfache Reaktionszeitaufgaben vorgegeben, die jeweils unabhängig voneinander zu bearbeiten waren. Diese Darbietung fungierte als Baseline-Messung. Danach wurden in alternierenden Trials beide Aufgaben vorgegeben, so dass die Probanden ständig zwischen verschiedenen geforderten Leistungen wechseln mußten. Dies führte zu Leistungseinbussen, die anhand verlängerter Reaktionszeiten gemessen werden konnten. Gerade diese Leistungseinbußen sah Baddeley als durch die Belastung der zentralen Exekutive verursacht an.

Zusammengefaßt versprechen wir uns höhere und eindeutiger zu interpretierende Zusammenhänge einer neuropsychologischen Testbatterie zu exekutiven Funktionen mit anderen Datenebenen, wenn die dargebotenen Tests Operationalisierungen eines zusammenhängenden Modells kognitiver Fähigkeiten darstellen und wenn die Aufgaben so konstruiert sind, dass Teilleistungen statistisch auspartialisiert werden können. Bei den Untertests des Stroop wird dieses Prinzip ebenfalls angewandt, auch die im hier vorgetragenen Zeitreproduktionsparadigma erhaltenen Kennwerte (inter- vs. intramodal) wurden auf vergleichbare Art aufeinander bezogen, bevor sie in eine durchgeführte Faktorenanalyse Eingang fanden.

Das Konstrukt der exekutiven Funktionen bedarf noch weiterer theoretischer und empirischer Entwicklung. Dies wird uns ein umfassenderes Verständnis von verhaltens- und erlebenswirksamen Fähigkeiten und Ressourcen von höheren kognitiven Funktionen ermöglichen.

Die *Kinder- und Jugendpsychiatrie* kann von diesen Kenntnissen und Erfahrungen stark profitieren:

1. Zum einen wird so die Operationalisierung exekutiver Funktionen im Rahmen eines komplexen kognitiven Modells möglich, in das der Entwicklungsaspekt noch besser eingebracht werden muß,

2. Zum anderen kann ein besseres Verständnis darüber erlangt werden, wie der Kompensationsmechanismus beschaffen ist, der mittels exekutiver Funktionen die Ausprägung und den Verlauf kinderpsychiatrischer Auffälligkeit moderiert,
3. Schließlich können Perspektiven einer Trainierbarkeit (z.B. mittels Neurofeedback) dieser Kompensationsmechanismen ausgelotet werden.

Es liegt auf der Hand, dass weitere Forschungen zu exekutiven Funktionen und kinderpsychiatrischer Auffälligkeit sehr vielversprechend sind. Wir hoffen, dass die hier abschließend aufgeführten Überlegungen und Anregungen dazu beitragen werden.

5 ANHANG

5 ANHANG

5.1 Ergebnisse zusätzlich behandelter Fragestellungen (Zusammenfassungen)

5.1.1 Psychopathologie

In der Dissertation von Frau Vöhringer (1991) wurde die *Psychopathologie und Neuropsychologie bei Kindern mit Tic-Störungen* untersucht. Zu diesem Zweck wurde eine Stichprobe mit Tic-Störungen (n = 25) mit einer Gruppe mit Hyperkinetischem Syndrom (HKS; n = 25) sowie mit einer unauffälligen Kontrollgruppe (n = 25) verglichen. Die Gruppen wurden nach Alter, Geschlecht und allgemeinem Intelligenzniveau parallelisiert.

Dabei ergaben sich für den psychopathologischen Bereich nur quantitative Unterschiede zwischen den beiden Patientengruppen, und zwar im Sinne einer stärker ausgeprägten Auffälligkeit der HKS-Gruppe. Die für HKS- und Tic-Patienten qualitativ ähnlichen Abweichungen gegenüber der unauffälligen Vergleichsgruppe beinhalteten neben Depressivität und Aufmerksamkeitsstörungen auch aggressive Verhaltensweisen und Rückzugstendenzen. Auffallend war, dass zwanghafte Merkmale, wenn auch nicht signifikant, so doch deutlich bei hyperkinetischen Kindern häufiger waren. Die psychopathologischen Auffälligkeiten ließen sich bei den Tic-Patienten jedoch nicht ausschließlich auf das gleichzeitige Vorliegen eines HKS zurückführen. Vielmehr schienen auch die Tics selber mit vermehrter psychopathologischer Auffälligkeit assoziiert zu sein.

Weiterhin zeigte sich in der HKS-Gruppe eine deutliche Häufung von klinisch-feinneurologischen Auffälligkeiten sowohl im EEG als auch bei einer körperlichen Untersuchung. Derart vermehrte feinneurologische Zeichen konnten bei Tic-Patienten nur dann gefunden werden, wenn eine stark ausgeprägte Tic-Symptomatik vorlag. Ähnliche Unterscheidungen bei vier Gruppen von Kindern (Norm, TS, ADHD, TS + ADHD) führten Schuerholz et al. (1997) zum Ergebnis, dass ein "reines" TS nicht mit neuromotorischer Verlangsamung verbunden ist, aber ein zusätzliches ADHD diesbezüglich einen ungünstigen Einfluß hat.

Insgesamt deuten die hier erbrachten Ergebnisse darauf hin, dass bei Tic-Störungen psychopathologische Auffälligkeiten neben den motorischen und vokalen Tics zu beachten sind und wahrscheinlich durch reaktive Wechselwirkungen mit diesen in Zusammenhang stehen. Die vermehrt gefundenen feinneurologischen Zeichen dürften wesentlich mit begleitenden ADHD-Merkmalen zusammenhängen und als allgemeiner Risikofaktor für das Auftreten neuropsychiatrischer Störungen zu sehen sein.

Den psychopathologischen Befunden bei Tic-Patienten sind wir in einer weiteren Untersuchung nachgegangen (Rothenberger et al. 1994). Wir wollten abklären, welche Bedeutung Merkmale des Hyperkinetischen Syndroms bei Kindern mit Tic-Störungen haben. Zu diesem Zweck bildeten wir fünf Gruppen von Kindern (Gesunde, drei Gruppen von Kindern mit Tic-Störungen, die jeweils ein unterschiedliches Ausmaß an hyperkinetischen Merkmalen aufwiesen, sowie eine Gruppe von Kindern mit Hyperkinetischem Syndrom). Diese Gliederung war deswegen wichtig, weil zwar 50% der Kinder mit Tic-Störungen gleichzeitig ein HKS aufweisen, aber darüber hinaus eine weitere Anzahl von jungen Tic-Patienten Merkmale eines HKS zu erkennen gibt, ohne dabei alle diagnostischen Kriterien eines HKS zu erfüllen.

Es wurde bestätigt, dass der dimensionale Faktor "Hyperkinetische Merkmale" entscheidend für die gefundenen psychopathologischen Unterschiede zwischen den Gruppen war. Trotz gleicher Ausprägung hyperkinetischer Merkmale und zusätzlicher Tic-Symptomatik wies die Tic-Gruppe mit der stärksten Ausprägung hyperkinetischen Verhaltens praktisch keine auffälligeren psychopathologischen Zeichen auf als die HKS-Patienten ohne Tics. Im Gegenteil, die Gruppe der Tic-Patienten mit der höchsten Ausprägung hyperkinetischer Merkmale zeigte sich im Vergleich zu den "reinen" HKS-Patienten weniger auffällig bei Verhaltensweisen, die verschiedene Aspekte der Impulskontrolle reflektieren.

Der bei Vöhringer (1991) erstmals aufgetauchte Befund, dass HKS-Patienten von den Eltern (CBCL) im Hinblick auf Zwangsmerkmale mindestens so auffällig eingeschätzt wurden wie Kinder mit Tic-Störungen, ist mittlerweile von uns noch einmal näher betrachtet worden (Dissertation Eysenbach 1997, Moll et al., im Druck). Er hat sich eindrucksvoll bestätigt.

Im parallelisierten Vergleich von gesunden Kindern, Kindern mit hyperkinetischem Syndrom und Kindern mit einer Tic-Störung (Alter 9 bis 13 Jahre) ergab sich folgendes: Im Selbstbeurteilungsinventar zu Zwangssymptomen (Leyton-Inventar für Kinder) zeigten die hyperkinetischen Kinder die höchsten Werte. Qualitativ standen dabei für diese Kinder die Merkmale "Schmutz und Kontamination, Wiederholung, Überbesorgtheit und Horten" im Mittelpunkt. Die Elternbeurteilung mittels CBCL erbrachte gleiche Ergebnisse im zwanghaften Verhalten für die HKS- und Tic-Gruppe. Im Gegensatz dazu zeigten alleine die Kinder mit einer Tic-Störung klinisch relevantes zwanghaftes Verhalten, wenn es anhand des Mannheimer Elterninterviews durch Experten beurteilt wurde.
Damit wird deutlich, dass bei dem Spektrum der Komorbidität von hyperkinetischen Kindern (ebenso wie bei Kindern mit Tic-Störungen) zwanghaftes Verhalten im Blick gehalten werden muß, zumal es auch als Nebenwirkung einer Medikation mit Stimulanzien auftreten kann.

Die Beschäftigung mit dem Thema *Zwangsverhalten* drückt sich auch in einer Arbeit aus, die Zwangsmerkmale als assoziierte Auffälligkeiten bei Tic-Störungen (Moll & Rothenberger 1999) betrachtet. Ferner führten wir eine methodische Auseinandersetzung mit dem Leyton-Inventar durch, das von Woerner et al. (1997 b) kritisch evaluiert wurde, nachdem unsere eigenen Erfahrungen mit dem 44-Item-Inventar den Wunsch nach einer kürzeren und störungspezifischeren Version weckten. Dies galt auch nach Betrachtung des davon abgeleiteten und mittlerweile vorliegenden 20-Item-Fragebogens, der zwar ökonomischer ist und das Durchhaltevermögen der Kinder besser anspricht, aber eine unbefriedigende, teilweise weiterhin unspezifische Mixtur von statistischen und klinisch definierten Kriterien enthält.

So war es Ziel, eine normative Datenbasis bei 150 Kindern im Alter von 9 bis 17 Jahren für eine deutsche Version der Originalfassung zu erstellen, Resultate für gesunde und psychisch auffällige Kinder zu erfassen sowie daraus das 20-Item-Subset des Fragebogens mitzubewerten. Eine dreistufige Itemselektion führte dann zu einem eigenen 20-Item-Subset, das 14 Items der publizierten Kurzform enthält, aber auch 6 andere aus der umfassenderen 44-Karten-Original-Version.

Die Resultate unserer Analyse der Kinderversion des Leyton-Inventars replizierten und erweiterten somit vorhergehende Beobachtungen in verschiedener Hinsicht: Die von uns vorgestellte Kurzform konnte zwischen gesunden Kindern und Kindern mit klinisch bekannten Zwangssymptomen besser unterscheiden. Zum zweiten gab es in der gesunden Kontrollgruppe keine Alterseffekte. Dies bedeutet, dass Entwicklungsaspekte bei der Interpretation von Gruppenvergleichen keine entscheidende Rolle spielen. Allerdings müssen Geschlechtsdifferenzen beachtet werden. Zum dritten bestätigten unsere Daten, dass zwanghaftes Verhalten nicht auf bestimmte diagnostische Kategorien beschränkt ist. Dies spricht für eine dimensionale Betrachtung mit einem quantitativ und möglicherweise auch qualitativ breiten Spektrum von Zwangsmerkmalen, die in gesunden Stichproben durchaus schon sichtbar werden können, aber erst bei psychiatrisch auffälligen Gruppen einen psychosozial einschränkenden Schweregrad erreichen. Dies spiegeln auch die Untersuchungsergebnisse von Scahill et al. (1997) wider, die eine bemerkenswert hohe Korrelation zwischen der Originalversion des Leyton-Inventars für Kinder und der Child Yale-Brown Obsessive-Compulsive Scale (CY-BOCS, einer von Experten erhobenen Ratingskala) für Kinder mit Zwangsstörungen fanden. Die Anwendung der 44-Item-Version des Leyton-Inventars bleibt also nach wie vor im Gespräch, zumal sie, im Gegensatz zur Kurzversion und in Übereinstimmung mit der CY-BOCS, auch den vom Patienten geleisteten Widerstand gegen die Zwangsmerkmale erfaßt, der für die Schweregradeinschätzung und das weitere therapeutische Vorgehen sehr wichtig ist. Aus Gründen der Praktikabilität und als ein erster Zugang zur speziellen Erfassung von Zwangsstörungen scheint die von uns vorgeschlagene Kurzform eine sinnvolle Alternative zu der derzeit vorliegenden darzustellen.

Im Rahmen des Projektes SFB 258/E2 wurde zur Verbesserung der psychopathologischen Diagnostik nicht nur das Leyton-Inventar evaluiert. Wir gingen auch daran, einen Fragebogen zu entwickeln, der im Elternurteil kindliche Verhaltensweisen erfassen sollte, die mit den Konstrukten von exekutiven Funktionen verbunden zu sein scheinen. Die intendierten einzelnen Skalen wurden anschließend statistisch mittels einer Faktorenanalyse überprüft. Dabei ergaben sich fünf Faktoren, die in erster Linie ein dimensionales Konzept von Impulskontrolle reflektieren.

5.1.2 Neurobiologie

Neben den im Projekt des SFB 258/E2 zentralen Fragestellungen, Paradigmen und Inventaren ergaben sich durch die projektinterne wissenschaftliche Weiterentwicklung und den regen Austausch mit anderen Arbeitsgruppen immer wieder Hinweise auf interessante Aspekte und Methoden, um den pathophysiologischen Hintergrund der untersuchten Störungsbilder zu erhellen und/oder die untersuchten psychiatrischen Auffälligkeiten mittels bestimmter neurobiologischer Merkmale besser voneinander unterscheiden zu können.

Hier waren wir in erster Linie daran interessiert, unsere Möglichkeiten auf der Untersuchungsebene der *Psychophysiologie* zu erweitern.

In der Ausgangsplanung waren bereits *autonom-vegetative Parameter* einbezogen, da auch diese durch frontokortikale Mechanismen wesentlich beeinflußt werden. Die bisher vorliegenden Daten unseres Projekts zu diesem Untersuchungsbereich finden sich in den Dissertationen von Stegmaier (1996), Reister (1996) und Weindel (1996) sowie bei Röhrkohl et al. (1996). Als vegetative Parameter wurden Herzschlagrate, elektrodermale Aktivität und vertikale Augenbewegungen registriert. Untersuchten Stegmaier (1996) und Weindel (1996) die Entwicklung der autonom-vegetativen Parameter sowie deren Test-Retest-Reliabilität, so beschäftigten sich Reister (1996) bzw. Rothenberger et al. (1994) mit der Bedeutung vegetativer Parameter bei Kindern mit hyperkinetischem Syndrom, Tic-Störungen oder Anorexia nervosa. Bei Prüfung der Retest-Stabilität erwies sich nur die Herzschlagrate als ausreichend stabil. Für die elektrodermale Reaktion und die vertikalen sakkadischen Augenbewegungen ergaben sich große intraindividuelle Streuungen. Die Abhängigkeit der elektrodermalen Reaktion von Einflußfaktoren wie Ängstlichkeit, Neigung zu Extravertiertheit, Motivation, momentaner Stimmungslage usw. mögen hier eine Rolle gespielt haben. Daher entschlossen wir uns, die vegetativen Parameter nicht für eine Längsschnittbetrachtung der psychiatrisch auffälligen Kinder zu benutzen.

Die Retest-Stabilität der langsamen ereigniskorrelierten Potentiale (z.B. CNV1, CNV2 und PINV) war dagegen wesentlich besser (Dumais-Huber et al. 1993) und spricht dafür, diese hirnelektrischen Aktivitäten für weitere psychophysiologische Untersuchungen in Betracht zu ziehen. Die Retest-Stabilität war ähnlich gut wie die des Standard-EEGs und der einfachen visuell evozierten Potentiale bei Kindern (Rothenberger et al. 1987, Woerner et al. 1987).

Stegmaier (1996) konnte eine Orientierung für normale Entwicklungswerte der autonom-vegetativen Parameter vorlegen. Die Berechnungen wurden anhand von Regressionsfunktionen durchgeführt.

In der *gesunden Kontrollgruppe* von 156 Kindern im Alter von 9 bis 17 Jahren (75 Jungen, 81 Mädchen) ergab sich folgendes:

- Mit dem Älterwerden nahm die Herzschlagrate ab (Jungen deutlicher als Mädchen).
- Im Laufe des Älterwerdens nahm die Anzahl der elektrodermalen Reaktionen ab. Die Latenzzeit nahm zu (bei Mädchen deutlicher als bei Jungen).
- Bei der Häufigkeit vertikaler Augenbewegungen gab es keinen wesentlichen Alters- oder Geschlechtseffekt. Dies galt auch für die Reagibilität der autonomen Parameter.
- In den verschiedenen Untersuchungsbedingungen zeigte sich vor allem bei der Hyperventilation eine Zunahme der Herzschlagrate im Vergleich zur Ruhebedingung.

Man kann daraus ableiten, dass autonom-vegetative Parameter (Herzschlagrate, elektrodermale Aktivität und spontane vertikale Augenbewegungen) durchaus in Entwicklungsstudien und zum Erfassen psychophysiologischer Unterschiede zwischen psychisch erkrankten und psychisch gesunden Kindern wertvoll sind.

Dies wird auch durch die Ergebnisse von Reister (1996) unterstützt. Er fand bei *HKS-Patienten* eine mit etwa 10 Schlägen/min signifikant geringere Grundfrequenz der Herzschlagrate als bei Gesunden. Bezüglich elektrodermaler Aktivität und vegetativer Reagibilität unterschieden sich die beiden Gruppen nicht. Berücksichtigt man, dass die Herzschlagrate vornehmlich parasympathisch und mehrfach rückgekoppelt gesteuert wird, während die elektrodermale Aktivität ausschließlich sympathisch reguliert wird, so sind keine gleichsinnigen Reaktionen (Herzschlagrate und elektrodermale Aktivität) im Sinne einer zentralnervösen Unteraktivierung zu erwarten. Geht man beim HKS unter anderem von einer Funktionsstörung im Bereich des Frontalhirns aus und betrachtet den orbitofrontalen Kortex als inhibitorisches Kontrollzentrum vegetativer wie auch emotionaler Funktionen, so weisen unsere Daten unter anderem auf eine gestörte Aktivität im Bereich des orbitofrontalen Kortex bei hyperkinetischen Kindern hin.

Bei Kindern mit einer *Tic-Störung* fiel eine signifikant verringerte Grundfrequenz und Reagibilität sakkadischer vertikaler Augenbewegungen auf, besonders ausgeprägt unter dem nicht kontrollierbaren aversiven Stimulus. Die Befunde legen eine Aktivierung des auf die Augenbewegung inhibitorisch wirkenden dorsolateralen Kortex nahe und sprechen am ehesten für das Kompensationsmodell von Rothenberger (1984).

Bei den jungen Tic-Patienten hatten assoziierte hyperkinetische Merkmale keine signifikanten Einflüsse auf autonom-vegetative Parameter. Hingegen war ein erhöhter Tic-Schweregrad mit einer niedrigen Herzschlagrate und selteneren Augenbewegungen verbunden. Möglicherweise spricht dies für vermehrt kompensatorische Frontalhirnaktivierung (orbitofrontal und dorsolateral) der Tic-Patienten, um ihre Tics unter Kontrolle zu halten.

Sind es bei Kindern mit einer Tic-Störung vorrangig hyperkinetische Merkmale und Zwangsmerkmale, die mit ihren Tics assoziiert sind, so gilt das bei Kindern mit einem hyperkinetischen Syndrom vorrangig für *Störungen im Sozialverhalten* und Probleme bei der auditorischen Informationsverarbeitung. Deshalb wollten wir wissen, inwieweit Störungen des Sozialverhaltens die *auditorische Informationsverarbeitung* von hyperkinetischen Kindern beeinflussen. Dazu bestimmten wir die hirnelektrischen Korrelate im Rahmen unserer auditorisch selektiven Aufmerksamkeitsaufgabe (SELA) in Form der Amplitude von Mismatch Negativity (MMN), negativer Differenzwelle (Nd), und (als nicht frontalhirnsensitives psychophysiologisches Merkmal) der P300-Welle. Vier Gruppen von Kindern wurden untersucht (Gesunde, Hyperkinetisches Syndrom, Hyperkinetisches Syndrom mit Störung des Sozialverhaltens sowie Hyperkinetisches Syndrom mit Tic-Störung). Insgesamt waren es 42 Kinder.
Die MMN-Amplitude war bei allen Gruppen mit hyperkinetischer Aktivität im Vergleich zur gesunden Kontrollgruppe erniedrigt. Allerdings wies nur die Gruppe der hyperkinetischen Kinder mit zusätzlicher Störung des Sozialverhaltens ein signifikantes Defizit in der automatischen auditorischen Verarbeitung auf. Nd-Welle und P300-Amplituden zeigten keine signifikanten Gruppenunterschiede.
Die MMN-Resultate lassen annehmen, dass im Vergleich zu gesunden Kindern die neurodynamische Leistungsfähigkeit bei hyperkinetischen Kindern sowie hyperkinetischen Kindern mit einer Tic-Störung für dieses Merkmal zwar etwas und in ähnlicher Weise gestört ist, dass aber ein deutlich größeres Defizit für hyperkinetische Kinder vorliegt, die gleichzeitig eine Störung des Sozialverhaltens aufweisen und damit ungünstigere Voraussetzungen für eine Verhaltensregulation besitzen. Die Daten zeigen aber auch, dass Tic-Patienten mit assoziierten neuropsychiatrischen Auffälligkeiten ihre neuronalen Ressourcen offenbar mindestens ebenso gut nutzen können wie Kinder, die "lediglich" ein Hyperkinetisches Syndrom haben. Dies spricht erneut für gute kompensatorische neurodynamische Fähigkeiten von Kindern mit einer Tic-Störung (Rothenberger et al. im Druck).

Immer wieder wurde die Frage aufgeworfen, woran es vielleicht liegen könne, dass EKP-Studien bei hyperkinetischen Kindern kein einheitliches Bild abgeben.

Zum einen kann dies an der Zusammensetzung der Stichproben liegen. Häufig stehen nur relativ kleine Stichproben zur Verfügung. Der Altersbereich der Kinder in den einzelnen Studien ist unterschiedlich und daher nicht vergleichbar. Außerdem werden unterschiedliche diagnostische Kriterien bzw. Ausschlußkriterien bei den Gruppenzusammenstellungen verwendet.
Zum anderen kann bei der Verwendung eines relativ ähnlichen Paradigmas der Schwierigkeitsgrad der Aufgabe (z.B. die Unterscheidbarkeit von Stimuli) oder das Verhältnis der Anzahl von Zielreizen zu Nicht-Zielreizen oder deren Reihenfolge das Ergebnis beeinflussen. Schließlich kann es auch daran liegen, dass bei den Mittelungen der Reizantwort auf Zielreize nur die richtig beantworteten oder alle (d.h. richtige plus falsche) Durchgänge einbezogen werden (z.B. Jonkman et al. 1997, Rothenberger et al. im Druck).

Es kann aber auch sein, dass ein ganz anderer Grund hier eine wesentliche Rolle spielt. EKP-Studien bei hyperkinetischen Kindern basierten bisher stets auf gemittelten Reizantworten. Möglicherweise lassen sich aber durch eine *Single-Sweep-Analyse* weitergehende und differenziertere Erkenntnisse gewinnen. Es erschien daher sinnvoll, diese Annahme zu überprüfen. In diesem Zusammenhang wurde die Methode der *Wavelet-Netze* fortentwickelt und an einer Stichprobe von 25 gesunden Jungen und 25 Jungen mit einem Hyperkinetischen Syndrom angewendet. Die im Projekt SFB 258/E2 angefallenen Daten des sogenannten SELA-Paradigmas wurden dazu entsprechend analysiert (Heinrich et al. 1999).

Es konnte klar gezeigt werden, dass die mit der Wavelet-Netz-Methode bearbeiteten Einzelepochen des EEG eine deutlich bessere Signalqualität erkennen ließen als bei konventioneller Mittelung der EKPs. Darüber hinaus zeigte sich beim Gruppenvergleich mit der üblichen Messung von Amplitude und Latenz der negativen und positiven Wellen kein signifikanter Unterschied. Im Gegensatz dazu ergaben sich durch die Single-Sweep-Analyse interessante Unterschiede, die detailliert bei Heinrich et al. 1999 bzw. Heinrich 1998 nachzulesen sind und folgende Interpretationen erlauben.

HKS-Patienten scheinen nicht generell weniger Ressourcen zur Verfügung zu haben, sondern offenbar starke Probleme, ihre Ressourcen adäquat einzusetzen. Dies entspricht unseren Bewertungen bisheriger psychophysiologischer Resultate langsamer EKP (z.B. Rothenberger 1995), wo von einer mangelnden Fokussierung hirnelektrischer Aktivität bei hyperkinetischen Kindern gesprochen wird.

Auch zwei weitere Befunde erscheinen bemerkenswert. Zum einen konnte durch die Wavelet-Netz-Methode eine richtige Zuordnung zur entsprechenden Gruppe in 84%

der Fälle geleistet werden. Zum anderen waren die prädiktiven Zusammenhänge zwischen Wavelet-Netz-basierten EKP-Merkmalen und den Psychopathologie-Indikatoren stärker ausgeprägt als zwischen konventionellen EKP-Merkmalen und den Psychopathologiemassen. Wavelet-Netz-basierte Merkmale korrelierten stärker mit störungsspezifischen Indikatoren (Conners-Skala, kognitive Impulskontrolle) als mit allgemeinen Indikatoren (CBCL-externalisierende Symptomatik).

Da mit den exekutiven Funktionen, die über neuropsychologische Tests parametrisiert wurden, primär die Veränderung der externalisierenden Symptomatik vorhergesagt werden kann, könnten Wavelet-Netze auch bei dieser Fragestellung neue und wertvolle Informationen liefern.

Aus methodischer Sicht wurde in der Studie die Problematik der Mittelung über alle Sweeps einer Reizart deutlich. Es wurde gezeigt, dass es nicht die *eine* Antwort auf Zielreize gibt:

- Unterschiedliche Vorgängerreize können unterschiedliche Antworten auf den nachfolgenden Reiz bewirken.
- Im Laufe einer ERP-Aufgabe kann es zu einer Veränderung des topographischen Verteilungsmusters auf den Zielreiz kommen.

Dies sollte auch bei Quellenberechnungen berücksichtigt werden, die z.B. mit BESA (Brain Electric Source Analysis, Scherg & Picton 1991) oder LORETA (Low Resolution Electromagnetic Tomography, Pascual-Marqui et al. 1994) durchgeführt werden können. Wenn man Reizantworten aus unterschiedlichen Quellen mittelt, kann eine Quellenanalyse keine richtige Lösung mehr liefern. Ohne Single-Sweep-Analysen besteht somit immer die Gefahr von Fehlinterpretationen.

Eine weitere innovative Analysemethode hirnelektrischer Aktivität stellt die Betrachtung der sogenannten *dimensionalen Komplexität* (DK) dar (Woerner et al. 1997 a, 1998). Sie geht aus von der Theorie des deterministischen Chaos und erlaubt einen ergänzenden Zugang zum Verständnis intra- und interindividueller Unterschiede hirnelektrischer Gegebenheiten (Duke & Pritchard 1992). Weder bei gesunden Kindern noch bei Kindern mit psychiatrischen Auffälligkeiten wurde die dimensionale Komplexität bisher untersucht, während es im Erwachsenenbereich bereits einige Informationen dazu gibt (Besthorn et al. 1995, 1996).

Bei zahlreichen kinder- und jugendpsychiatrischen Störungsbildern wurden mit konventionellen EEG-Analysemethoden Befunde erbracht, die auf eine Störung bzw. veränderte Organisation zentralnervöser Funktionen schließen lassen (z.B. Rothenberger 1990, 1995, 1998 a + b), so dass sich die Frage stellte, welchen ergänzenden Beitrag die dimensionale Komplexität der hirnelektrischen Aktivität bei diesen Patientengruppen leisten könnte.

Eine vergleichende Betrachtung bei kinder- und jugendpsychiatrischen Störungen wird jedoch stets durch die erforderliche Berücksichtigung allgemeiner Alterseffekte erschwert. Über den normalen Entwicklungsverlauf der berechneten Koeffizienten der dimensionalen Komplexität im Kindes- und Jugendalter lagen vorher nur spärliche Angaben vor. Die bisher einzige verwertbare Aussage dazu (Anokhin et al. 1996) vergleicht die Ergebnisse von 7- bis 8jährigen und 13- bis 14jährigen Gesunden mit drei Altersgruppen gesunder Erwachsener. Unter Ruhebedingungen (Augen zu) zeigte sich dort bei den jüngeren Probanden ein altersbegleitender Anstieg der dimensionalen Komplexität, hauptsächlich über frontalen Hirnregionen. Diese hirnlokalisatorische Zuschreibung und die Verdichtung der hirnelektrischen Aktivität in einem einzigen Meßwert pro Ableitepunkt bzw. über alle Ableitepunkte schien im Rahmen unseres Projektschwerpunktes reizvoll genug, um der oben gestellten Frage weiter nachzugehen.

Es wurde die dimensionale Komplexität an einer gesunden Altersgruppe von 9- bis 16jährigen überprüft. Die in dieser Normgruppe gefundenen DK-Werte wurden anschließend mit einem nicht-linearen regressionsanalytischen Verfahren alterskorrigiert, das zuvor bereits anderweitig in unserem Projekt zur Anwendung kam (Röhrkohl et al. 1996, Woerner et al. 1996, siehe auch Methodenteil).

Nach dem Entfernen der systematischen entwicklungsbedingten Variabilität sollte geprüft werden, inwieweit die elektrische Hirnaktivität von kinderpsychiatrischen Patienten mit Tic-Störungen bzw. Hyperkinetischem Syndrom sich bezüglich ihrer dimensionalen Komplexität von der gesunden Vergleichsgruppe unterschied.

Zur Abschätzung der allgemeinen Entwicklungseffekte standen EEG-Daten einer Normgruppe von 78 gesunden Kindern und Jugendlichen im Alter von 9 bis 17 Jahren zur Verfügung. Dieser Vergleichsgruppe wurden Patienten mit hypermotorischen Störungen (hyperkinetisches Syndrom: n = 15 sowie Tic-Störungen: n = 22) gegenübergestellt. Ferner ging es darum, herauszufinden, ob auch kürzere (16.4 sec versus 8.2 sec) artefaktfreie EEG-Intervalle ausreichen, um die dimensionale Komplexität bei Kindern zuverlässig zu bestimmen.

In Übereinstimmung mit Parameterstudien (Preißl et al. 1997) ergaben sich für kürzere EEG-Zeitreihen niedrigere DK-Werte. Ungeachtet ihrer insgesamt niedrigeren Ausprägung zeigten DK-Werte aus kürzeren EEG-Segmenten bei gesunden Kindern und Jugendlichen jedoch die gleichen Alterseffekte und ein ähnliches topographisches Muster wie die für längere EEG-Strecken berechneten Werte. Zwischen beiden DK-Koeffizienten wurde ein hoher korrelativer Zusammenhang belegt. Die Entwicklungseffekte drückten sich vor allem über frontozentralen Elektroden aus. Die (dank der geringeren Anforderungen an artefaktfreie EEG-Segmente) bessere Ausschöpfung der aufwendig erhobenen EEG-Daten spricht für eine Bevorzugung von kürzeren Analyseintervallen zur Berechnung von DK-Koeffizienten.

Angesichts ihrer Zunahme im Kindes- und Jugendalter erscheint die dimensionale Komplexität auch als ein guter Indikator der hirnelektrischen Reifung verwendbar zu sein. Inwieweit diese Effekte mit Entwicklungseffekten auf der Verhaltensebene in Zusammenhang stehen, bleibt noch zu prüfen.

Dennoch war für uns überraschend, dass sowohl Kinder mit einem HKS als auch Kinder mit einer Tic-Störung eine ähnlich verminderte dimensionale Komplexität gegenüber gesunden Kontrollen aufweisen, obwohl bei hyperkinetischen Kindern im Standard-EEG deutlich häufiger Auffälligkeiten zu finden sind (einschließlich eines erniedrigten Alpha/Theta-Quotienten) als bei Kindern mit einer Tic-Störung. Auch diesem Befund ist weiter nachzugehen.

Eine Aufgabe der Arbeitsgruppe war es auch zu prüfen, ob andere neurobiologische Untersuchungsebenen in die Studie einbezogen werden sollten. Es lag dabei nahe, sich mit *neurochemischen Fragestellungen* zu befassen. Sowohl die Annahme einer "Überempfindlichkeit des dopaminergen Systems" bei Tic-Störungen, als auch die Hypothese einer "Unteraktivität des noradrenergen und/oder dopaminergen Systems" bei Hyperkinetischem Syndrom sowie monoaminerge Auffälligkeiten bei Patienten mit Anorexia nervosa wiesen darauf hin (Rothenberger et al. 1990). Dabei versuchten wir, methodisch die psychophysiologische mit der neurochemischen Ebene zu verbinden. Daraus erwuchs eine Untersuchung zur Korrelation von CNV und PINV mit den Stoffwechselprodukten monoaminerger Systeme (Rothenberger et al. 1993).

Ausgehend von dem Modell von Timsit-Berthier et al. (1986), die eine hohe noradrenerge metabolische Aktivität mit niedrigen Amplituden und eine hohe dopaminerge Aktivität mit hohen Amplituden der EKPs in Verbindung brachten, untersuchten wir bei 20 Patienten mit Anorexia nervosa (Mittelwerte: ideales Körpergewicht von 78%, Gewichtsverlust 10 kg, Krankheitsdauer 18 Monate) im Urin MHPG-Sulfat als Maß für den zentralnervösen noradrenergen Stoffwechsel, MHPG-Glukuronid als Maß für den peripheren noradrenergen Stoffwechsel sowie als zusätzlichen peripheren Marker Vanillin-Mandelsäure (VMA). Als Indikator für die dopaminerge Aktivität wurde Homovanillinmandelsäure (HVA) gemessen. Diese Ergebnisse wurden korreliert mit den Amplituden von CNV2 und PINV.

Es ergab sich eine bedeutsame positive Korrelation zwischen CNV2 und MHPG-Sulfat sowie VMA und HVA. Die PINV-Amplitude zeigte keine bedeutsamen Korrelationen. Auch das periphere Maß des noradrenergen Stoffwechsels (MHPG-Glukuronid) spielte keine Rolle.

Damit konnten unsere Daten die ohnehin schlecht validierte neurotransmitterspezifische Modulation langsamer Hirnpotentiale *nicht* bestätigen. Allerdings war der deutlichste Effekt für MHPG-Sulfat zu sehen, das den zentralnervösen noradrenergen

Stoffwechsel widerspiegelt, während die periphere Fraktion (MHPG-Glukuronid) unbedeutende Korrelationen zeigte. Da CNV2 zu den nicht-frontalhirnsensitiven psychophysiologischen Parametern zu rechnen ist (siehe vorne), haben wir diesen Ansatz nicht weiter verfolgt. Wir sehen aber, dass die Korrelation zwischen hirnelektrischer Aktivität in Form von EKP und monaminergen Systemen durchaus sinnvoll ist, wie es auch die Arbeiten von Hegerl et al. (1994) zu auditorisch evozierten Hirnrindenpotentialen der EKP für die Beziehung des sogenannten Augmenting-Reducing-Paradigmas (siehe unten) und des serotoninergen Systems gezeigt haben.

Da bei jugendlichen Patienten mit Anorexia nervosa eine Störung im noradrenergen Metabolismus als Konsequenz des Hungerzustandes angesehen wird und nicht klar war, ob hier eher periphere oder zentrale Stoffwechselveränderungen stattfinden (zuvor wurde stets das gesamte MHPG im Urin untersucht), schien es uns angebracht, mit den beiden uns zur Verfügung stehenden MHPG-Fraktionen (siehe oben) eine Unterscheidung zwischen zentralnervösen versus peripheren noradrenergen metabolischen Veränderungen vorzunehmen. Ergänzend wurde auch diesmal Vanillin-Mandelsäure (als zusätzlicher Marker für die periphere norepinephrine Metabolismussituation) hinzugezogen. Zehn Jugendliche mit Anorexia nervosa wurden im Zustand niedrigen Körpergewichts und nach Gewichtszunahme untersucht. Als Vergleichsgruppe dienten zehn Jugendliche mit einer emotionalen Störung, die ein unauffälliges Eßverhalten zeigten (Rothenberger et al. 1990). Die Ergebnisse sprechen dafür, dass

- in erster Linie eine Störung des peripheren norepinephrinen Metabolismus bei anorektischen Jugendlichen vorliegt, die mit dem Hungerzustand verbunden ist,
- diese Alteration des peripheren norepinephrinen Metabolismus durch einen metabolischen Shift des peripheren norepinephrinen Stoffwechselweges hervorgerufen wird (d.h. hoher VMA/MHPG-Glukuronid-Quotient, wenn das Körpergewicht niedrig ist und eine Veränderung zu niedrigerem Quotienten nach Gewichtszunahme). Wahrscheinlich spielt sich dieser Vorgang in der Leber ab.
- Die Annahme, dass es daneben eine Zunahme des norepinephrinen Stoffwechsels im zentralen Nervensystem von anorektischen Patienten gibt, bedarf weiterer Abklärung.

Darüber hinaus haben wir bei Anorexie-Patienten auch versucht, Korrelationen zwischen der psychophysiologischen Untersuchungsebene (hier: Veränderung der Amplitude auditorisch evozierter Potentiale in Abhängigkeit von der Lautstärke eines auditorischen Stimulus; d.h. dem sog. Augmenting-Reducing-Paradigma) und der Anzahl zählbarer kortikaler Sulci im *kranialen Computertomogramm* (CCT) herzustellen (Rothenberger et al. 1991).

Die Untersuchung von 39 jugendlichen Anorexie-PatientInnen (27 querschnittsmäßig, 12 längsschnittmäßig) und 12 emotional gestörten Jugendlichen ohne Eßprobleme und ohne Auffälligkeiten im CCT zeigte zum einen die schon vorne berichteten Auffälligkeiten im Hinblick auf die Modulation auditorischer Stimuli bei anorektischen Patienten, zum anderen die bekannte sogenannte Pseudoatrophie bei diesen Patienten, wenn sie ein niedriges Körpergewicht aufwiesen. Mit Zunahme des Körpergewichts nahm die Anzahl der zählbaren kortikalen Sulci ab. Allerdings fand sich weder zum ersten noch zum zweiten Untersuchungszeitpunkt eine signifikante Korrelation mit den Daten der auditorisch evozierten Potentiale.

Schließlich prüften wir noch bei 94 jugendlichen Patienten und Patientinnen (Altersmittelwert 15 Jahre) mit Anorexia nervosa verschiedene somatische Befunde (Marcus et al. 1989). Dabei konnten deutliche EKG-Veränderungen festgestellt werden, die nicht an Körpergewicht oder Kaliumkonzentration gebunden waren. Gewichtsabhängig nahmen Puls und systolischer Blutdruck ab, die Harnstoffkonzentration zu, ebenso stiegen die Transaminasen SGOT und SGPT an. Besondere Vorsicht ist daher bei einer Neuro- und Thymoleptikabehandlung von Anorexie-Patienten wegen der erhöhten kardialen Risiken geboten; EKG-Ableitungen zu Beginn und im Verlauf der Behandlung sind auch ohne beabsichtigte Psychopharmakabehandlung bei Anorexie-Patienten angezeigt. Bei den endokrinologischen Untersuchungen war auffällig, dass in der Gruppe mit extrem niedrigem Aufnahmegewicht seltener Cortisolerhöhungen gefunden werden konnten. In der axialen Computertomographie waren erweiterte innere und äußere Liquorräume bei Magersucht-Patienten erkennbar. Die Befunde der kranialen Computertomographie konnten später an anderen Stichproben erweitert und verfeinert werden. Eine entsprechende Darstellung findet sich bei Hentschel et al. (1994). Für eine intensivere Betrachtung der neuroanatomischen Ebene im Rahmen des Projektes SFB 258/E2 fanden sich zum Zeitpunkt der Ausarbeitung der Studie keine ausreichenden methodischen und technischen Voraussetzungen. Heutzutage allerdings würde man selbstverständlich versuchen, bildgebende Verfahren einzubeziehen und diese mit der neuropsychologischen sowie der psychophysiologischen Ebene zu verbinden.

5.1.3 Abschließende Bemerkung zum Anhang

Neben der Bearbeitung der Hauptfragestellungen, verbunden mit den zentralen vier Hypothesen, blieb das Projekt immer offen für neue Perspektiven, die sich im Laufe der Zeit ergaben. Es spricht für die grundsätzliche Idee, die Anlage und die Datenerfassung des Projektes, dass nicht nur der Rahmen erweitert werden konnte, sondern dass sogar noch nach Ende der Laufzeit des Projektes aktuelle Forschungslinien mit Datenmaterial aus SFB 258/E2 bestritten werden können und weiter ausbaufähig sind.

6 LITERATUR

6 LITERATUR

Achenbach, T.M. & Edelbrock, C.S. (1983): Manual for the Child Behavior Checklist and revised Child Behavior Profile. Burlington, VT: University of Vermont, Department of Psychiatry

Ackerly, S.S. & Benton, A.L. (1948): Report of a case of bilateral frontal lobe defects. Research Publications / Association for Research in Nervous and Mental Disease, 27, 479-504

Alexander, M.P., Benson, D.F. & Stuss, D.T. (1989): Frontal lobes and language. Brain and Language, 37, 656-691

Alho, K., Woods, D.L., Algazi, A., Knight, R.T. & Näätänen, R. (1994): Lesions of frontal cortex diminish the auditory mismatch negativity. Electroencephalography and Clinical Neurophysiology, 91, 353-362

Aman, C.J., Roberts, R.J., Jr. & Pennington, B.F. (1998): A neuropsychological examination of the underlying deficit in attention deficit hyperactivity disorder: frontal lobe versus right parietal lobe theories. Developmental Psychology, 34, 956-969

American Psychiatric Association (1987): Diagnostic and Statistical Manual of Mental Disorders (Third edition - Revised), DSM-III-R.Washington: APA

Anderson, S.W., Damasio, H., Jones, R.D. & Tranel, D. (1991): Wisconsin Card Sorting Test performance as a measure of frontal lobe damage. Journal of Clinical and Experimental Neuropsychology, 13, 909-992

Anokhin, A.P., Birbaumer, N., Lutzenberger, W., Nikolaev, A. & Vogel, F. (1996): Age increases brain complexity. Electroencephalography and Clinical Neurophysiology, 99, 63-68

Appellof, E.S. & Augustine, E.A. (1986): Prefrontal functions in juvenile delinquents. Journal of Clinical and Experimental Neuropsychology, 7, 604

Arbeitsgruppe Deutsche Child Behavior Checklist (1994): Handanweisung zum Auswertungsprogramm (cross informant program) für CBCL, TRF und YSR. Köln: Arbeitsgruppe Kinder-, Jugend- und Familiendiagnostik (KJFD), c/o Klinik für Kinder- und Jugendpsychiatrie der Universität zu Köln

Arnsten, A.F.T. (1999): Development of the cerebral cortex: XIV. Stress impairs prefrontal cortical function. Journal of the American Academy of Child and Adolescent Psychiatry, 38, 220-222

August, G.J. & Holmes, C.S. (1984): Behavior and academic achievement in hyperactive subgroups and learning-disabled boys. American Journal of Diseases in Childhood, 138, 1025-1029

August, G.J., Stewart, M.A. & Holmes, C.S. (1983): A four-year follow-up of hyperactive boys with and without conduct disorder. British Journal of Psychiatry, 143, 192-198

Baddeley, A.D. (1986): Working memory. Oxford: Clarendon Press

Baddeley, A.D. (1996): Exploring the central executive. Quarterly Journal of Experimental Psychology, 49A, 5-28

Baddeley, A.D. & Hitch, G.J. (1974): Working memory. In: G. Bower (ed.): The psychology of learning and motivation (Vol. 8). New York: Academic Press, pp. 47-89

Banaschewski, T. & Rothenberger, A. (1998): Diagnostische Leitlinien und verhaltenstherapeutische Verfahren bei Tic-Störungen. Kindheit und Entwicklung, 7, 99-111

Barbas, H. (1995): Anatomic basis of cognitive-emotional interactions in the primate prefrontal cortex. Neuroscience and Biobehavioral Reviews, 19, 499-510

Barkley, R.A. (1997): Behavioral inhibition, sustained attention, and executive functions: Constructing a unifying theory of ADHD. Psychological Bulletin, 121, 65-94

Barkley, R.A. (1998): Attention-deficit hyperactivity disorder: A handbook for diagnosis and treatment (2nd ed.). New York: Guilford

Barkley, R.A., Grodzinsky, G. & DuPaul, G.J. (1992): Frontal lobe functions in Attention Deficit Disorder with and without hyperactivity: A review and research report. Journal of Abnormal Child Psychology, 20, 163-188

Bäumler, G. (1985): Farbe-Wort-Interferenztest (FWIT). Göttingen: Hogrefe

Baving, L., Laucht, M. & Schmidt, M.H. (1999): Atypical frontal brain activation in ADHD: Preschool and elementary school boys and girls. Journal of the American Academy of Child and Adolescent Psychiatry, 38, 1363-1371

Beaumont, J.G. (1987): Einführung in die Neuropsychologie. München: Psychologie Verlags-Union

Bechara, A. (1999): Emotionen und Entscheidungsfindung nach Frontalhirnläsionen. Nervenheilkunde, 18, 54-59

Bechara, A., Damasio, H., Tranel, D. & Anderson, S.W. (1998): Dissociation of working memory from decision making within the human prefrontal cortex. Journal of Neuroscience, 18, 428-437

Becker, M.G., Isaac, W. & Hynd, G. (1987): Neuropsychological development of non-verbal behaviors attributed to 'frontal lobe' functioning. Developmental Neuropsychology, 3, 275-298

Bench, C.J., Frith, C.D., Grasby, P.M., Friston, K.J., Paulesu, E., Frackowiak, R.S.J. & Dolan, R.J. (1993): Investigations of the functional anatomy of attention using the Stroop test. Neuropsychologia, 31, 907-922

Benes, F.M., Turtle, M., Khan, Y. & Farol, P. (1994): Myelination of a key relay zone in the hippocampal formation occurs in the human brain during childhood, adolescence, and adulthood. Archives of General Psychiatry, 51, 477-484

Bentler, P.M. (1988): Causal modeling via structural equation systems. In: J.R. Nesselroade & R.B. Cattell (eds.): Handbook of multivariate experimental psychology (2nd ed.). New York: Plenum Press, pp. 317-335

Benton, A.L. (1991): The prefrontal region: Its early history. In: H.S. Levin, H.M. Eisenberg & A.L. Benton (eds.): Frontal lobe function and dysfunction. New York: Oxford University Press, pp. 3-32

Berg, C.J., Rapoport J.L. & Flament M. (1986): The Leyton Obsessional Inventory-Child Version. Journal of the American Academy of Child Psychiatry, 25, 84-91

Berg, E.A. (1948): A simple objective technique for measuring flexibility in thinking. Journal of General Psychology, 39, 15-22

Berquin, P.C., Giedd, J.N., Jacobsen, L.K., Hamburger, S.D., Krain, A.L., Rapoport, J.L. & Castellanos, F.X. (1998): Cerebellum in attention-deficit hyperactivity disorder: a morphometric MRI study. Neurology, 50, 1087-1093

Besthorn, C., Sattel, H., Geiger-Kabisch, C., Zerfass, R. & Förstl, H. (1995): Parameters of EEG dimensional complexity in Alzheimer's disease. Electroencephalography and Clinical Neurophysiology, 95, 84-89

Besthorn, C., Sattel, H., Hentschel, F., Daniel, S., Zerfaß, R. & Förstl, H. (1996): Quantitative EEG in frontal lobe dementia. Journal of Neural Transmission, 47 (Suppl.), 169-181

Bianchi, L. (1922): The mechanism of the brain and the function of the frontal lobes. Edinburgh: Livingstone

Biederman, J., Faraone, S.V., Keenan, K., Benjamin, J., Krifcher, B., Moore, C., Sprich-Buckminster, S., Ugalglia, K., Jelinek, M.S., Steingard, R., Spencer, T., Norman, D., Kolodny, R., Draus, I., Perrin, J., Keller, M.B. & Tsuang, M.T. (1992): Further evidence for family-genetic risk factors in attention deficit hyperactivity disorder. Patterns of comorbidity in probands and relatives in psychiatrically and pediatrically referred samples. Archives of General Psychiatry, 49, 728-738

Biederman, J., Faraone, S., Milberger, S., Curtis, S., Chen, L., Marrs, A., Ouellette, C., Moore, P. & Spencer, T. (1996): Predictors of persistence and remission of ADHD into adolescence: Results from a four-year prospective follow-up study. Journal of the American Academy of Child and Adolescent Psychiatry, 35, 343-351

Biederman, J., Faraone, S.V., Taylor, A., Sienna, M., Williamson, S. & Fine, C. (1998): Diagnostic continuity between child and adolescent ADHD: Findings from a longitudinal clinical sample. Journal of the American Academy of Child and Adolescent Psychiatry, 37, 305-313

Birleson, P. (1981): The validity of depressive disorder in childhood and the development of a self-rating scale: A research report. Journal of Child Psychology and Psychiatry, 22, 73-88

Blanz, B. & Rothenberger, A. (im Druck): Bildgebende Verfahren in der Kinder- und Jugendpsychiatrie. In: G. Stoppe, F. Hentschel & L. Munz (Hrsg.): Bildgebende Verfahren in der Psychiatrie. Stuttgart: Thieme

Blanz, B.J., Detzner, U., Lay, B., Rose, F. & Schmidt, M.H. (1997): The intellectual functioning of adolescents with anorexia nervosa and bulimia nervosa. European Child and Adolescent Psychiatry, 6, 129-135

Born, J., Whipple, S.C. & Stamm, J. (1982): Spontaneous cortical slow-potential shifts and choice reaction time performance. Electroencephalography and Clinical Neurophysiology, 54, 668-676

Brandeis, D. (1995): Psychophysiologie der hyperkinetischen Störungen. In: H.-C. Steinhausen (Hrsg.): Hyperkinetische Störungen im Kindes- und Jugendalter. Stuttgart: Kohlhammer, pp. 71-89

Brickner, R.M. (1934): An interpretation of frontal lobe function based upon the study of a case of partial bilateral frontal lobectomy. In: S.T. Orton, J.F. Fulton & T.K. Davis (eds.): Localization of function in the cerebral cortex. Baltimore: Williams & Wilkins, pp. 259-351

Brody, B.A. & Pribram, K.H. (1978): The role of frontal and parietal cortex in cognitive processing: tests of spatial and sequence functions. Brain, 101, 607-633

Bruner, J. (1973): Organization of early skilled action. Child Development, 44, 1-11

Buckner, R.L., Kelley, W.M. & Petersen, S.E. (1999): Frontal cortex contributes to human memory formation. Nature Neuroscience, 2, 311-314

Buitelaar, J.K., de Bruin, W.I. & van Rijk, P.P. (1998): SPECT studies in Tourette's syndrome. In: B. Garreau (ed.): Neuroimaging in child neuropsychiatric disorders. Berlin/Heidelberg: Springer, pp. 133-139

Burdach, K.J. (1819): Vom Baue und Leben des Gehirns. Leipzig: Dyk.

Caine, E.D., Ludlow, C.L., Polinsky, R.J. & Ebert, M.H. (1984): Provocative drug testing in Tourette's syndrome: d- and l- amphetamine and haloperidol. Journal of the American Academy of Child Psychiatry, 23, 147-152

Carter, C.S., Krener, P., Chaderjian, M., Northcutt, C. & Wolfe, V. (1995): Abnormal processing of irrelevant information in attention deficit hyperactivity disorder. Psychiatry Research, 56, 59-70

Casey, B.J., Castellanos, F.X., Giedd, J.N., Marsh, W.L., Hamburger, S.D., Schubert, A.B., Vauss, Y.C., Vaituzis, A.C., Dickstein, D.P., Sarfatti, S.E. & Rapoport, J.L. (1997): Implication of right frontostriatal circuitry in response inhibition and attention-deficit/hyperactivity disorder. Journal of the American Academy of Child and Adolescent Psychiatry, 36, 374-383

Castellanos, F.X., Giedd, J.N., Eckburg, P., Marsh, W.L., Vaituzis, A.C., Kaysen, D., Hamburger, S.D. & Rapoport, J.L. (1994): Quantitative morphology of the caudate nucleus in attention deficit hyperactivity disorder. American Journal of Psychiatry, 151, 1791-1796

Ceci, S.J. & Bronfenbrenner, U. (1985): 'Don't forget to take the cupcakes out of the oven': Prospective memory, strategic time-monitoring, and context. Child Development, 56, 152-164

Chelune, G.J. & Baer, R.A. (1986): Developmental norms for the Wisconsin Card Sorting Test. Journal of Clinical and Experimental Neuropsychology, 8, 219-228

Chelune, G.J. & Thompson, L.L. (1987): Evaluation of the general sensitivity of the Wisconsin Card Sorting Test among younger and older children. Developmental Neuropsychology, 3, 81-90

Chugani, H.T. & Phelps, M.E. (1986): Maturational changes in cerebral function in infants determined by 18-FDG positron emission tomography. Science, 231, 840-843

Chugani, H.T., Phelps, M.E. & Mazziotta, J.C. (1987): Positron emission tomography study of human brain functional development. Annals of Neurology, 22, 487-497

Cohen, J. (1982): Set correlation as a general multivariate data-analytic method. Behavioral Research, 17, 301-341

Corkum, P.V. & Siegel, L.S. (1993): Is the Continuous Performance Task a valuable research tool for use with children with Attention-Deficit-Hyperactivity Disorder? Journal of Child Psychology and Psychiatry, 34, 1217-1239

Courchesne, E. (1983): Cognitive components of the event-related brain potential: Changes associated with development. In: A.W.K. Gaillard & W. Ritter (eds.): Tutorials in event-related potential research: Endogenous components. Amsterdam: North-Holland, pp. 329-344

Courtney, S.M, Petit, L., Maisog, J.M., Ungerleider, L.G. & Haxby, J.V. (1998): An area specialized for spatial working memory in human frontal cortex. Science, 279, 1347-1351

Cummings, J.L. (1993): Frontal-subcortical circuits and human behavior. Archives of Neurology, 50, 873-880

Damasio, A.R. (1995): Descartes' Irrtum. Fühlen, Denken und das menschliche Gehirn. München/Leipzig: List

Damasio, A.R. (1996): The somatic marker hypothesis and the possible functions of the prefrontal cortex. Philosophical Transactions of the Royal Society of London, Series B: Biological Sciences, 351, 1413-1420

Damasio, A.R., Tranel, D. & Damasio, H.C. (1991): Somatic markers and the guidance of behavior: theory and preliminary testing. In: H.S. Levin, H.M. Eisenberg & A.L. Benton (eds.): Frontal lobe function and dysfunction. New York: Oxford University Press, pp. 217-229

Damasio, H., Grabowski, T., Frank, R., Galaburda, A.M. & Damasio, A.R. (1994): The return of Phineas Gage: The skull of a famous patient yields clues about the brain. Science, 264, 1102-1105

Degrandpre, R.J. (1999): Just cause? - Many neuroscientists are all too quick to call a blip on a brain scan the reason for a behavior. The Sciences, March/April: 14-18

D'Esposito, M., Detre, J.A., Alsop, D.C., Shin, R.K., Atlas, S. & Grossman, M. (1995): The neural basis of the central executive system of working memory. Nature, 378, 279-281

Diamond, A. (1988): Differences between adult and infant cognition: Is the crucial variable presence or absence of language?. In: L. Weiskrantz (ed.): Thought Without Language. Oxford: Oxford University Press, pp. 337-370

Donald, W.M. (1983): Neural selectivity in auditory attention: Sketch of a theory. In: A.W.K. Gaillard & W. Ritter (eds.): Tutorials in ERP research: Endogenous components. Amsterdam: North-Holland, pp. 45-77

Dörner, D. (1987): Problemlösen als Informationsverarbeitung (3. Auflage). Stuttgart: Kohlhammer

Drewe, E.A. (1974): The effects of type and area of brain lesion on Wisconsin Card Sorting Test performance. Cortex, 10, 159-170

Duke, D.W. & Pritchard, W.S. (eds.) (1992): Measuring chaos in the human brain. Singapore: World Scientific

Dumais-Huber, C. (1993): Elektrische Hirnaktivität und Kontrollierbarkeit von Stimuli. Untersuchung zur Bedeutung frontokortikaler Regulationsvorgänge bei psychisch auffälligen Kindern. Dissertation, Universität Heidelberg

Dumais-Huber, C. & Rothenberger, A. (1992): Psychophysiological correlates of orienting, anticipation, and contingency changes in children with psychiatric disorders. Journal of Psychophysiology, 6, 225-239

Dumais-Huber, C. & Rothenberger, A. (1998): Frontocortical electrical brain activity in normal boys: Impact of EOG-correction on retest stability, topography and condition effects of slow negative cortical potentials. In: B. Garreau (ed.): Neuroimaging in child neuropsychiatric disorders. Berlin/Heidelberg: Springer, pp. 51-57

Dumais-Huber, C., Woerner, W. & Rothenberger, A. (1993): Test-retest reliability and age effects of CNV and PINV in school children. In: H.-J. Heinze, T.F. Münte & G.R. Mangun (eds.): New developments in event-related potentials. Boston: Birkhäuser, pp. 229-235

Duncan, J. (1986): Disorganisation of behavior after frontal lobe damage. Cognitive Neuropsychology, 3, 271-290

Eccles, J.C. (1982): The initiation of voluntary movements by the supplementary motor area. Archiv für Psychiatrie und Nervenkrankheiten, 231, 423-441

Elliott, R., Rees, G. & Dolan, R.J. (1999): Ventromedial prefrontal cortex mediates guessing. Neuropsychologia, 37, 403-411

Engle, R.W., Kane, M.J. & Tuholski, S.W. (1999): Individual differences in working memory capacity and what they tell us about controlled attention, general fluid intelligence, and functions of the prefrontal cortex. In: A. Miyake & P. Shah (eds.): Models of working memory: Mechanisms of active maintenance and executive control. New York: Cambridge University Press, pp. 102-134

Esser, G. & Schmidt, M.H. (1986): Prognose und Verlauf kinderpsychiatrischer Störungen im Längsschnitt von acht bis dreizehn Jahren. In: M.H. Schmidt & S. Drömann (Hrsg.): Langzeitverlauf kinder- und jugendpsychiatrischer Erkrankungen. Stuttgart: Enke, pp. 79-90

Esser, G., Blanz, B., Geisel, B. & Laucht, M. (1989): Mannheimer Elterninterview (MEI). Weinheim: Beltz

Esser, G., Schmidt, M.H. & Blanz, B. (1993): Der Einfluß von Zeitpunkt und Chronizität von Stressoren auf die seelische Entwicklung von Kindern und Jugendlichen. Ergebnisse einer prospektiven epidemiologischen Längsschnittstudie von 8 bis 18 Jahren. Zeitschrift für Kinder- und Jugendpsychiatrie, 21, 82-89

Eysenbach, K. (1997): Zwangsmerkmale bei Kindern mit Tic-Störung und/oder hyperkinetischem Syndrom. Dissertation, Universität Heidelberg

Fallgatter, A.J. & Strik, W.K. (1998): Frontal brain activation during the Wisconsin Card Sorting Test assessed with two-channel near-infrared spectroscopy. European Archives of Psychiatry and Clinical Neurosciences, 248, 245-249

Feighner, J.P., Robins, E., Guze, S.B., Woodruff, R.A.,Jr., Winokur, G. & Munoz, R. (1972): Diagnostic criteria for use in psychiatric research. Archives of General Psychiatry, 26, 57-63

Ferguson, H.B. & Rapoport, J.L. (1983): Nosological issues and biological validation. In: M. Rutter (ed.): Developmental neuropsychiatry. New York: Guilford

Feuchtwanger, E. (1923): Die Funktionen des Stirnhirns. Berlin: Springer

Filipek, P.A., Semrud-Clikeman, M., Steingard, R.J., Renshaw, P.F., Kennedy, D.N. & Biederman, J. (1997): Volumetric MRI analysis comparing subjects having attention-deficit hyperactivity disorder with normal controls. Neurology, 48, 589-601

Friedman, D. (1991): The endogenous scalp-recorded brain potentials and their relationship to cognitive development. In: J.R. Jennings & M.G.H. Coles (eds.): Psychophysiology of human information processing: An integration of central and autonomic nervous systems approaches. New York: Wiley, pp. 621-656

Fuchigami, T., Okubo, O., Ejiri, K., Fujita, Y., Kohira, R., Noguchi, Y., Fuchigami, S., Hiyoshi, K., Nishimura, A. & Harada, K. (1995): Developmental changes in P300 wave elicited during two different experimental conditions. Pediatric Neurology, 13, 25-28

Fuster, J.M. (1984): Behavioral electrophysiology of the prefrontal cortex. Trends in Neurosciences, 7, 408-414

Fuster, J.M. (1987): Single-unit studies of the prefrontal cortex. In: E. Perecman (ed.): The frontal lobes revisited. New York: IRBN Press, pp. 109-120

Fuster, J.M. (1989): The prefrontal cortex: Anatomy, physiology, and neuropsychology of the frontal lobe (2nd ed.). New York: Raven

Fuster, J.M. (1990): Prefrontal cortex and the bridging of temporal gaps in the perception-action cycle. Annals of the New York Academy of Sciences, 608, 318-336

Fuster, J.M. (1991): Role of prefrontal cortex in delay tasks: Evidence from reversible lesion and unit recording in the monkey. In: H.S. Levin, H.M. Eisenberg & A.L. Benton (eds.): Frontal lobe function and dysfunction. New York: Oxford University Press, pp. 59-71

Fuster, J.M. (1992): Prefrontal neurons and the cognitive foundation of motor action. Advances in Neurology, 57, 351-360

Fuster, J.M. (1999): Synopsis of function and dysfunction of the frontal lobe. Acta Psychiatrica Scandinavica, Supplement, 395, 51-57

Gardner, R.A. (1980): What every psychoanalyst should know about minimal brain dysfunction. Journal of the American Academy of Psychoanalysis, 8, 403-426

Garner, D.M. & Garfinkel, P.E. (1979): The Eating Attitudes Test: An index of the symptoms of anorexia nervosa. Psychological Medicine, 9, 273-279

Garner, D.M., Olmsted, M.P. & Polivy, J. (1983): Development and validation of a multidimensional eating disorder inventory for anorexia nervosa and bulimia. International Journal of Eating Disorders, 2, 15-34

George, M.S., Robertson, M.M., Costa, D.C., Ell, P.J. & Trimble, M.R. (1991): HMPAO SPECT imaging of patients with Gilles de la Tourette syndrome and obsessive-compulsive disorder. Florence: 5th World Congress of Biological Psychiatry, 9.-14.6.1991

Giard, M.H., Perrin, F., Pernier, J. & Peronnet, F. (1988): Several attention-related waveforms in auditory areas: A topographic study. Electroencephalography and Clinical Neurophysiology, 69, 371-384

Giard, M.H., Perrin, F., Pernier, J. & Bouchet, P. (1990): Brain generators implicated in the processing of auditory stimulus deviance: A topographic event-related potential study. Psychophysiology, 27, 627-640

Glosser, G. & Goodglass, H. (1990): Disorders in executive control functions among aphasic and other brain-damaged patients. Journal of Clinical and Experimental Neuropsychology, 12, 485-501

Gnys, J.A. & Willis, W.G. (1991): Validation of executive function tasks with young children. Developmental Neuropsychology, 7, 487-501

Godefroy, O., Cabaret, M., Petit-Chenal, V., Pruvo, J.P. & Rousseaux, M. (1999): Control functions of the frontal lobes. Modularity of the central-supervisory system? Cortex, 35, 1-20

Goldberg, E. (1986): Varietes of perseveration: a comparism of two taxonomies. Journal of Clinical and Experimental Neuropsychology, 8, 710-726

Goldberg, E., Costa, L.D. (1986): Qualitative indices in neuropsychological assessment: an extension of Luria's approach to executive deficit following prefrontal lesions. In: I. Grant & K.M. Adams (eds.): Neuropsychological Assessment of Neuropsychiatric Disorders. New York: Oxford University Press, pp. 48-64

Goldberg, E. & Podell, K. (1995): Lateralization in the frontal lobes. Advances in Neurology, 66, 85-96

Goldman-Rakic, P.S. (1987): Circuitry of primate prefrontal cortex and regulation of behavior by representational memory. In: F. Plum (ed.): Handbook of Physiology, Vol. 5: Higher Functions of the Brain. New York: Oxford University Press, pp. 373-417

Goldstein, K. (1941): The mental changes due to frontal lobe damage. Journal of Psychology, 17, 187-208

Goodman, R. & Scott, S. (1999): Comparing the Strengths and Difficulties Questionnaire and the Child Behavior Checklist: Is small beautiful? Journal of Abnormal Child Psychology, 27, 17-24

Goyette, C.H., Conners, C.K. & Ulrich, R.F. (1978): Normative data on revised Conners Parent and Teacher Rating Scales. Journal of Abnormal Child Psychology, 6, 221-236

Grafman, J. (1989): Plans, actions, and mental sets: Managerial knowledge units in the frontal lobes. In: E. Perecman (ed.): Integrating theory and practice in clinical neuropsychology. Hillsdale, NJ: Lawrence Erlbaum, pp. 93-138

Grafman, J. (1994): Neuropsychology of the prefrontal cortex. In: D.W. Zaidel (ed.): Neuropsychology. Handbook of perception and cognition (2nd ed.). San Diego: Academic Press, pp. 159-181

Grafman, J., Jones, B. & Salazar, A. (1990): Wisconsin Card Sorting Test performance based on location and size of neuroanatomical lesion in Vietnam veterans with penetrating head injury. Perceptual and Motor Skills, 71, 1120-1122

Grant, D.A. & Berg, E.A. (1948): A behavioral analysis of degree of reinforcement and ease of shifting to new responses in a Weigl-type card-sorting problem. Journal of Experimental Psychology, 38, 404-411

Grattan, L.M. & Eslinger, P.J. (1991): Frontal lobe damage in children and adults: A comparative review. Developmental Neuropsychology, 7, 283-326

Grattan, L.M. & Eslinger, P.J. (1992): Long-term psychological consequences of childhood frontal lobe lesion in patient DT. Brain and Cognition, 20, 185-195

Grünewald-Zuberbier, E. & Grünewald, G. (1982): Event-related EEG changes in children with different abilities to concentrate. In: A. Rothenberger (ed.): Event-related potentials in children. Amsterdam: Elsevier Biomedical, pp. 295-316

Guttman, L.A. (1965): A faceted definition of intelligence. In: R. Eiferman (ed.): Studies in psychology. Scripta Hierosolymitana (Vol.14). Jerusalem: Magnes Press

Häfner, H.H. (1955): Störung des Plan- und Entwurfvermögens bei Stirnhirnläsionen. Archiv für Psychiatrie und Nervenkrankheiten, 193, 569-582

Häfner, H.H. (1957): Psychopathologie des Stirnhirns 1939-1955. Fortschritte der Neurologie, Psychiatrie und ihrer Grenzgebiete, 25, 205-252

Häusler, U.H., Lutzenberger, W. & Birbaumer, N. (1995): Simultaneous recording of slow brain potentials and transcranial magnetic stimulation of hand area in human motor cortex. Neuroscience Letters, 200, 183-186

Hansen, J.C. & Hillyard, S.A. (1984): Effects of stimulation rate and attribute cueing on event-related potentials during selective auditory attention. Psychophysiology, 21, 394-405

Harcherik, D.F., Leckman, J.F., Detlor, J. & Cohen, D.J. (1984): A new instrument for clinical studies of Tourette's syndrome. Journal of the American Academy of Child Psychiatry, 23, 153-160

Harlow, J.M. (1868): Recovery from the passage of an iron bar through the head. Publications of the Massachusetts Medical Society, 2, 327-346

Harris, E.L., Schuerholz, L.J., Singer, H.S., Reader, M.J., Brown, J.E., Coc, C., Mohr, J., Chase, G.A. & Denckla, M.B. (1995): Executive function in children with Tourette syndrome and/or attention deficit hyperactivity disorder. Journal of the International Neuropsychological Society, 1, 511-516

Heaton, R.K. (1981): Wisconsin Card Sorting Test manual. Odessa: Psychological Assessment Resources

Heaton, R.K., Chelune, G.J., Talley, J.L., Kay, G.G. & Curtiss, G. (1993): Wisconsin Card Sorting Test manual. Revised and expanded. Odessa, Florida: Psychological Assessment Resources

Hebb, D.O. (1939): Intelligence in man after large removals of cerebral tissue: report of four left frontal lobe cases. Journal of General Psychology, 21, 73-87

Hebb, D.O. (1945): Man's frontal lobes: a critical review. Archives of Neurology and Psychology, 54, 10-24

Hebb, D.O. & Penfield, W. (1940): Human behavior after extensive bilateral removal from the frontal lobes. Archives of Neurology and Psychiatry (Chicago), 43, 421-438

Hechtman, L., Weiss, G., Perlman, T. & Amsel, R. (1984): Hyperactives as young adults: Initial predictors of adult outcome. Journal of the American Academy of Child Psychiatry, 23, 250-260

Hegerl, U., Gallinat, J. & Mrowinski, D. (1994): Intensity dependence of auditory evoked dipole source activity. International Journal of Psychophysiology, 17, 1-13

Heinrich, H. (1998): Wavelet-Analysemethoden für die Auswertung ereignisbezogener Potentiale am Beispiel einer Studie über hyperkinetische Kinder. Dissertation, Universität Heidelberg

Heinrich, H., Nelson, K., Moll, G.H. & Rothenberger, A. (1998): GöFI - Ein Neurofeedback-System für die Kinder- und Jugendpsychiatrie. Biomedizinische Technik, 43 (Suppl. 3), 67-71

Heinrich, H., Dickhaus, H., Rothenberger, A., Heinrich, V. & Moll, G.H. (1999): Single-sweep analysis of event-related potentials by wavelet networks: Methodological basis and clinical application. IEEE Transactions on Biomedical Engineering, 46, 867-879

Hentschel, F., Woerner, W. & Rothenberger, A. (1994): Differenzierte computertomographische Erfassung reversibler Hirnvolumenschwankungen bei Anorexia nervosa. Klinische Neuroradiologie, 4, 19-26

Herschkowitz, N. (1988): Brain development in the fetus, neonate and infant. Biology of the Neonate, 54, 1-19

Hillyard, S.A., Hink, R.F., Schwent, V.L. & Picton, T.W. (1973): Electrical signs of selective attention in the human brain. Science, 182, 177-180

Horn, W. (1969): Prüfsystem für Schul- und Bildungsberatung P-S-B. Göttingen: Hogrefe

Hughes, C., Plumet, M.H. & Leboyer, M. (1999): Towards a cognitive phenotype for autism: increased prevalence of executive dysfunction and superior spatial span amongst siblings of children with autism. Journal of Child Psychology and Psychiatry, 40, 705-718

Ingvar, D.H. (1985): "Memory of the future": an essay on the temporal organization of conscious awareness. Human Neurobiology, 4, 127-136

Jäger, A.O. (1982): Mehrmodale Klassifikation von Intelligenzleistungen. Experimentell kontrollierte Weiterentwicklung eines deskriptiven Intelligenzstrukturmodells. Diagnostica, 28, 195-226

Jasper, H.H. (1958): The ten-twenty electrode system of the International Federation. Electroencephalography and Clinical Neurophysiology, 10, 371-375

Jastrowitz, M. (1888): Beiträge zur Localisation im Grosshirn und über deren praktische Verwerthung. Deutsche Medizinische Wochenschrift, 14, 81-83, 108-112, 125-128, 151-153, 172-175, 188-192, 209-211

Jensen, P.S., Martin, D. & Cantwell, D.P. (1997): Comorbidity in ADHD: Implications for research, practice, and DSM-V. Journal of the American Academy of Child and Adolescent Psychiatry, 36, 1065-1079

Johnstone, S.J., Barry, R.J., Anderson, J.W. & Coyle, S.F. (1996): Age-related changes in child and adolescent event-related potential component morphology, amplitude and latency to standard and target stimuli in an auditory oddball task. International Journal of Psychophysiology, 24, 223-238

Jonkman, L.M., Kemner, C., Verbaten, M.N., Koelega, H.S., Camfferman, G., van der Gaag, R.J., Buitelaar, J.K. & van Engeland, H. (1997): Event-related potentials and performance of attention-deficit hyperactivity disorder: Children and normal controls in auditory and visual selective attention tasks. Biological Psychiatry, 41, 595-611

Jouandet, M. & Gazzaniga, M.S. (1979): The frontal lobes. In: M.S. Gazzaniga (ed.): Handbook of behavioral neurobiology, Vol. 2: Neuropsychology. New York: Plenum Press, pp. 25-59

Kagan, J. (1965): Impulsive and reflective children: Significance of conceptual tempo. In: J.D. Krumboltz (ed.): Learning and the educational process. Chicago: Rand McNally, pp. 133-161

Kaye, W.H., Bastiani, A.M. & Moss, H. (1995): Cognitive style of patients with anorexia nervosa and bulimia nervosa. International Journal of Eating Disorders, 18, 287-290

Kempton, S., Vance, A.L.A., Maruff, P., Luk, E.S.L., Costin, J. & Pantelis, C. (1999): Executive function and attention-deficit hyperactivity disorder: Stimulant medication and better executive function performance in children. Psychological Medicine, 29, 527-538

Kirk, U., Kelly, M.A. (1986): Children's differential performance on selected dorsolateral prefrontal and posterior cortical functions: a developmental perspective. Journal of Clinical and Experimental Neuropsychology, 7, 604

Klasen, H., Woerner, W., Wolke, D., Meyer, R., Overmeyer, S., Kaschnitz, W., Rothenberger, A. & Goodman, R. (im Druck): Comparing the German versions of the Strengths and Difficulties Questionnaire (SDQ-Deu) and the Child Behavior Checklist. European Child & Adolescent Psychiatry

Klauer, K.J. (1993): Kognitives Training. Göttingen: Hogrefe

Kleist, K. (1934): Gehirnpathologie. Leipzig: Barth

Knight, R.T. (1990): Neural mechanisms of event-related potentials: evidence from human lesion studies. In: J.W. Rohrbaugh, R. Parasuraman & R. Johnson, Jr. (eds.): Event-related brain potentials. Basic issues and applications. New York: Oxford University Press, pp. 3-18

Knight, R.T., Hillyard, S.A. Woods, D.L. & Neville, H.J. (1981): The effects of frontal cortex lesions on event-related potentials during auditory selective attention. Electroencephalography and Clinical Neurophysiology, 52, 571-582

Knight, R.T., Scabini, D. & Woods, D.L. (1989): Prefrontal cortex gating of auditory transmission in humans. Brain Research, 504, 338-342

Koch, J. (1994): Neuropsychologie des Frontalhirnsyndroms. Psychologie Verlags-Union, Weinheim

Kolb, B. & Whishaw, I.Q. (1993): Neuropsychologie. Heidelberg: Spektrum

Kopp, C.B. (1982): Antecedents of self-regulation: A developmental perspective. Developmental Psychology, 18, 199-214

Kuperman, S., Gaffney, G.R., Hamdan-Allen, G., Preston, D.F. & Venkatesh, L. (1990): Neuroimaging in child and adolescent psychiatry. Journal of the American Academy of Child and Adolescent Psychiatry, 29, 159-172

Kyllonen, P.C. & Christal, R.E. (1990): Reasoning ability is (little more than) working-memory capacity ?! Intelligence, 14, 389-433

Lahat, E., Avital, E., Barr, J., Berkovitch, M., Arlazoroff, A. & Aladjem, M. (1995): BAEP studies in children with attention deficit disorder. Developmental Medicine and Child Neurology, 37, 119-123

Lebeer, J. (1998): How much brain does a mind need? Scientific, clinical, and educational implications of ecological plasticity. Developmental Medicine and Child Neurology, 40, 352-357

Leckman, J.F. & Cohen, D.J. (1999): Tourettes's Syndrome: Tics, obsessions, compulsions. Developmental psychopathology and clinical care. Chichester: Wiley

Leckman, J.F., Peterson, B.S., Anderson, G.M., Arnsten, A.F.T., Pauls, D.L. & Cohen, D.J. (1997): Pathogenesis of Tourette's syndrome. Journal of Child Psychology and Psychiatry, 38, 119-142

Lee, S.C., Yamamoto, T. & Ueki, S. (1983): Characteristics of aggressive behavior induced by nucleus accumbens septi lesions in rats. Behavioral and Neural Biology, 37, 237-245

Leung, P.W. & Connolly, K.J. (1996): Distractibility in hyperactive and conduct-disordered children. Journal of Child Psychology and Psychiatry, 37, 305-312

Levin, H.S., Eisenberg, H.M. & Benton, A.L. (eds.) (1991): Frontal lobe function and dysfunction. New York: Oxford University Press

Levy, F. & Hobbes, G. (1982): A 30-month follow-up of hyperactive children. Journal of the American Academy of Child Psychiatry, 21, 243-246

Lezak, M.D. (1982): The problem of assessing executive functions. International Journal of Psychology, 17, 281-297

Lezak, M.D. (1983): Neuropsychological assessment (2nd ed.). New York: Oxford University Press

Lezak, M.D. (1995): Neuropsychological assessment (3rd ed.). New York: Oxford University Press

Lincoln, A.J., Courchesne, E. & Elmasian, R. (1990): Considerations for the study of event-related brain potentials and developmental psychopathology. In: A. Rothenberger (ed.): Brain and behavior in child psychiatry. Berlin/Heidelberg: Springer, pp. 16-33

Loiselle, D.L., Stamm, J.S., Maitinsky, S. & Whipple, S.C. (1980): Evoked potential and behavioral signs of attentive dysfunctions in hyperactive boys. Psychophysiology, 17, 193-201

Lou, H.C. & Kjaer, T.W. (1998): SPECT in attention deficit hyperactivity disorder (ADHD). Implications for the understanding of awareness. In: B. Garreau (ed.): Neuroimaging in child neuropsychiatric disorders. Berlin/Heidelberg: Springer, pp. 153-156

Lou, H.C., Henriksen, L., Bruhn, P., Borner, H. & Nielsen, J.B. (1989): Striatal dysfunction in attention deficit and hyperkinetic disorder. Archives of Neurology, 46, 48-52

Luciana, M. & Nelson, C.A. (1998): The functional emergence of prefrontally-guided working memory systems in four- to eight-year-old children. Neuropsychologia, 36, 273-293

Luria, A.R. (1966): Higher cortical functions in man. New York: Basic Books

Luria, A.R. (1980): Higher cortical functions in man (2nd ed.). New York: Basic Books

Marcus, A. & Rothenberger, A. (1994): Neurophysiologische Untersuchungen zu Hirnfunktion und Verhalten bei Kindern mit hyperkinetischem Syndrom. In: K. Czerwenka (Hrsg.): Das hyperaktive Kind. Weinheim: Beltz, pp. 128-143

Marcus, A., Blanz, B., Lehmkuhl, G., Rothenberger, A. & Eisert, H.G. (1989): Somatische Befunde bei Kindern und Jugendlichen mit Anorexia nervosa. Acta Paedopsychiatrica, 52, 1-11

Marlowe, W.B. (1992): The impact of a right prefrontal lesion on the developing brain. Brain and Cognition, 20, 205-213

Masters, J.C. & Binger, C.G. (1978): Interrupting the flow of behavior: The stability and development of children's initiation and maintenance of compliant response inhibition. Merrill-Palmer Quarterly, 24, 229-242

Mayberg, H.S., Liotti, M., Brannan, S.K., McGinnis, S., Mahurin, R.K., Jerabek, P.A., Silva, J.A., Tekell, J.L., Martin, C.C., Lancaster, J.L. & Fox, P.T. (1999): Reciprocal limbic-cortical function and negative mood: Converging PET findings in depression and normal sadness. American

Journal of Psychiatry, 156, 675-682

Messick, S. (1996): Human abilities and modes of attention: The issue of stylistic consistencies in cognition. In: I. Dennis & P. Tapsfield (eds.): Human abilities: Their nature and measurement. Mahwah, NJ: Lawrence Erlbaum, pp. 77-96

Milner, B. (1963): Effects of different brain lesions on card sorting. Archives of Neurology, 9, 90-100

Milner, B. (1964): Some effects of frontal lobectomy in man. In: J. Warren & K. Akert (eds.): The frontal granular cortex and behavior. New York: McGraw Hill, pp. 313-334

Milner, B. & Petrides, M. (1984): Behavioural effects of frontal-lobe lesions in man. Trends in Neurosciences, 7, 403-407

Michie, P.T., Bearpark, H.M., Crawford, J.M. & Glue, L.C. (1990): The nature of selective attention effects on auditory event-related potentials. Biological Psychology, 30, 219-250

Moll, G.H. & Rothenberger, A. (1999): Nachbarschaft von Tic und Zwang. Nervenarzt, 70, 1-10

Moll, G.H., Wischer, S., Heinrich, H., Tergau, F., Paulus, W. & Rothenberger, A. (1999): Deficient motor control in children with tic disorder: Evidence from transcranial magnetic stimulation. Neuroscience Letters, 272, 37-40

Moll, G.H., Eysenbach, K., Woerner, W., Banaschewski, T., Schmidt, M.H. & Rothenberger, A. (im Druck): Quantitative and qualitative aspects of obsessive-compulsive behaviour in children with attention-deficit hyperactivity disorder compared with tic disorder. Acta Psychiatrica Scandinavica, in press

Morgan, H.G. & Russell, G.F. (1975): Value of family background and clinical features as predictors of long-term outcome in anorexia nervosa: four-year follow-up study of 41 patients. Psychological Medicine, 5, 355-371

Näätänen, R. (1988): Implications of ERP data for psychological theories of attention. Biological Psychology, 26, 117-163

Näätänen, R. (1990): The role of attention in auditory information processing as revealed by event-related potentials and other brain measures of cognitive function. Behavioral and Brain Sciences, 13, 201-288

Näätänen, R. (1992): Attention and brain function. Hillsdale, NJ: Lawrence Erlbaum

Nauta, W.J. (1971): The problem of the frontal lobe: A reinterpretation. Journal of Psychiatric Research, 8, 167-187

Nauta, W.J. (1972): Neural associations of the frontal cortex. Acta Neurobiologiae Experimentalis, 32, 125-140

Neisser, U. (1967): Cognitive psychology. New York: Appleton-Century-Crofts

Neumärker, K.-J. & Bzufka, M.W. (1992): Zur Anwendung des Berliner neuropsychologischen Verfahrens nach Luria für Kinder bei frontalen und okzipitalen Hirnfunktionsstörungen. In: H.-C. Steinhausen (Hrsg.): Hirnfunktionsstörungen und Teilleistungsschwächen. Berlin/Heidelberg: Springer, pp. 87-105

Norman, D.A. & Shallice, T. (1986): Attention to action: Willed and automatic control of behavior. In: R.J. Davidson, G.E. Schwartz & D. Shapiro (eds.): Consciousness and self-regulation, Vol. 4. New York/London: Plenum Press, pp. 1-18

Norušis, M.J. (1994): SPSS für Windows: Anwenderhandbuch für das Base System Version 6.0. München: SPSS Software GmbH

Oades, R.D. (1998): Frontal, temporal and lateralized brain function in children with attention-deficit hyperactivity disorder: a psychophysiological and neuropsychological viewpoint on development. Behavioural Brain Research, 94, 83-95

Okuda, J., Fujii, T., Yamadori, A., Kawashima, R., Tsukiura, T., Fukatsu, R., Suzuki, K., Ito, M. & Fukuda, H. (1998): Participation of the prefrontal cortices in prospective memory: evidence from a PET study in humans. Neuroscience Letters, 253, 127-130

Oppenheim, H. (1890): Pathologie der Gehirngeschwulste. Archiv für Psychiatrie und Nervenkrankheiten, 21, 560-578, 705-745

Pascual-Marqui, R.D., Michel, C.M. & Lehmann, D. (1994): Low resolution electromagnetic tomography: a new method for localizing electrical activity in the brain. International Journal of Psychophysiology, 18, 49-65

Passingham, R. (1993): The frontal lobes and voluntary action. New York: Oxford University Press

Passler, M.A., Isaac, W. & Hynd, G.W. (1985): Neuropsychological development of behavior attributed to frontal lobe functioning in children. Developmental Neuropsychology, 1, 349-370

Pennington, B.F. & Bennetto, L. (1993): Main effects or transactions in the neuropsychology of conduct disorder? Commentary on "The neuropsychology of conduct disorder". Development and Psychopathology, 5, 153-164

Pennington, B.F. & Ozonoff, S. (1996): Executive functions and developmental psychopathology. Journal of Child Psychology and Psychiatry, 37, 51-87

Pennington, B.F., Groisser, D. & Welsh, M.C. (1993): Contrasting cognitive deficits in attention deficit hyperactivity disorder versus reading disability. Developmental Psychology, 29, 511-523

Perecman, E. (ed.) (1987): The frontal lobes revisited. New York: IRBN Press

Perret, E. (1974): The left frontal lobe of man and the suppression of habitual responses in verbal categorical behaviour. Neuropsychologia, 12, 323-330

Peterson, B.S., Skudlarski, P., Anderson, A.W., Zhang, H., Gatenby, J.C., Lacadie, C.M., Leckman, J.F. & Gore, J.C. (1998): A functional magnetic resonance imaging study of tic suppression in Tourette syndrome. Archives of General Psychiatry, 55, 326-333

Peterson, B.S., Skudlarski, P., Gatenby, J.C., Zhang, H., Anderson, A.W. & Gore, J.C. (1999): An fMRI study of Stroop Word-Color Interference: Evidence for cingulate subregions subserving multiple distributed attentional systems. Biological Psychiatry, 45, 1237-1258

Petrides, M. & Pandya, D.N. (1999): Dorsolateral prefrontal cortex: comparative cytoarchitectonic analysis in the human and the macaque brain and corticocortical connection patterns. European Journal of Neuroscience, 11, 1011-1036

Pineda, D., Ardila, A., Rosselli, M., Cadavid, C., Mancheno, S. & Mejia, S. (1998): Executive dysfunctions in children with attention deficit hyperactivity disorder. International Journal of Neuroscience, 96, 177-196

Posner, M.I. & Dehaene, S. (1994): Attentional networks. Trends in Neurosciences, 17, 75-79

Preißl, H., Lutzenberger, W., Pulvermüller, F. & Birbaumer, N. (1997): Fractal dimensions of short EEG time series in humans. Neuroscience Letters, 225, 77-80

Pujol, J., Vendrell, P., Junqué, C., Martí-Vilalta, J.L. & Capdevila, A. (1993): When does human brain development end? Evidence of corpus callosum growth up to adulthood. Annals of Neurology, 34, 71-75

Quintana, J. & Fuster, J.M. (1999): From perception to action: temporal integrative functions of prefrontal and parietal neurons. Cerebral Cortex, 9, 213-221

Raine, A., Venables, P.H. & Williams, M. (1990): Relationships between central and autonomic measures of arousal at age 15 years and criminality at age 24 years. Archives of General Psychiatry, 47, 1003-1007

Reister, C. (1996): Bedeutung vegetativer Parameter bei Kindern mit Hyperkinetischem Syndrom bzw. Kindern mit Tic-Störung: Eine psychophysiologische Untersuchung unter Einbeziehung psychopathologischer und neuropsychologischer Merkmale. Dissertation, Universität Heidelberg

Reitan, R.M. & Wolfson, D. (1994): A selective and critical review of neuropsychological deficits and the frontal lobes. Neuropsychology Review, 4, 161-198

Robbins, T.W. (1996): Dissociating executive functions of the prefrontal cortex. Philosophical Transactions of the Royal Society of London, Series B: Biological Sciences, 351, 1463-1470

Robinson, A.L., Heaton, R.K., Lehman, R.A. & Stilson, D.W. (1980): The utility of the Wisconsin Card Sorting Test in detecting and localizing frontal lobe lesions. Journal of Consulting and Clinical Psychology, 48, 605-614

Rockstroh, B., Elbert, T., Canavan, A., Lutzenberger, W. & Birbaumer, N. (1989): Slow cortical potentials and behavior. Baltimore: Urban & Schwarzenberg

Rockstroh, B., Elbert, T., Lutzenberger, W. & Birbaumer, N. (1990): Biofeedback: Evaluation and therapy in children with attentional dysfunctions. In: A. Rothenberger (ed.): Brain and behavior in child psychiatry. Berlin/Heidelberg: Springer, pp. 345-357

Rohrbaugh, J.W., McCallum, W.C., Gaillard, A.W.K., Simons, F., Birbaumer, N. & Papakostopoulus, D. (1986): ERPs associated with preparatory and movement-related processes: A review. In: W.C. McCallum, R. Zappoli & F. Denoth (eds.): Cerebral psychophysiology: EEG studies in event-related potentials. Amsterdam: Elsevier, pp. 189-229

Röhrkohl, N., Einicke, A., Woerner, W. & Moll, G.H. (1995): Neuropsychologische Erfassung frontalhirnsensitiver Leistungen im Schulalter: Regressionsanalytische Bestimmung von allgemeinen Entwicklungseffekten. In: O. Güntürkün, R. Guski, C. Walter & A. Wohlschläger (Hrsg.): Experimentelle Psychologie. Regensburg: Roderer, p. 318

Röhrkohl, N., Woerner, W., Moll, G.H. & Rothenberger, A. (1996): Entwicklung autonom-vegetativer Parameter im Schulalter und Korrelate kinderpsychiatrischer Störungen. In: H.-J. Möller, F. Müller-Spahn & G. Kurtz (Hrsg.): Aktuelle Perspektiven der Biologischen Psychiatrie. Wien/New York: Springer, pp. 666 - 668

Rossvold, H.E., Mirsky, A.F., Sarason, I., Bransome, E.D. & Beck, L.H. (1956): A continuous performance test of brain damage. Journal of Consulting Psychology, 20, 343-350

Rothenberger, A. (1984): Bewegungsbezogene Veränderungen der elektrischen Hirnaktivität bei Kindern mit multiplen Tics und Gilles de la Tourette-Syndrom. Habilitationsschrift, Universität Heidelberg

Rothenberger, A. (1986): Aphasie bei Kindern. Fortschritte der Neurologie und Psychiatrie, 54, 92-98

Rothenberger, A. (1990): The role of the frontal lobes in child psychiatric disorders. In: A. Rothenberger (ed.): Brain and behavior in child psychiatry. Berlin/Heidelberg: Springer, pp. 34-58

Rothenberger, A. (1991): Wenn Kinder Tics entwickeln. Beginn einer komplexen kinderpsychiatrischen Störung. Stuttgart/New York: Fischer

Rothenberger, A. (1992): Les enfants hyperactifs présent-ils un déficit fonctionnel global des lobes frontaux?. PRISME (Montreal), 3, 176-187

Rothenberger, A. (1995): Electrical brain activity in children with hyperkinetic syndrome: Evidence of a frontal cortical dysfunction. In: J. Sergeant (ed.): Eunethydis - European approaches to hyperkinetic disorder. Zürich: Trümpi, pp. 255-270

Rothenberger, A. (1996 a): Tics und Zwänge - eine enge Nachbarschaft. In: G. Nissen (Hrsg.): Zwangserkrankungen - Prävention und Therapie. Bern: Huber, pp. 139-153

Rothenberger, A. (1996 b): Tourette-Syndrom und assoziierte neuropsychiatrische Auffälligkeiten. Zeitschrift für Klinische Psychologie, 25, 259-279

Rothenberger, A. (1998 a): Electrical brain activity and motor control in Tourette's syndrome and attention-deficit hyperactivity disorder. In: B. Garreau (ed.): Neuroimaging in child neuropsychiatric disorders. Berlin/Heidelberg: Springer, pp. 141-151

Rothenberger, A. (1998 b): Psychophysiologische Erforschung der kindlichen Entwicklung. In: Enzyklopädie der Psychologie, Serie Biologische Psychologie. F. Rösler (Hrsg.): Ergebnisse und Anwendungen der Psychologie. Göttingen: Hogrefe, pp. 345-402

Rothenberger, A. & Hüther, G. (1997): Die Bedeutung psychosozialer Belastungen im Kindesalter für die strukturelle und funktionelle Hirnreifung: Neurobiologische Grundlagen der Entwicklungspsychopathologie. Praxis der Kinderpsychologie und Kinderpsychiatrie, 46, 623-644

Rothenberger, A. & Schmidt, M.H. (1992): Bedeutung zentralnervöser Kontrollmechanismen für den Verlauf kinderpsychiatrischer Störungen (Projekt E2 / SFB 258, Universität Heidelberg). Unveröffentlichter Arbeitsbericht über den Zeitraum 1.1.89-31.12.91

Rothenberger, A., Lehmkuhl, G., Kohlmeyer, K., Blanz, B., Reiser, A. & Grote, I. (1986): Anorexia nervosa (AN) in adolescents: Evoked potentials help to elucidate the biological background. In: V. Gallai (ed.): Maturation of the CNS and evoked potentials. Amsterdam: Excerpta Medica, pp. 375-384

Rothenberger, A., Woerner, W. & Blanz, B. (1987): Test-retest reliability of flash-evoked potentials in a field sample: A 5-year follow-up in schoolchildren with and without psychiatric disturbances. In: R. Johnson, Jr., J.W. Rohrbaugh & R. Parasuraman (eds.): Current trends in event-related potential research. Amsterdam: Elsevier, pp. 624-628

Rothenberger, A., Müller, H.U. & Müller, W.E. (1990): Central versus peripheral disturbance in the norepinephrine metabolism of adolescents with anorexia nervosa. In: H. Remschmidt & M.H. Schmidt (eds.): Anorexia nervosa. Child and youth psychiatry: European perspectives, Vol. 1. Houston/Toronto/Bern: Huber, pp. 45-53

Rothenberger, A., Blanz, B. & Lehmkuhl, G. (1991): What happens to electrical brain activity when anorectic adolescents gain weight? European Archives of Psychiatry and Clinical Neurosciences, 240, 144-147

Rothenberger, A., Dumais-Huber, C., Müller, H.U. & Müller, W. (1993): Challenging the neurochemical model of the CNV. In: T.F. Münte & H.-J. Heinze (eds.): New developments in event-related potentials. Boston: Birkhäuser, pp. 173-179

Rothenberger, A., Woerner, W., Dumais-Huber, C., Moll, G.H., Röhrkohl, N. & Yordanova, J. (1994): Welche Bedeutung haben Merkmale des Hyperkinetischen Syndroms bei Kindern mit Tic-Störungen? In: H. Todt & D. Heinicke (Hrsg.): Aktuelle Neuropädiatrie 1993. Wehr: CIBA-Geigy Verlag, pp. 52-71

Rothenberger, A., Dumais-Huber, C., Moll, G.H. & Woerner, W. (1995): Psychophysiology of anorexia nervosa. In: H.-C. Steinhausen (ed.): Eating disorders in adolescence. Berlin/New York: de Gruyter, pp. 191-218

Rothenberger, A., Banaschewski, T., Heinrich, H., Moll, G.H., Schmidt, M.H. & van't Klooster, B. (im Druck): Comorbidity in ADHD-children: effects of coexisting conduct disorder or tic disorder on event-related brain potentials in an auditory selective-attention task. European Archives of Psychiatry and Clinical Neurosciences, in press

Rubia, K., Oosterlaan, J., Sergeant, J.A., Brandeis, D. & van Leeuwen, T. (1998): Inhibitory dysfunction in hyperactive boys. Behavioural Brain Research, 94, 25-32

Rubia, K., Overmeyer, S., Taylor, E., Brammer, M., Williams, S.C., Simmons, A. & Bullmore, E.T. (1999): Hypofrontality in attention deficit hyperactivity disorder during higher-order motor control: a study with functional MRI. American Journal of Psychiatry, 156, 891-896

Rubia, K., Overmeyer, S., Taylor, E., Brammer, M., Williams, S.C., Simmons, A., Andrew, C. & Bullmore, E.T. (2000): Functional frontalisation with age: mapping neurodevelopmental trajectories with fMRI. Neuroscience and Biobehavioral Reviews, 24, 13-19

Russell, W.R. (1959): Brain, memory, learning. Oxford: Clarendon Press

Rutter, M. & Quinton, D. (1977): Psychiatric disorder - Ecological factors and concepts of causation. In: M. McGurk (ed.): Ecological factors in human development. Amsterdam: North-Holland, pp. 173-187

Rylander, G. (1939): Personality changes after operations on the frontal lobes: A clinical study of 32 cases. Acta Psychiatrica et Neurologica (Copenhagen), Suppl. 20, 3-327

Sams, M., Kaukoranta, E., Hamalainen, M. & Näätänen, R. (1991): Cortical activity elicited by changes in auditory stimuli: different sources for the magnetic N100m and mismatch responses Psychophysiology, 28, 21-29

Satterfield, J.H. (1990): BEAM studies in ADD boys. In: K. Conners & M. Kinsbourne (eds.): Attention-deficit hyperactivity disorder. München: MMV, pp. 127-136

Satterfield, J.H., Schell, A.M., Nicholas, T. & Backs, R.W. (1988): Topographic study of auditory event-related potentials in normal boys and boys with attention deficit disorder with hyperactivity. Psychophysiology, 25, 591-606

Satterfield, J.H., Schell, A.M., Nicholas, T.W., Satterfield, B.T. & Freese, T.E. (1990): Ontogeny of selective attention effects on event-related potentials in attention-deficit hyperactivity disorder and normal boys. Biological Psychiatry, 28, 879-903

Scahill, L., Riddle, M.A., McSwiggin-Hardin, M., Ort, S.I., King, R.A., Goodman, W.K., Cicchetti, D. & Leckman, J.F. (1997): Children's Yale-Brown Obsessive Compulsive Scale: Reliability and validity. Journal of the American Academy of Child and Adolescent Psychiatry, 36, 844-852

Scherg, M. & Picton, T.W. (1991): Separation and identification of event-related potential components by brain electric source analysis. Electroencephalography and Clinical Neurophysiology, Supplement 42, 24-37

Scherg, M., Vajsar, J. & Picton, T.W. (1989): A source analysis of the late human auditory evoked potentials. Journal of Cognitive Neuroscience, 1, 336-355

Schmidt, M.H. & Moll, G.H. (1995): The course of hyperkinetic disorders and symptoms: A ten-year prospective longitudinal field study. In: J. Sergeant (ed.): Eunethydis - European approaches to hyperkinetic disorder. Zürich: Trümpi, pp. 191-207

Schmidt, M.H., Lay, B. & Blanz, B. (1997): Verändern sich kognitive Leistungen Jugendlicher mit Anorexia nervosa unter der Behandlung? Zeitschrift für Kinder- und Jugendpsychiatrie und Psychotherapie, 25, 17-26

Schreiber, H., Stolz-Born, G., Rothmeier, J., Kornhuber, H.H., Rothenberger, A. & Born, J. (1993): Kinder schizophrener Eltern: Neurophysiologische Hinweise auf die Hypofrontalität als

Risikofaktor. In: P. Baumann (Hrsg.): Biologische Psychiatrie der Gegenwart. Wien: Springer, pp. 385-389

Schreiber, H., Stolz-Born, G., Kornhuber, H.H. & Born, J. (1996): Elektrophysiologische Korrelate selektiver Aufmerksamkeit bei Kindern und Jugendlichen mit erhöhtem Schizophrenie-Risiko. Zeitschrift für Kinder- und Jugendpsychiatrie und Psychotherapie, 24, 282-292

Schreiber, H., Stolz-Born, G., Born, J., Rothmeier, J., Rothenberger, A., Jürgens, R., Becker, W. & Kornhuber, H.H. (1997): Visually guided saccadic eye movements in adolescents at genetic risk for schizophrenia. Schizophrenia Research, 25, 97-109

Schuerholz, L.J., Baumgardner, T.L., Singer, H.S., Reiss, A.L. & Denckla, M.B. (1996): Neuropsychological status of children with Tourette's syndrome with and without attention deficit hyperactivity disorder. Neurology, 46, 958-965

Schuerholz, L.J., Cutting, L., Mazzocco, M.M., Singer, H.S. & Denckla, M.B. (1997): Neuromotor functioning in children with Tourette syndrome with and without attention deficit hyperactivity disorder. Journal of Child Neurology, 12, 438-442

Schultz, R.T., Carter, A.S., Scahill, L. & Leckman, J.F. (1999): Neuropsychological findings. In: J.F. Leckman & D.J. Cohen (eds.): Tourette's Syndrome - tics, obsessions, compulsions. New York: Wiley, pp. 80-103

Seeger, G. & Lehmkuhl, G. (1993): Hirnelektrische Korrelate der Verarbeitung affektiver versus neutraler Reize bei Jugendlichen mit Anorexia nervosa. In: P. Baumann (Hrsg.): Biologische Psychiatrie der Gegenwart. Wien: Springer, pp. 375-379

Séguin, J.R., Boulerice, B., Harden, P.W., Tremblay, R.E. & Pihl, R.O. (1999): Executive functions and physical aggression after controlling for Attention Deficit Hyperactivity Disorder, general memory, and IQ. Journal of Child Psychology and Psychiatry, 40, 1197-1208

Seidman, L.J., Biederman, J., Faraone, S.V., Weber, W. & Ouellette, C. (1997 a): Toward defining a neuropsychology of attention deficit-hyperactivity disorder: Performance of children and adolescents from a large clinically referred sample. Journal of Consulting and Clinical Psychology, 65, 150-160

Seidman, L.J., Biederman, J., Faraone, S.V. & Weber, W. (1997 b): A pilot study of neuropsychological function in girls with ADHD. Journal of the American Academy of Child and Adolescent Psychiatry, 36, 366-373

Serra, J.M., Giard, M.H., Yago, E., Alho, K. & Escera, C. (1998): Bilateral contribution from frontal lobes to MMN. International Journal of Psychophysiology, 30, 236-237

Shaffer, D., Gould, M.S., Brasic, I., Ambrosini, P., Fisher, P., Bird, H. & Aluwahlia, S. (1983): A Children's Global Assessment Scale (CGAS). Archives of General Psychiatry, 40, 1228-1231

Shah, P. & Miyake, A. (1996): The separability of working memory resources for spatial thinking and language processing: An individual differences approach. Journal of Experimental Psychology: General, 125, 4-27

Shallice, T. (1982): Specific impairments of planning. Philosophical Transactions of the Royal Society of London (Series B: Biological Sciences), 298, 199-209

Shallice, T. (1988): From neuropsychology to mental structure. Cambridge: Cambridge University Press

Shallice, T. & Burgess, P. (1991): Higher-order cognitive impairments and frontal lobe lesions in man. In: H.S. Levin, H.M. Eisenberg & A.L. Benton (eds.): Frontal lobe function and dysfunction. New York: Oxford University Press, pp. 125-138

Shapiro, A.K., Shapiro, E.S., Young, J.G. & Feinberg, T.E. (eds.) (1988): Gilles de la Tourette syndrome (2nd ed.). New York: Raven Press

Shaywitz, B.A., Cohen, D.J. & Bowers, M.B. (1977): CSF monoamine metabolites in children with minimal brain dysfunction: evidence for alteration of brain dopamine. Journal of Pediatrics, 90, 67-71

Sieg, J., Leplow, B. & Hand, I. (1999): Neuropsychologische Minderleistungen und Therapieerfolg bei der Zwangsstörung. Verhaltenstherapie, 9, 7-14

Sieg, K.G., Gaffney, G.R., Preston, D.F. & Hellings, J.A. (1995): SPECT brain imaging abnormalities in attention deficit hyperactivity disorder. Clinical Nuclear Medicine, 20, 55-60

Silberstein, R.B., Farrow, M., Levy, F., Pipingas, A., Hay, D.A. & Jarman, F.C. (1998): Functional brain electrical activity mapping in boys with attention-deficit/hyperactivity disorder. Archives of General Psychiatry, 55, 1105-1112

Smith, E.E. & Jonides, J. (1999): Storage and executive processes in the frontal lobes. Science 283, 1657-1661

SPSS Inc. (1983): SPSS-X user's guide. A complete guide to SPSS-X language and operations. New York: McGraw-Hill / Chicago: SPSS Inc.

Stamm, J.S. (1984): Performance enhancements with cortical negative slow potential shifts in monkey and man. In: T. Elbert, B. Rockstroh, W. Lutzenberger & N. Birbaumer (eds.): Self-regulation of the brain and behavior. Berlin/Heidelberg: Springer, pp. 199-215

Stegmaier, P. (1996): Die Entwicklung der autonom-vegetativen Parameter im Kindes- und Jugendalter. Dissertation, Universität Heidelberg

Steinhausen, H.-C. (1993): Anorexia und Bulimia nervosa. In: H.-C. Steinhausen & M. von Aster (Hrsg.): Handbuch Verhaltenstherapie und Verhaltensmedizin bei Kindern und Jugendlichen. Weinheim: Psychologie Verlags-Union, pp. 383-410

Stratmann, F., Woerner, W. & Rothenberger, A. (1990): Wisconsin Card Sorting Test (WCST) - computer version. Journal of Child Psychology and Psychiatry, 31, II (Software Survey Section)

Stroop, J.R. (1935): Studies of interference in serial verbal reactions. Journal of Experimental Psychology, 18, 643-662

Stuss, D.T. (1986): Current evoked potential research and information processing in schizophrenics (Commentary). Integrative Psychiatry, 4, 120-121

Stuss, D.T. & Benson, D.F. (1984): Neuropsychological studies of the frontal lobes. Psychological Bulletin, 95, 3-28

Stuss, D.T. & Benson, D.F. (1986): The frontal lobes. New York: Raven Press

Stuss, D.T. & Benson, D.F. (1987): The frontal lobes and control of cognition and memory. In: E. Perecman (ed.): The frontal lobes revisited. New York: IRBN Press, pp. 141-158

Stuss, D.T., Benson, D.F., Kaplan, E.F., Weir, W.S. & Della Malva, C. (1981): Leucotomized and nonleucotomized schizophrenics: comparison on tests of attention. Biological Psychiatry, 16, 1085-1100

Tannock, R. (1998): Attention deficit hyperactivity disorder: advances in cognitive, neurobiological, and genetic research. Journal of Child Psychology and Psychiatry, 39, 65-99

Teuber, H. L. (1964): The riddle of frontal lobe function in man. In: J.M. Warren & K. Akert (eds.): The frontal granular cortex and behavior. New York: McGraw Hill

Thatcher, R.W. (1991): Maturation of the human frontal lobes: Psychophysiological eveidence for staging. Developmental Neuropsychology, 7, 397-419

Timsit-Berthier, M., Mantanus, H., Poncelet, M., Marissiaux, P. & Legros, J.J. (1986): Contingent negative variation as a new method to assess the catecholaminergic systems. In: V. Gallai (ed.): Maturation of the CNS and evoked potentials. Amsterdam: Elsevier, pp. 260-268

Tranel, D., Anderson, S.W. & Benton, A.L. (1994): Development of the concept of "executive function" and its relationship to the frontal lobes. In: F. Boller & J. Grafman (eds.): Handbook of neuropsychology. Amsterdam: Elsevier, pp. 125-148

van Leeuwen, T.H., Steinhausen, H.-C., Overtoom, C.C.E., Pascual-Marqui, R.D., van't Klooster, B., Rothenberger, A., Sergeant, J.A. & Brandeis, D. (1998): The continuous performance test revisited with neuroelectric mapping: impaired orienting in children with attention deficits. Behavioural Brain Research, 94, 97-110

van Woerkom, T.C.A.M., Fortgens, C., Rompel-Martens, C.M.C. & van de Wetering, B.J.M. (1988): Auditory event-related potentials in adult patients with Gilles de la Tourette's syndrome in the oddball paradigm. Electroencephalography and Clinical Neurophysiology, 71, 443-449

Vaughn, S.R., Ridley, C.A. & Bullock, D.D. (1984): Interpersonal problem solving skills training with aggressive young children. Journal of Applied Developmental Psychology, 5, 213-223

Venables, P.H. (1989): Childhood markers for adult disorders. Journal of Child Psychology and Psychiatry, 30, 347-364

Venables. P.H. (1991): Overview of psychophysiology in relation to psychopathology with special reference to schizophrenia. In: S.R. Steinhauser, J.H. Gruzelier & J. Zubin (eds.): Handbook of schizophrenia, Vol.5: Neuropsychology, psychophysiology and information processing. Amsterdam: Elsevier, pp. 3-37

Vendrell, P., Junqué, C., Pujol, J., Jurado, M.A., Molet, J. & Grafman, J. (1993): The role of prefrontal regions in the Stroop task. Neuropsychologia, 33, 341-352

Vöhringer, L. (1991): Psychopathologie und Neuropsychologie bei Kindern mit Tic-Störungen. Dissertation, Universität Heidelberg

von Cramon, D.Y., Mai, N. & Ziegler, W. (Hrsg.) (1993): Neuropsychologische Diagnostik. Weinheim: VCH

von Cramon, D.Y. (1988): Planen und Handeln. In: D.Y. von Cramon & J. Zihl (Hrsg.): Neuropsychologische Rehabilitation. Grundlagen - Diagnostik - Behandlungsverfahren. Berlin: Springer, pp. 248-263

Weinberger, D.R., Berman, K.F., Gold, J. & Goldberg, T. (1994): Neural mechanisms of future-oriented processes: in vivo physiological studies of humans. In: M.M. Haith, J.B. Benson, R.J. Roberts & B.F. Pennington (eds.): The development of future-oriented processes. Chicago: University of Chicago Press, pp. 221-242

Weindel, W. (1996): Entwicklungsaspekte und Test-Retest-Reliabilität vegetativer psychophysiologischer Parameter (Herzschlagrate, Elektrodermale Reaktion, spontane vertikale sakkadische Augenbewegungen) bei Kindern. Dissertation, Universität Heidelberg

Welsh, M.C., Pennington, B.F. & Groisser, D.B. (1991): A normative-developmental study of executive function: a window on prefrontal function in children. Developmental Neuropsychology, 7, 131-149

Welt, L. (1888): Über Charakterveränderungen des Menschen infolge von Läsionen des Stirnhirns. Deutsches Archiv für Klinische Medizin, 42, 339-390

Werner, E.E. & Smith, R.S. (1992): Overcoming the odds: High risk children from birth to adulthood. Ithaca, NY: Cornell University Press

Werner, E.E. & Smith, R.S. (1995): Overcoming the odds: High risk children from birth to adulthood (3rd ed.). Ithaca, NY: Cornell University Press

WHO (Weltgesundheitsorganisation) (1993): Internationale Klassifikation psychischer Störungen: ICD-10, Kapitel V (F): Klinisch-diagnostische Leitlinien. Bern: Hans Huber

Wiedemann, G., Pauli, P., Dengler, W., Lutzenberger, W., Birbaumer, N. & Buchkremer, G. (1999): Frontal brain asymmetry as a biological substrate of emotions in patients with panic disorders. Archives of General Psychiatry, 56, 78-84

Williams, D. & Mateer, C.A. (1992): Developmental impact of frontal lobe injury in middle childhood. Brain and Cognition, 20, 196-204

Woerner, W., Rothenberger, A. & Lahnert, B. (1987): Test-retest reliability of spectral parameters of the resting EEG in a field sample: A 5-year follow-up in schoolchildren with and without psychiatric disturbances. In: R. Johnson, Jr., J.W. Rohrbaugh & R. Parasuraman (eds.): Current trends in event-related potential research. Amsterdam: Elsevier Science (Biomedical), pp. 629-632

Woerner, W., Röhrkohl, N., Moll, G.H. & Rothenberger, A. (1996): Alterseffekte im Kindes- und Jugendalter bei ausgewählten Indikatoren der hirnelektrischen Aktivität. In: A. Schorr (Hrsg.): Experimentelle Psychologie. Lengerich/Berlin/Düsseldorf: Pabst Science, pp. 353 -354

Woerner, W., Besthorn, C., Röhrkohl, N., Rothenberger, A. & Schmidt M.H. (1997 a): Dimensionale Komplexität der hirnelektrischen Aktivität im Kindes- und Jugendalter: Allgemeine Entwicklungseffekte und Befunde bei hypermotorischen Störungen. In: E. Van der Meer, T. Bachmann, R. Beyer, C. Goertz, H. Hagendorf, B. Krause, W. Sommer, H. Wandke & M. Zießler (Hrsg.): Experimentelle Psychologie. Lengerich/ Berlin/Düsseldorf: Pabst Science, p. 454

Woerner, W., Röhrkohl, N., Rothenberger, A. & Schmidt, M.H. (1997 b): Self-reported obsessive-compulsive behavior in children and adolescents: A critical evaluation of the Leyton Obsessional Inventory-Child Version. 4th European Conference on Psychological Assessment. Lisbon, Portugal, 7.-10.9.1997

Woerner, W., Besthorn,C., Rothenberger, A. & Schmidt, M.H. (1998): Dimensionale Komplexität des Ruhe-EEGs im Kindes- und Jugendalter: Welchen Effekt hat die Länge der analysierten EEG-Intervalle ? In: H. Lachnit, A. Jacobs & F. Rösler (Hrsg.): Experimentelle Psychologie. Lengerich: Pabst Science, pp. 405-406

Wolfe, J.N. (1996): Relations of cognitive functions associated with the frontal lobes and learning disorders in children. Psychological Reports, 79, 323-333

Woods, D.L. (1990): The physiological basis of selective attention: Implications of event-related potential studies. In: J.W. Rohrbaugh, R. Parasuraman & R. Johnson, Jr. (eds.): Event-related potentials: Basic issues and applications. New York: Oxford University Press, pp. 178-209

Yordanova, J., Dumais-Huber, C. & Rothenberger, A. (1996): Coexistence of tics and hyperactivity in children: No additive effect at the psychophysiological level. International Journal of Psychophysiology, 21, 121-133

Yordanova, J., Dumais-Huber, C., Rothenberger, A. & Woerner, W. (1997): Frontocortical activity in children with comorbidity of tic disorder and attention-deficit hyperactivity disorder. Biological Psychiatry, 41, 585-594

Yordanova, J., Kolev, V., Heinrich, H., Banaschewski, T., Woerner, W. & Rothenberger, A. (eingereicht): Gamma-band response in children is related to task-stimulus processing

Zambelli, A.J., Stamm, J.S., Maitinsky, S. & Loiselle, D.L. (1977): Auditory evoked potentials and selective attention in formerly hyperactive adolescent boys. American Journal of Psychiatry, 134, 742-747

Zametkin, A.J., Nordahl, T.E., Gross, M., King, A.C., Semple, W.E., Rumsey, J., Hamburger, S. & Cohen, R.M. (1990): Cerebral glucose metabolism in adults with hyperactivity of childhood onset. New England Journal of Medicine, 323, 1361-1366

Ziemann, U., Paulus, W. & Rothenberger, A. (1997): Decreased motor inhibition in Tourette's disorder: Evidence from transcranial magnetic stimulation. American Journal of Psychiatry, 154, 1277-1284

Printed by
CPI books GmbH, Leck

Kolibri 360 GmbH
Ferdinand-Jühlke-Straße 7
99095 Erfurt, Deutschland
produktsicherheit@kolibri360.de